JOHANNES HUBER
ALFRED WORM

Länger leben
später altern

2. Auflage

1998

VERLAG WILHELM MAUDRICH
WIEN – MÜNCHEN – BERN

Wie jede Wissenschaft ist die Medizin ständigen Entwicklungen unterworfen. Forschung und klinische Erfahrung erweitern unsere Erkenntnisse, insbesondere was die medikamentöse Therapie anlangt. Soweit in diesem Werk eine Dosierung oder eine Applikationsform erwähnt wird, darf der Leser darauf vertrauen, daß Autoren und Verlag große Sorgfalt darauf verwandt haben, daß diese Angaben dem Wissensstand bei Fertigstellung des Buches entsprechen. Der Verlag kann jedoch keine Gewähr für Dosierungsangaben und Applikationsformen übernehmen und ersucht jeden Leser, die vorgeschlagenen Therapien nur nach fachärztlicher Verordnung vorzunehmen.

© Copyright 1998 by Verlag für medizinische Wissenschaften Wilhelm Maudrich, Wien
Printed in Austria
Alle Rechte, insbesondere das Recht der Vervielfältigung und Verbreitung sowie der Übersetzung in fremde Sprachen, vorbehalten. Kein Teil des Werkes darf in irgendeiner Form (durch Photokopie, Mikrofilm oder ein anderes Verfahren) ohne schriftliche Genehmigung des Verlages reproduziert oder unter Verwendung elektronischer Systeme verarbeitet, vervielfältigt oder verbreitet werden.
All rights reserved (including those of translation into foreign languages). No part of this book may be reproduced in any form – by photoprint, microfilm, or any other means – nor transmitted or translated into a machine language without written permission from the publishers.
Geschützte Warennamen (Warenzeichen) werden nicht besonders kenntlich gemacht. Aus dem Fehlen eines solchen Hinweises kann also nicht geschlossen werden, daß es sich um einen freien Warennamen handle.
Umschlagfoto: TONY STONE Bilderwelten, A-1010 Wien, Jordangasse 7
Satz: Helge W. Süß, A-1070 Wien, Kirchengasse 40/1/14
Druck: Ferdinand Berger & Söhne, A-3580 Horn, Wienerstraße 80

ISBN 3 85175 692 4

Inhalt

Länger Leben – eine Vision!	1
1 Vorbemerkungen übers Leben	17
2 Unser Kampf gegen die Radikale	37
3 Sportler leben mit Radikalen	53
4 Hormone für und gegen das Altern	63
5 Ewiges Mysterium Schönheit	97
6 Auch Männer werden älter ...	127
7 Anleitungen zum Längerleben	145
8 Was tun, wenn die Hormone fehlen?	219
9 Das Dinner-Cancelling-Konzept	285
10 Idealer Sport gegen Radikale	305
Ein gesunder Geist ...	333

Länger leben – eine Vision!

EIN ÜBERZEUGTES CREDO FÜR DIE SCHÖNEREN SEITEN DES ÄLTERWERDENS

Wir leben. Die längste Zeit unseres Daseins sind wir unbeschwert, optimistisch und mitunter auch recht sorglos. Wir tun dabei meist so, als gäbe es kein Altern. Wir genießen ganz locker das Leben und verschwenden nur recht wenige Gedanken an die Zukunft. „Phäaken" nenne man uns in der Welt, schrieb Anton Wildgans (1881 bis 1932) in seiner berühmten „Rede über Österreich" (1930). Wohlwollend interpretiert, stufte uns der Dramatiker damit in die Kategorie der „Genießer" ein. Genießer sind Menschen, die zu leben wissen – charmante Zeitgenossen mit starkem Bezug zu Speis' und Trank, mit freudiger Affinität zur stattlichen Figur und mit unverkrampftem Verhältnis zum Tod. Der *liebe Augustin* ist ja schließlich auch unversehrt der Pestgrube entstiegen.

Man nennt uns „Phäaken"

Die positive Version des Vorganges gilt ja mittlerweile als ökonomische Doktrin weitverzweigter Wirtschaftssparten: Der mittelalterliche *Augustin* sei „leicht beschwipst" (alpenländische Lesart) in die Grube gestolpert, habe aber *wegen* des erhöhten Alkoholspiegels die Pestkrankheit überlebt.

Verniedlichung

An den Wänden zahlloser Wirtshäuser wird daher Geistiges oder Hochgeistiges mit Augenzwinkern als Jungbrunnen, Gesundmacher und Breitbandallheilmittel angepriesen. Alkohol, in Mengen genossen, sei noch allemal die beste Arznei, heißt es. Tatsächlich schwören auch sehr viele Menschen auf die einfache Art der Vorsorgemedizin.

Die „Phäaken" in Wildgans'schem Sinne können aber auch viel weniger lieblich interpretiert werden: Viel zu viele Zeitgenossen trinken, essen, rauchen zuviel und sterben daher auch viel zu früh. Immer mehr Menschen leben die längste Zeit zu phäakisch, um dann sehr, sehr lange einen

Viele Menschen sterben unnötigerweise lange vor der Zeit

Zeitgeist und Designer-Drogen

überaus elenden Tod zu sterben. Immer mehr junge Menschen – und leider auch immer mehr Frauen – „genießen" die „schönen" Jahre, ohne dabei auch nur eine Sekunde ans Altern zu verschwenden. In vielen Fällen reichen Alkohol und Nikotin schon längst nicht mehr – sogenannte „harte Drogen" zusätzlich sind längst Teil des modernen Lebens geworden. Je intensiver der Zeitgeist, desto härter die Rauschgifte. Neuerdings Designer-Drugs – die ultimative Steigerung des zeitadäquaten Superfeelings.

Alle altern: Junge und Ältere, Frauen und Männer

Dieses Buch wendet sich an alle Menschen, die gerne leben. Es geht alle jene an, die länger – und auch im hohen oder höheren Alter noch glücklich – leben wollen. Es ist ein Plädoyer gegen Akohol-, Nikotin- oder Drogenmißbrauch, gegen Völlerei, aber für das gesunde Mittelmaß. Und für ein längeres, gesünderes Leben. Gewissermaßen eine Anleitung zum Längerleben. Die Probleme, denen sich die kommenden Kapitel widmen, gehen junge und ältere Menschen an, Frauen und Männer. Junge deshalb, weil schon in der Jugend viele Fehler vermieden werden können, deren Folgeschäden im Alter dann nur sehr schwer zu beheben sind. Davon abgesehen, werden auch junge Menschen älter – und mit dem Älterwerden stellen sich dann jene Veränderungen ein, deren Ursachen nicht selten in der Jugend zu suchen sind.

Die von der Natur privilegierte Frau

Das Buch wendet sich an Frauen und Männer, an Frauen aber mehr als an Männer. Das hat nichts mit Emanzipation, wohl aber sehr viel mit der geschlechtsspezifischen biologischen Situation der Geschlechter zu tun. Die Evolution hat Frauen bis zu deren Lebensmitte mit vielen Privilegien ausgestattet. Solange Frauen in der Lage sind, neues Leben zu schaffen, stehen sie unter einem ganz besonderen Schutz der Natur. Frauen vor dem Klimakterium erleiden beispielsweise viel seltener einen Herzinfarkt als gleichaltrige Männer. In der zweiten Lebenshälfte dagegen verändern hormonelle Umbrüche die weibliche Befindlichkeit grundlegend. Gewisse Hormone werden defizitär, andere wiederum schießen über.

Dieses Buch befaßt sich mit Mängelzuständen und deren Beseitigung, aber auch mit der Vermeidung von Hormon„überschwemmungen". Es beschreibt jene „freien Radikale", die – als wild durch den Körper taumelnde Elektronen – verheerende Wirkungen haben und im Extrem sogar zum Tod führen können. Diese „freien Radikale" sieht man nicht, man spürt sie nicht und man schmeckt sie auch nicht – dennoch sind sie in gewissen Situationen vorhanden, um ihr schädliches Werk zu vollbringen. Sport beispielsweise kann so oder so betrieben werden: In Maßen – dann wirkt er gesundheitsverlängernd; exzessiv – kann er mit zum Teil gravierende Folgen haben. Sport ist ein besonders wichtiges Kapitel. Und die Ernährung ebenso.

Hormone, Verjüngung und Radikale

Dieses Buch beschreibt die wichtigsten Hormone, deren Wirkungen sowie die Folgen von Mangelerscheinungen und von Überschüssen.

Hormonersatz – ja oder nein?

Was passiert, wenn etwas passiert (etwa beim unbeabsichtigten Harnverlust)?

Was ist die einzige hundertprozentig wirksame Therapie zur Lebensverlängerung?

Auf zahllose Fragen gibt es in diesem Buch Antworten. Auch für Männer. Für sie fallen die Antworten aber deshalb kürzer aus – weil aufgrund ihrer biologischen Situation die Altersproblematik wesentlich anders ist. Einfacher. Die Schwierigkeiten, denen sich Frauen im Alter gegenüber sehen, wiegen ungleich schwerer als die der Männer.

Männer altern einfacher – Frauen haben mehr Altersprobleme

Das Buch spart bewußt keine Themen aus, die von vielen Menschen aus Scham verdrängt und sogar nicht einmal mit dem Arzt besprochen werden. Es gibt keine Tabus, weil es bei der Vision eines längeren und schöneren Lebens auch nur sehr wenige Probleme gibt, die nicht bewältigt werden können. Sie müssen nur rechtzeitig erkannt und behandelt werden.

Das Altern – ein Prozeß

Wir leben. Weil wir leben, brauchen wir Energie. Ohne Energie kein Leben. Energie ist Verbrauch, Verschleiß. Und Verschleiß bedeutet altern. Wir altern also, um zu leben. Und wir leben, um zu altern.

Der Körper verbraucht vom ersten Augenblick an Energie – also altert er schon von allem Anfang an. Auch wenn ein Baby zum Kind, und ein Kind in der Pubertät zum jungen Menschen heranreift, altert der Körper. Zwar blüht er auf – aber dennoch wird er unentwegt älter. Auch wenn es lange Zeit nicht danach aussieht, ist das Altern ein eindimensionaler Vorgang – alles spielt sich nur in einer zeitlichen Richtung ab. Der Mensch kann schöner, klüger und reifer, niemals aber jünger werden.

Das Altern ist ein Prozeß, der sich nur in einer Richtung abspielt

Niemand würde einem jungen, reifenden Menschen unterstellen, gerade zu altern. Kein Teen und kein Twen hat das subjektive Empfinden, alt zu werden. Jünger-werden ja, älter-werden nein.

Alterungserscheinungen auch in der Jugend

Und dennoch gibt es auch in dieser Lebensphase unentrinnbare Alterungserscheinungen. Millionen und Abermillionen alter Zellen werden abgestoßen, neue Zellen entstehen. Hautpartikel gehen ab, neue wachsen nach. Haare werden lang, werden gekürzt, wachsen nach – ein innovativer Verschleiß. Weniger innovativ: Zähne werden beansprucht und sind zuweilen auch schon in sehr jungen Jahren schadhaft. Karies gilt als Volkskrankheit, die auch vor der Jugend nicht halt macht. Karies ist ein Alterungsvorgang. Und erst recht bewirken Alkohol, Nikotin, Drogen und auch übermäßiges Essen Alterungen. Und die gar nicht zu knapp.

Oder Sport. Sport ist ganz wunderbar und gesund, wenn er in Maßen – im „gesunden Mittelmaß" – betrieben wird. Übertriebener Ehrgeiz und jede exzessive körperliche Betätigung führen jedoch zu übermäßigem Altern.

„Schütze die Kraftwerke Deines Körpers mit Linolsäure, Carnitin und Co-Enzym Q"

Mitunter entsteht der subjektive Eindruck, daß Alterungsprozesse schlagartig einsetzen. Von einem Monat zum nächsten. Stichworte Midlife-Crisis, Wechselbeschwerden, Alzheimer, etc.

Dieses Gefühl ist subjektiv. Das Altern ist ein kontinuierlicher Prozeß, der nur lange Zeit nicht wahrgenommen werden will. Objektiv hat jedes Problem eine sehr lange Vorlaufzeit, ehe es überhaupt manifest wird. In dieser Zeit kann durch gesundheitsadäquate Maßnahmen zwar nicht in den Alterungsvorgang, wohl aber in dessen Folgen und Auswirkungen eingegriffen werden.

<small>Altern – ein kontinuierlicher Prozeß</small>

Am Beispiel Nikotin. Das Rauchen setzt unendlich viele „freie Radikale" – schädigende Elektronenströme – frei, die den Alterungsvorgang negativ beeinflussen. Wer raucht, altert schneller, heißt es. In Wirklichkeit altert der Raucher genauso schnell wie der Nichtraucher, aber die beim Rauchen entstehenden Alterungsschäden haben eine gravierendere Auswirkung. Und diese Schäden sind es dann, die mitunter das Leben eines Rauchers vorzeitig beenden. Oder – vielleicht noch schlimmer – zur Amputation von Gliedmaßen („Raucherbein"), zum Herzinfarkt oder zu Lungenkrebs – und somit zu einem sehr eingeschränkten, möglicherweise sogar elenden Weiterleben führen.

Diese Alterungsschäden können durch rechtzeitige Intervention hinausgeschoben, vielleicht sogar ganz vermieden werden, indem auf das Rauchen ganz oder wieder verzichtet wird.

Nicht ganz so einfach ist es bei Hormonmangel. Das Fehlen von männlichen oder weiblichen Hormonen kann zu Schäden führen, die im allgemeinen auch dem Alterungsvorgang zugeschrieben werden.

Das Altern kann nicht vermieden werden, wohl aber gibt es „Anti-Aging"-Strategien, mit denen Altersschäden hinausgeschoben, gemildert oder gestoppt werden können. Hormone sind natürliche Wirkstoffe des Körpers, deren Ersatz demnach eine

<small>„Anti-Aging"- Strategien</small>

natürliche Therapie ist. Hormonersatz ist daher eine typische „Anti-Aging"-Maßnahme.

„Wehret den Anfängen!"

Prävention

Probleme entwickeln sich langsam – aber sie entwickeln sich. Zuerst kündigen sie sich oft nur andeutungsweise an und erst danach werden sie von Monat zu Monat – durch die geringe Geschwindigkeit ihrer Manifestation oft kaum wahrgenommen – immer stärker.

Prinzip aller „Anti-Aging"-Konzepte ist die Prävention. Schon in der Antike galt der wichtigste aller Grundsätze: „Principiis obstare" – „Wehret den Anfängen".

Zur Vorbeugung gehört auch, Veränderungen im oder am eigenen Körper wahrzunehmen bzw. überhaupt wahrnehmen zu wollen. Eigentlich sollte jeder Mensch schon von Beginn seines bewußten Lebens – also von Jugend an, spätestens aber vor Beginn der zweiten Lebenshälfte – intensiver in sich selbst hineinhören. Jeder sollte mit dem Körper und seinem Gewissen Diskussionen pflegen: War dieses oder jenes Wehwehchen, dieses dumpfe Gefühl schon da? Ist es neu? Sollte ich darüber nicht mit dem Arzt reden?

Zwiesprache mit sich selbst

Es gilt, Botschaften zu empfangen und sie auch aufnehmen zu wollen. Es ist sinnlos, Veränderungen wahrzunehmen, sie aber zu verdrängen. Der Großteil aller Leiden des Alters kündigt sich vorher an. In diesem frühen Stadium sind Behandlungen einfacher und effizienter. Je länger aber Therapien hinausgezögert und Symptome verdrängt werden, desto unsicherer ist der Erfolg einer späteren Behandlung.

Keine falsche Scham!

Beispielsweise die Harninkontinenz – der unbeabsichtigte Harnabgang. Gewiß – das Thema ist von Schamgefühlen überlagert; man „geniert" sich; und man negiert das Problem. Viele Frauen leiden ab einem gewissen Alter – ungefähr ab 50, einige Frauen darunter, die meisten darüber – unter diesem hormonell bedingten Zustand. Soll man mit dem Frauenarzt reden? Macht man sich dabei vielleicht lächerlich? Oder soll man solange zuwarten, bis das Problem von selbst wieder verschwindet?

Viele Leiden vergehen nicht von selbst – sie müssen behandelt werden

Eine klare Antwort: Ein falsches Schamgefühl ist in diesem Fall (wie in jedem anderen, medizinisch indizierten Problem auch) absolut unangebracht. Jeder Arzt ist mit derartigen Leiden Tag für Tag in der Ordination konfrontiert – ihm gegenüber ist Scham also unpassend. Von alleine vergeht dieses Leiden auch nicht, unbehandelt kann es sich aber verstärken. Viele Frauen würden sich wundern, wüßten sie im vorhinein, was bei der Inkontinenztherapie eigentlich auf sie zukommt – nichts, absolut nichts Unangenehmes oder gar Schreckliches nämlich. Im Gegenteil: Das Problem kann meist mit einem einfachen hormonellen Zäpfchen relativ schnell und fast immer effizient in den Griff bekommen werden. Erst im nachhinein stellt sich dann heraus, daß jedes Gefühl der Angst vollkommen unbegründet war.

Wird dagegen die Inkontinenz nicht behandelt, dann kann sie wirklich unangenehm werden. Wenn nämlich der Harnabgang in einem absolut unpassenden Augenblick – etwa in der Öffentlichkeit – erfolgt. Mit einer relativ kurzen Therapie wird dagegen das Leiden behoben – die Frau ist schnell wieder vor Überraschungen sicher.

Dazu muß auch die psychische Komponente in Erwägung gezogen werden. Frauen, die sich wegen einer unbehandelten Inkontinenz nicht mehr in die Öffentlichkeit wagen, fühlen sich schon sehr bald minderwertig. Sie verkriechen sich, verlieren soziale Kontakte und lösen damit einen fast irreparablen Alterungsschub aus. Das eigentliche Problem – der unbeabsichtigte Harnabgang – bleibt aber auch hinter der verschlossenen Wohnungstür ein Leiden. Unbehandelt wird es immer schlimmer, bis es letztlich nicht mehr behandelbar ist.

Folgewirkungen

Frauen zwischen 40 und 50

Ein weiterer Grundsatz daher: Es gibt fast keine altersbedingte Krankheit, die nicht therapiert werden kann. Je früher die Behandlung beginnt, desto effizienter ist das Ergebnis. Und Scham dem Arzt gegenüber ist ein völlig falsches Gefühl.

Was passiert nun in den einzelnen Altersstufen? Ab wann entwickeln sich Frau und Mann auseinander?

40. bis 50. Lebensjahr

Obwohl sich beide Geschlechter dem Alterungsprozeß in gleicher Weise unterwerfen müssen, gibt es aufgrund der differenten Hormonsituation bei Frau und Mann für die verschiedenen Probleme auch zeitliche Wirkungsunterschiede.

Das starke Jahrzehnt

Die meisten Frauen fühlen sich zwischen dem 40. und 50. Lebensjahr am Zenit ihres physischen und psychischen Schaffens. Diese Lebensphase ist die Zeit der so oft in den Gazetten beschriebenen Powerfrauen – die Ära der optimalen Leistungen, des Erfolges und der (erfolgsbedingten) Zufriedenheit.

Menschen, die sich in dieser Phase ihres Lebens wohl fühlen, kann man nur einen einzigen Rat geben: gesund und natürlich weiterleben; nichts übertreiben; „am Boden" bleiben. Glücklich sein! Solange der Körper keine besonderen „Anti-Aging"-Strategien einfordert, soll man sie ihm auch nicht aufzwingen. Kein gesunder, völlig normal arbeitender Körper wird durch Anti-Alters-Konzepte, und seien sie noch so ausgetüftelt, noch besser. Der Ehrgeiz, besser als optimal zu leben, wäre verfehlt. Wer beispielsweise glaubt, in dieser Hochform des Lebens ganz plötzlich Spitzensportler werden zu müssen, bewirkt das genaue Gegenteil des beabsichtigten Erfolges: Frauen, die exzessiven Sport betreiben, altern um vieles schneller als Frauen, die sich mäßig, aber regelmäßig sportlich betätigen.

Ähnliches gilt auch für das Solarium. Wenn Frauen in dieser Altersstufe meinen, sie müßten – um ihren Status als Erfolgsfrau zu dokumentieren – ihre Haut im Bräunungsstudio „besonders schön zur Geltung bringen" oder stundenlang unter der Sonne der Malediven rösten, dann unterliegen sie einem folgenschweren Irrtum. Übermäßige UV-Bestrahlung kann die Initialzündung zu schweren Krankheiten sein. Und wer darüber hinaus glaubt, exzessiven Sport unter praller Sonne ausüben zu müssen, der lebt überhaupt gefährlich: Beide Faktoren zusammen führen zu einer Konzentration schädlichster Elektronenströme innerhalb des Systems, die im Extremfall sogar zum Tod führen kann.

Ideal – das Mittelmaß. Gesund leben, mäßigen Sport betreiben – aber Sport betreiben! Das will der Körper und das tut ihm auch sehr gut.

Manche Frauen Mitte der 40 spüren freilich schon die ersten Symptome einer leichten hormonellen Turbulenz. Das Gelbkörperhormon (Progesteron) wird mitunter defizitär – was bedeutet, daß es nicht mehr ganz in der ausreichenden Menge wie früher zur Verfügung steht. Es wird also weniger. Es findet nicht mehr jedes Monat ein Eisprung (eine Ovulation) statt und sogenannte „monophasische Zyklen" – Perioden ohne Ovulation – überfluten über längere Zeit den weiblichen Organismus. Dabei rufen sie Symptome eines Überschusses des Hormons Östrogen und Defizite des Gelbkörperhormons hervor (In den folgenden Kapiteln dieses Buches werden alle diese Symptome im Detail beschrieben).

Frauen ab Mitte 40 – Gelbkörperhormonmangel

Viele Frauen klagen unmittelbar vor ihrer Regel über vermehrten Wasserstau im Körper. Ab Mitte 40 ist diese Wassereinlagerung über längere Zeit möglich. Mitunter nimmt das Gewicht (mehr oder weniger leicht) zu und auch die Brust kann mehr und öfter schmerzen als in früheren Jahren. Das nicht mehr ausreichende Progesteron wird auch für die Brustschmerzen verantwortlich gemacht.

Wasserstau

Frauen knapp vor 50

**Krampfadern
Cellulite**

Zwischen 40 und 50, meist gegen die 50 zu, merken manche Frauen erstmals auch, wie ihr Bindegewebe schwächer wird und daß an den Beinen oberflächliche Venen, Besenreiser und Krampfadern, hervortreten. Die gefürchtete Cellulite tritt auf – die sichtbare Folge einer Bindegewebsschwäche. Das Stütz- und Bindegewebe der Haut, in dem die Blutgefäße eingelagert sind, wird bei Frauen um die 50 schwächer. Dadurch treten die Blutgefäße – etwa auch Krampfadern – hervor und außerdem können an der Haut die „Matratzen-Phänomene" entstehen. Alles das sind typische Alterserscheinungen, die noch dazu geschlechtsspezifisch sind. Männer leiden unter diesen Problemen kaum, und wenn, nur ganz selten. Alle diese Leiden treffen vor allem Frauen.

Und Frauen müssen schon auf die allerersten Symptome sofort reagieren. Zeigen sich die ersten Anzeichen einer Bindegewebsschwäche, sollte sofort der Arzt konsultiert werden. Der kann in vielen Fällen eine Verschlechterung der Cellulite oder der Besenreiser verhindern, aber solche Leiden nur ganz selten komplett heilen, wenn sie schon stark ausgeprägt sind. Gerade an solchen Beispielen beweist die Praxis, daß sehr effizient vorgebeugt, aber der einmal eingetretene Schaden nur sehr ineffizient geheilt werden kann.

Männer vor 50

Männer haben es in diesem Alter etwas leichter. Vor dem 50. Lebensjahr steht der Mann noch im Vollbesitz seiner Hormone. Auch bei ihm gibt es etwas Ähnliches wie Wechseljahre – allerdings treten diese seltener und eher später auf als bei der Frau. Männer vor dem 50er klagen meist über Haarausfall. Dieser ist die Folge einer übermäßigen Sensibilität der Haarwurzel auf männliche Hormone – also auch die Konsequenz einer hormonellen Irritation, unter der sehr viele Männer mehr oder weniger leiden. Die einen mehr, die anderen weniger – die einen nehmen den Haarausfall fatalistisch hin, die anderen protzen mit einem neu entstandenen Zeichen ihrer Männlichkeit. Falsch ist das eine wie das andere – Haarausfall und lichte Stellen am Kopf müssen auch von Männern nicht hingenommen werden. Eine zeitgerechte Intervention durch einen Arzt kann zwar keine Wunder bewirken, wohl aber weiteren Haarverlust stoppen. Die wenigsten Männer wissen, daß es einfache Therapiestrategien gegen dieses Leiden gibt, die recht effizient eingesetzt werden können. Vorbeugen also!

Der Haarverlust des Mannes

50. bis 60. Lebensjahr

Der Beginn dieses Lebensjahrzehnts ist für die Frau mit folgenschweren Ereignissen – dem Erlöschen der Eierstockfunktionen – verbunden. Ein ganzer Komplex an vielfältigen Symptomen kann sich daraus ergeben, darunter sehr viele sehr unangenehme, aber nur sehr wenige nicht heilbare, beziehungsweise behebbare.

Frauen nach 50

Das Klimakterium, also der Wechsel, und auch die Zeit danach, die Menopause, sind keine Krankheiten. Das sind neue Lebensabschnitte, aber zunächst grundsätzlich keine Krankheiten. Allerdings können durch den in dieser Zeit auftretenden Hormonausfall Symptome entstehen, die selbstverständlich Krankheitswert haben können. Im allgemeinen sind diese Symptome aber leicht zu beseitigen oder mit einiger Vorsicht rechtzeitig zu verhindern.

Die Menopause ist keine Krankheit

In diesem Lebensjahrzehnt merkt die Frau, daß ihre Haut zu altern beginnt. Langsam zwar, aber unübersehbar – die Haut wird schlaff, trocken und matt. Alle diese Symptome sind Folgen von fehlenden Eierstockhormonen, aber auch einer einsetzenden Überempfindlichkeit von außen. Die Widerstandskraft der Haut läßt einfach nach. Hormonmangel führt zu einer Reduktion des Kollagens – also des Bindegewebes – und sehr oft auch zu einer starken Pigmenteinlagerung in der oberen Hautschicht.

Die Haut verkündet das Altern

Die Haare werden dünner

In dieser Lebensphase arbeiten Dermatologie und gynäkologische Endokrinologie fachspezifisch zusammen, um die Probleme der alternden Haut zu beseitigen oder zumindest zu verbessern; und wenn das nicht mehr geht, dann wenigstens zu minimieren.

Aber nicht nur die Haut macht zu schaffen – in diesem Lebensjahrzehnt registrieren viele Frauen eine nachlassende Haarpracht. Das Haar wird brüchig, es wächst langsamer nach und mitunter fällt es beim Waschen auch stärker aus.

Viele Frauen erinnern sich daran, wie wunderschön seidig und glänzend das Haar zur Zeit ihrer Schwangerschaft war. Jetzt ist es mit dieser Pracht vorbei.

Ein verständliches Phänomen: Zur Zeit der Schwangerschaft stehen auch die weiblichen Hormone am Zenit ihres Wirkens – das Haar wird in dieser Phase des Lebens unbeschreiblich schön. Im Klimakterium oder in der Menopause dagegen läßt die Wirkung dieser Hormone nach – und das Haar leidet darunter. Es wird generell schwächer und weniger schön.

Nun gibt es keine Wunderpille, die bei einmaliger Anwendung die volle Haarpracht wieder herbeizaubert. Manche Zeitungsinserate versprechen zwar dieses Zaubermittel – freilich ohne Garantie auf Erfolg. Jeder Wunderarznei sollte weniger vertraut werden als einem Wunder – denn nur das ist in der Lage, absolut Unmögliches möglich zu machen.

Die Altersforschung hat sich natürlich längst dem Haar und den seinen Ausfall bewirkenden Hormonstörungen gewidmet und eine Fülle brauchbarer Strategien entwickelt, die sich mit den daraus ergebenden Problemen befassen. Details hiezu in den folgenden Kapiteln dieses Buches.

Ab dem 50. Lebensjahr verschlechtert sich bei vielen Frauen auch die Sehkraft. Derzeit wird noch intensiv geforscht, mit welchem Konzept dieser

Mangel behoben werden kann – entweder durch Vitamin A oder durch gezielte Mechanismen zur Beseitigung freier Radikale. Zunächst kann man davon ausgehen, daß der Sehkraftverlust zumindest eingebremst, in absehbarer Zeit möglicherweise gestoppt werden kann.

Auch die Gedächtnisleistung nimmt in dieser Lebensphase ab. Viele Frauen beklagen, daß sie sich jetzt vieles notieren müßten, was sie in früheren Jahren noch mühelos im Gedächtnis behalten konnten. Das weibliche Hormon Östrogen ist verantwortlich für das Gedächtnis – dessen Defizit kann zum Leistungsdefizit der Gehirnzellen führen. Mit einer Hormonbehandlung kann dem Nachlassen der Gedächtniskraft entgegengewirkt werden.

Das Gedächtnis läßt nach

Ganz besonders heikel und von vielen Frauen als belastend empfunden wird das nachlassende Interesse an der Sexualität – der Libidoverlust. Auch das ist die Folge eines Hormonmangels – des Androgendefizits. Androgene sind männliche Hormone, die auch der weibliche Körper bildet – deren Fehlen führt unter anderem auch zu einem Nachlassen der Muskelkraft und zur Bildung eines schwimmreifenförmigen Fettansatzes um den Bauch der Frau.

Libido

Ab dem 50. Lebensjahr macht sich aber auch der Alterungsprozeß beim Mann stärker bemerkbar. Die Körpersilhouette beginnt sich nun langsam auch bei ihm zu verändern. Sie wird – eine Folge der Verschiebung des Fett-Muskel-Verhältnisses – älter und schlaffer. Viel stärker als die Frau neigt der Mann zu Beginn der zweiten Lebenshälfte zu Herz-Kreislauf-Erkrankungen. Die Altersforschung und die Kardiologie widmen diesen Problemen derzeit besondere Aufmerksamkeit – möglicherweise werden schon in näherer Zukunft besondere Formen des Hormons Östrogen zum Schutz der Blutgefäße angeboten werden können.

Männer über 50

Das größte Problem aber für den Mann ab 50 ist die Prostata. Sie beginnt sich in dieser Dekade zu

Bauchfett und Prostata

vergrößern und mitunter sehr gefährlich in Richtung Karzinom zu entwickeln. Der Medizin ist es bereits gelungen, eine kontinuierliche Vergrößerung der Vorsteherdrüse zu blockieren und ihr Wachstum zu bremsen. Angeboten werden Pflanzenprodukte mit Blockadeeigenschaften gegen die für das Wachstum verantwortlichen männlichen Hormone. Andere Medikamente wiederum greifen direkt in die Hormonproduktion – in die sogenannte „Synthese" – ein, um so das Wachstum dieser Drüse zu behindern. In diesem Prozeß kann Alkohol verheerende Wirkungen auslösen. Alkohol stimuliert das Prostatagewebe – er bewirkt also einen kontraproduktiven Wachstumsschub. Erstmals in seinem Leben wird der Mann also in diesem Alter ganz direkt mit den Folgen des Alkoholkonsums konfrontiert.

Die Verkalkung ist ein Vitaminmangel

Vorsorge ist auch für den Mann das Gebot dieser Lebensphase. Ein Wirkstoff mit dem Namen Homocystein greift sehr gefährlich in den Alterungsvorgang des Mannes ein. Die sogenannte Folsäure muß zum Schutz des Herzens, der Blutgefäße und zahlreicher anderer Organe des Mannes in die „Anti-Aging"-Strategie miteinbezogen werden. In einigen europäischen Staaten wird sogar überlegt, die Folsäure – ähnlich wie Jod im Trinkwasser – in Nahrungsmittel zu verpacken, um Alterungsschäden beim Mann zuvorzukommen.

60. Lebensjahr und darüber

Männer über 60

Es beginnen die Altersjahre des Mannes. Nun treten auch beim Mann jene Gedächtnisprobleme auf, unter denen Frauen schon etwas früher leiden. Ab dem 60. Lebensjahr tritt verstärkt Muskelschwäche auf. Und es können auch Beschwerden entstehen, die ans Klimakterium der Frau erinnern: Hitzewallungen, depressive Verstimmung, Schlaflosigkeit und Leistungsabfall. Das Fehlen männlicher Hormone kann zu Libidoverlust und zur mangelnden Erektionsfähigkeit führen.

Hormonersatztherapien sind möglich, müssen aber beim Mann – wegen stimulierender Wirkung auf die Prostata – mit besonderer Vorsicht eingesetzt werden. Allerdings können sie in bestimmten Fällen gerade noch akzeptiert werden. Während der Frau schon vorher Östrogene verabreicht werden, muß beim Mann gegebenenfalls eine Testosteron-Therapie in Erwägung gezogen werden. Dabei kann eine Überdosierung gefährliche Wirkungen auf die Prostata ausüben – der Endikrinologe muß daher besonders sorgfältig mit dem Urologen kooperieren.

Hormonersatz beim Mann

Wie überhaupt die männlichen Altersprobleme um vieles schwerer in den Griff zu bekommen sind als die weiblichen.

Bei der Frau über 60 wirkt sich vor allem ein Problem gravierend aus – die Osteoporose. Schäden am Gelenk- und Skelettsystem beginnen zwar schon in den Wechseljahren, aber oft erst ein ganzes Jahrzehnt später kommen sie voll zum Tragen. Dabei ist die Vorsorgestrategie ganz besonders wichtig. Daß Frauen an einer Menopause-bedingten Osteoporose erkranken, ist heutzutage nicht mehr notwendig. Durch entsprechende Maßnahmen in früheren Jahren können diese Altersschäden sehr wirksam vermieden werden.

Frauen über 60

Vorsorge für Knochen und Herz

In diesem Jahrzehnt, in dem die Östrogene abhanden kommen, fehlt der Frau auch der Schutz der Blutgefäße. Es treten besonders häufig Herzerkrankungen (bis hin zum Herzinfakt), Bluthochdruck und unregelmäßiger Herzschlag („Herzstolpern") auf. Durch entsprechende Hormontherapien sind aber auch diese Probleme lösbar.

Und noch ein Leiden tritt in dieser Phase des Lebens auf – das Austrocknen der Schleimhäute. Dieses sogenannte „Sicca-Phänomen" betrifft nicht nur die Nasen-, Rachen- und Magenschleimhaut, vor allem aber die weibliche

Die Trockenheit

15

Scheide. Sie trocknet regelrecht aus und verursacht beim Geschlechtsverkehr starke Schmerzen. Das wiederum beschleunigt den Libidoverlust und die Sistierung sexueller Aktivitäten. Aber auch die Folgen einer ausgetrockneten Magenschleimhaut sind sehr unangenehm. Es werden dadurch lebenswichtige Stoffe weniger gut resorbiert, es kommt zu einem Defizit an Vitaminen und Aminosäuren, und – dadurch ausgelöst – zu einer Stimulierung des Alterungsprozesses.

Aber darüber mehr in den folgenden Kapiteln.

1 Vorbemerkungen übers Leben

DAS GEHEIMNIS IM GENETISCHEN CODE DES KLON-SCHAFES DOLLY

Jeanne Calment ist tot. Die – laut „Guinness-Buch der Rekorde" – älteste Frau der Welt starb am 4. August 1997 in einem Pensionistenheim der südfranzösischen Stadt Arles im Alter von 123 Jahren. Die zierliche, nur anderthalb Meter große Frau habe den Maler Vincent van Gogh noch gekannt, meldeten Agenturen. Bis ins Alter von 100 sei sie mit dem Rad gefahren und noch wenige Jahre vor ihrem Tod habe sie ganz gerne „ein Zigaretterl" geraucht. Eine Zeitung berichtete gar, sie sei bis zuletzt fröhlich und vergnügt gewesen, aber dann habe der Tod „alle Lichter abgedreht".

Die älteste Frau der Welt – 123 Jahre alt

Wunderschön formuliert – zu schön, um wahr zu sein. Jeanne Calment war zuletzt wegen Knochenerweichung an den Rollstuhl gefesselt und ein permanenter Pflegefall. „Der liebe Gott hat mich vergessen", soll sie auf die Frage nach dem Geheimnis ihres langen Lebens immer schmunzelnd geantwortet haben. Aber das darf wohl auch bezweifelt werden: Die am 21. Februar 1875 geborene Frau, die zwei Weltkriege und mehrere Wirtschaftskrisen überlebt hatte, war zuletzt praktisch blind und taub. Vermutlich hat sie die an sie gerichteten Fragen gar nicht mehr verstanden.

Die Mühen und Plagen des hohen Alters

Kein Wunder: Das sogenannte „biologische Alter" – die maximal mögliche Lebensdauer menschlicher Systeme – liegt bei ungefähr 120 Jahren. Der „liebe Gott" hat auf Jeanne Calment aus Arles also keineswegs „vergessen", sondern an ihr das theoretische Höchstalter am praktischen Beispiel gezeigt. So, als ob er die Behauptungen der Wissenschaft untermauern wollte, daß es dieses „biologische Alter" wirklich gibt. Vielleicht wollte er aber nur einmal zeigen, daß der Tod auch Erlösung bedeuten kann. Innerfamiliär hatte „der liebe Gott"

Das maximal mögliche, „biologische" Alter: ungefähr 120 Jahre

17

ja schon geraume Zeit herumexperimentiert: Jeannes Mutter wurde 86, der Bruder 93 und ihr Vater 94. Die Gene der Familie müssen also aufs Längerleben programmiert gewesen sein, denn ein Alter jenseits der 80 kann mit „gesunder Lebensweise" allein nicht erklärt werden.

Es gibt keinen Beweis für ein menschliches Leben, das weit außerhalb des „biologischen" Alters liegt

Nach dem Tod Calments kam es erwartungsgemäß zu einem kuriosen Wettstreit der Greise: Eine Eusebia Felipe aus Ecuador, 110 Jahre alt, behauptete, noch immer ihre 136 Jahre alte Mutter zu pflegen. Und der Kettenraucher Ali Mohammed Hussein aus dem Nordlibanon pochte darauf, „der älteste lebende Mensch" zu sein. Auch er sei 136 Jahre alt, erklärte er.

Im Gegensatz zu Jeanne Calment, die ihr Alter durch Dokumente nachweisen konnte, fehlen bei den anderen „Guinness"-Kandidaten aber die Beleg-Dokumente. Wenn auch Ausnahmen die Regel bestätigen – 136 Jahre liegen zu weit außerhalb der wissenschaftlichen Statistik, um sie noch als wirklich seriös einzustufen.

Gesichert dagegen sind die Daten der anderen Jubilare: In derselben Woche, in der Jeanne Calment starb, feierte der Wiener Alterzbischof und Kardinal Franz König in völliger geistiger Frische seinen 92. und die allseits beliebte „Queen Mum", die Königin-Mutter Elizabeth, ihren 97. Geburtstag.

Auf die beiden hat „der liebe Gott" mit Sicherheit ein besonders wohlgefälliges Auge geworfen.

Warum?

Warum aber, fragen sich viele, werden die einen uralt, und warum sterben die andern mit 35 an Herzinfarkt? Warum rauchen die einen bis ins Greisenalter, während die andern mit der Diagnose Lungenkarzinom nicht einmal die Pension erleben?

Und warum altern wir eigentlich?

Von der Reparatur zur Vorsorge

Strukturveränderungen in der medizinischen Wissenschaft

Einer der Gründe für längeres und im Alter besseres Leben liegt mit einiger Sicherheit an der Strukturveränderung in der Medizin. Das hat sehr wenig mit der genetischen Programmierung des Menschen, aber sehr viel mit einem grundsätzlichen Umdenken zu tun: Die Medizin hat nicht nur ihr Anforderungsprofil verändert – sie entwickelt sich selbst permanent weiter. Das ist ein fortlaufender Prozeß, der hoffentlich noch lange nicht beendet ist.

Lange Zeit war es die Aufgabe der Medizin, bestehende Schäden zu beheben und Krankheiten zu heilen.

Von der „Reparatur" zur „Vorsorge"

Das Motto hieß „Reparatur".

Inzwischen heißt es „Vorsorge".

Die Vorsorgedisziplin will Krankheiten und Abnützungsbeschwerden verhindern, sodaß Reparaturen gar nicht erst notwendig sind. Wie ein verantwortungsvoller Autofahrer sein Fahrzeug so oft und rechtzeitig in die Werkstätte fährt, daß es zu keinem Kolbenreiber oder Bremsversagen kommen kann, wird sich auch die Ärzteschaft den neuen Herausforderungen stellen: Sie wird vor gesundheitsschädigenden Lebensumständen warnen und gefährliche Belastungssituationen mit hohem physischem Schädigungspotential rechtzeitig aufzeigen. Auch wenn uneinsichtige Journalisten immer wieder gerne bei Greisen „das regelmäßige Glaserl Wein" und „das Zigaretterl" als Geheimnis langen Lebens entdecken, werden Ärzte auch weiterhin gegen Alkohol- und Tabakmißbrauch zu Felde ziehen. Sie werden auf die Gefahren fetten Essens und mangelnder Bewegung hinweisen und möglichst viele Menschen zu Vorsorgeuntersuchungen (die schon zum Repertoire sozial verantwortungsvoller Staatensysteme gehören) animieren.

Ärzte haben sich – erfreulicherweise – von Reparatur- zu Vorsorgemedizinern weiterentwickelt. Und das ist gut so. Noch besser wäre es, wenn die Botschaften dann auch noch flächendeckend an die Ohren hellwacher Patienten stießen. Denn ein Großteil der Schäden ließe sich, rechtzeitig erkannt, mit minimalem Reparaturaufwand mühelos beseitigen.

Die statistischen Daten bestätigen übrigens, daß sich die Medizin am richtigen Weg befindet:

Derzeit leben in den Vereinigten Staaten von Amerika etwa drei Millionen Menschen, die älter sind als 85. Im Jahr 2020 werden es dreimal so viele sein; im Jahr 2050 schätzt man gar, daß allein in den USA 26 Millionen Menschen älter als 90 Jahre sein werden.

In Deutschland haben 385.000 Menschen das neunte Lebensjahrzehnt erreicht. Laut „Bundesinstitut für Bevölkerungsforschung" in Bonn wird sich auch diese Zahl bis ins Jahr 2050 verdreifachen. Ein Mädchen, das heute geboren wird, hat bereits eine Lebenserwartung von 80 Jahren. Die der Männer liegt noch darunter, aber auch deren Lebenserwartung nimmt tendenziell (leicht) zu.

Ähnliche Statistiken gelten auch für Österreich: Die Zahl der Menschen über 80 wird sich bis zur Mitte des kommenden Jahrhunderts verdreifachen (und auf etwa 100.000 steigen) – auch wenn heute noch ein Großteil der Befragten daran zweifelt, daß ein Leben im extrem hohen Greisenalter überhaupt lebenswert ist.

Das aber ist die Herausforderung an die Präventivmedizin: Durch sogenannte „Anti-Aging"-Strategien das Leben nicht nur zu verlängern, sondern dessen Qualität zu steigern.

Am Beispiel der legendären Jeanne Calment: Wenn sie tatsächlich bis ins hohe Alter mit dem Rad gefahren ist, dürfte sie sich bis dahin einer beträchtlichen Lebensqualität erfreut haben. Als sie danach blind, taub und mit Knochenerweichung im Rollstuhl leben mußte, war's mit der Befindlichkeit dahin. Möglicherweise würde ein Großteil der Menschheit diesen Zustand der Bresthaftigkeit gar nicht erleben wollen.

Wobei sich in vielen Fällen die Frage des Wollens ohnehin gar nicht stellt: Viele Menschen ha-

In fünf Jahren wird sich die Zahl der über 80–90jährigen verdreifachen

„Anti-Aging"-Strategien steigern die Qualität des durch Prävention (Vorsorge) verlängerten Lebens

ben Gewichtsprobleme, leiden daher unter Stoffwechselerkrankungen und an Durchblutungsstörungen – mit bekannten Folgen: Schlaganfall, Herzinfarkt, Diabetes, oder sonst etwas. Genug jedenfalls, um gar nicht erst richtig alt zu werden.

Die „Anti-Aging"-Strategien zielen nicht darauf ab, das Leben um jeden Preis zu verlängern, sondern generell die zweite Lebenshälfte qualitativ zu verbessern oder das durch Prävention verlängerte Leben „schön" zu machen. Zumindest „schöner".

„Anti-Aging" ist das Konzept für die zweite Lebenshälfte

Es lebenswert zu gestalten.

Das Leben zu empfinden und es im vollen körperlichen Bewußtsein und möglichst ohne Beschwerden zu genießen. Eine Symbiose zwischen physischem und psychischem Wohlbefinden – das ist das Ziel der „Vorsorge".

Der Mensch altert. Aber warum?

Eine – eher kuriose – Frage: Warum unterliegt der menschliche Organismus überhaupt einem Abbauprozeß? Wieso altern Menschen?

Im Schulunterricht haben wir die Definition so gelernt: „Zeit ist eine physikalische Größe, die sich nur in einer Richtung fortbewegt".

Zeit bewegt sich im physikalischen Sinn nur in einer Richtung

Was also läge näher, den Alterungsprozeß nur als Funktion des Faktors Zeit anzusetzen. Leider kann das Problem nicht so eindimensional gesehen werden.

Warum also altern wir?

Eine scheinbar einfache Frage – aber gar so einfach nicht zu beantworten. Tatsache ist, daß der wissenschaftliche Kenntnisstand übers Altern derzeit nur fragmentarisch ist und das tagtägliche Erkennen neuer Zusammenhänge durch die moderne Naturwissenschaft die mangelnde Vollständigkeit dieser Forschungen nur unterstreicht. Je älter wir werden, desto mehr wissen wir übers Älterwerden. Wenn wir alt genug sind, werden wir er-

Noch ist der Wissensstand über das Altern gering, allerdings bereitet die Medizin den „großen Paukenschlag" vor

kennen, noch immer nicht genug darüber zu wissen.

„Scio nescio" – „Ich weiß, (daß ich über die kompletten Hintergründe des Alterungsprozesses fast) nichts weiß", müßte diese Lebensweisheit aus dem Lateinischen frei übersetzt heißen.

Geheimnisse des Klon-Schafes Dolly

Erstaunlicherweise half uns Dolly weiter, jenes Klon-Schaf, das Anfang 1997 blökend die Medien eroberte. Das Tier Dolly, das emotional viele Menschen aufwühlte und allerlei Diskussionen auslöste, gab – von der breiten Öffentlichkeit kaum wahrgenommen – (unerwartete) Geheimnisse preis: Hintergründe zum Verständnis der Ursachen des Alterungsprozesses. Was war passiert mit Dolly? Das erwachsene – also alte – Schaf Dolly wurde geklont, indem man ihm aus einer Zelle der Brustdrüse einen Zellkern entnahm und diesen in eine embryonale Eizelle injizierte, der man zuvor – durch Manipulation – das eigene Genmaterial entfernt hatte. Dieser Eizelle fehlten also wichtige Erbinformationen. Dadurch wurde mit einigen Jahren Zeitversetzung das Schaf erneut geboren, aus einem „alten" Schaf wurde aber nun ein „neues". Ein genetisches Duplikat, freilich in jüngerer Ausgabe, war entstanden.

Dolly-„Neu" weist keine Altersschäden auf – vielleicht sind die Kraftwerke der Zelle wichtiger als ihr Kern

Erstaunlich, denn damit wurde erstmals dargestellt, daß die „Software" – der genetische Code – des „Alt"-Schafes Dolly keine Altersschäden mehr aufwies, obwohl das Tier schon Jahre auf der Welt war. Das Alter wurde gewissermaßen „wegmanipuliert".

Damit wurde die Meinung schwer erschüttert, die bis dahin vorherrschte, daß nämlich Altern und Tod durch Verschleiß („Abnutzung") des genetischen Codes vorprogrammiert seien. Würde tatsächlich unser Genom – unsere vorhandene gesamte Erbinformation – von Jahr zu Jahr schlechter, so wäre es ja vollkommen unmöglich gewesen, mit dem Gen-Material eines „Alt"-Tieres den Embryo eines „Neu"-Schafes entstehen zu lassen.

Noch ist es verfrüht, endgültige Schlüsse aus dem Experiment „Dolly" ziehen zu können – zumal das wissenschaftliche Klonen ja ungebremst weitergeht. Im Juli 1997 beispielsweise hat die auf Rinderzüchtungen spezialisierte US-Firma ABS Global aus Wisconsin die erfolgreiche Klonung des Kalbes (mit dem wenig originellen Namen) „Gene" bekanntgeben. Von ihm können „unbegrenzt viele genetisch idente Embryo-Klone hergestellt werden", meldete die Firma. Da die Zelle aus dem Embryo alle Erbanlagen des Vater- und des Muttertieres enthält, ist eine Befruchtung der Eizelle nicht mehr notwendig.

Das Kalb „Gene" erlaubt es, „unbegrenzt oft" vervielfältigt zu werden – angeblich

Ohne auf Details eingehen zu wollen, die von den Forschern behauptet (aber wissenschaftlich noch nicht belegt) werden, darf man sich vom Experiment „Gene" jedenfalls auch noch weitere Erkenntnisse übers Altern erwarten.

Grundsätzlich können – und das mit einiger wissenschaftlicher Sicherheit – über die Mechanismen der Alterungsvorgänge folgende, wissenschaftlich einigermaßen dicht abgesicherte Thesen aufgestellt werden:

- Das Alterungs- und Todes-„Programm" ist – mit höchster Wahrscheinlichkeit – im genetischen Code unseres Erbgutes enthalten.

Vorläufige Erkenntnisse über das Altern

- Ob dieses „Programm" (wie bei einem Computer) aber dann tatsächlich „aufgerufen" wird und wann das geschieht, hängt von verschiedenen äußeren Faktoren ab, über die sich die Wissenschaft noch nicht voll im klaren ist. Jedenfalls entscheiden diese Faktoren über Lebensdauer und Todeszeitpunkt der Zelle.

- Daß es ein aktives „Todes-Gen" gibt, also einen „Schalter", der auf Kommando das Leben beendet, ist wissenschaftlich durch nichts beweisbar.

- Sicher ist aber, daß das Altern kein Prozeß ist, der in unserem genetischen Code automatisch und nach festen Regeln abgespult wird.

Es gibt kein „Todes-Gen" – aber sehr viele Einflüsse von außen, die zum Tod führen

- Ebenso sicher ist vorprogrammiert, daß gewisse äußere Prozesse genetische Programme aktivieren, die ihrerseits degenerative Prozesse bewirken – damit das Altern, den Zelltod und letzten Endes auch den Tod; und somit das Sterben des Gesamtorganismus.

Mit diesem Wissen drängen sich aber jede Menge neuer Fragen auf.

Ist das Altern ein Mangelzustand?

Regulationsmoleküle fehlen

Nach derzeitigem Wissensstand ist das Altern – auch – die Folge eines Defizites. Es gibt nämlich sogenannte Regulationsmoleküle, die direkten Zugang zum Genom (dem gesamten Erbgut) haben. Werden diese Moleküle – aus welchen Gründen auch immer – weniger, dann wird die (für die Zellerneuerung so eminent wichtige) Teilungsfähigkeit der Zellen eingeschränkt, somit deren Syntheseleistung reduziert. Diese Moleküle sind vergleichbar mit dem Motoröl. Wird es weniger,

Bei Ölmangel bricht auch der menschliche Motor zusammen

dann läuft der Motor nicht mehr wie geschmiert. Es kommt zunächst zu einer Verlangsamung des Motors, dann zum Kolbenreiber und danach bricht das Vehikel zusammen. Nehmen Regulationsmoleküle ab (herrscht also ein Defizit), dann fehlen sie an gewissen Kontrollpunkten, was wiederum dort eine Wachstumsverlangsamung provoziert. Wie im Schneeballsystem werden danach jene Erbgutteile defizitär, die für das Teilen und die Leistungskapazität neuer Zellverbände notwendig wären.

Ein einziger Mangel an derartigen Botenstoffen (zu dem solche Regulationsmoleküle, aber auch Hormone zählen) kann somit eine ganze Kaskade von weiteren Mängelzuständen hervorrufen. Wie beim Domino-Effekt: Ein Steinchen fällt – und alle übrigen werden mitgerissen.

Das Altern kann also eine Folge von Defiziten an bestimmten chemischen Verbindungen sein.

Nicht nur.

Entsteht das Altern durch Überfluß?

Zusätzlich zum Mangel an Regulationsmolekülen gibt es auch noch die sogenannten „freien Radikale", die den Altersprozeß auslösen oder ihn beschleunigen. Das biblisch hohe Alter der Jeanne Calment war wohl darauf zurückzuführen, daß die „freien Radikale" bei ihr entweder nicht zugeschlagen haben oder sie ineffizient waren.

Ein Überschuß an freien Radikalen beeinflußt nach vorherrschender Lehre den Alterungsprozeß in besonderer Weise – er bewirkt ihn sogar. Warum das so ist, kann erst verstanden werden, wenn man weiß, was diese geheimnisvollen Stoffe eigentlich sind.

„Freie Radikale" versorgen den Körper mit Energie und töten ihn gleichzeitig

Nämlich: Freie Radikale sind instabile chemische Verbindungen, die durch Verlust (Oxidation) oder Aneignung bzw. Zuwachs (Reduktion) von Elektronen entstehen. Freie Radikale kann man schlechthin als Motor des Lebens überhaupt bezeichnen, denn Leben entstand erst, nachdem freie Radikale verfügbar waren. Sie brachten Bewegung hinein in die Elemente – und waren in weiterer Folge verantwortlich für das Entstehen des Lebens.

Die Entstehung des Lebens benötigte den Elektronenfluß

Und warum ist das so?

Alles Leben ist Chemie, lernten wir einst. Und heute müssen wir ergänzen: Alles Leben ist Elektronik. Jedes Kind weiß das längst: Die Elektronik ist heute aus dem Alltag nicht mehr wegzudenken. Und aus dem Leben erst recht nicht – die Welt kann ohne Elektronik heute gar nicht mehr existieren. Vom einfachen Tischcomputer bis zum modernsten Großraumflugzeug – alles ist schon Elektronik.

Leben ist Elektronik

> Alterungsgene werden aktiviert durch:
> - Mangel an Hormonen
> - Zunahme an Elektronenschäden.
>
> Beides führt zu einem Energieverlust.
> Der Körper stürzt ab wie ein Flugzeug

Leben begann, als die Elektronen wanderten

Chemische Verbindungen ändern durch Austausch freier Elektronen schon seit jeher ihre Ladungen. Es entstehen Spannungen, mit denen wiederum Arbeit verrichtet und Neues – etwa neue organische Verbindungen – kreiert werden kann.

Das ist der Schöpfungsplan – aufgebaut auf Bewegung, Spannung, Differenzen. Die Elektronenwanderung war quasi der Startschuß für irdisches Leben.

Am Anfang standen anorganische Elemente, am Ende kam der Mensch – und in der Kette dazwischen waren die Elektronen für die Abwicklung chemischer Reaktionen verantwortlich. Wir erinnern uns noch an die eigene Schulzeit: Wird zweiwertiges Eisen durch ultraviolettes Licht bestrahlt („angeregt"), dann gibt es ein Elektron ab – und es geht in die dreiwertige Form über.

Freies Elektron aus zweiwertigem Eisen schuf irdisches Leben

Damit entstand das „freie Elektron" – und die Voraussetzung des irdischen Lebens war gegeben. Dieses freie Elektron kann sich nun mit einem Proton zum Wasserstoffatom vereinen („assoziieren") – und schon sind seiner Reaktionsfreudigkeit keine Grenzen mehr gesetzt. Diese Vorgänge haben Spuren hinterlassen: Man hat Magnetit gefunden, ein Mischoxid aus zwei- und dreiwertigem Eisen, das der Beweis dafür ist, daß solche Reaktionen vor zwei bis drei Milliarden Jahren stattgefunden haben müssen.

Schwefelverbindungen standen Pate bei der Entstehung des Lebens

Schwefelwasserstoff stinkt zwar entsetzlich – fürs Leben war er aber unerläßlich. Als weitere mögliche Elektronenquelle durchwanderte auch er die Stufen der Evolution. Denn in Anwesenheit von zweiwertigem Eisen liieren sich zwei Sulfid-Ionen ebenfalls unter Freisetzung von Wasserstoff. Damit war ein weiterer Elektronenspender auf der Welt. Es entstand das Eisendisulfid – der Hauptbestandteil des Pyrits.

Pyrit – Ort des Lebens

Pyrit ist nicht nur Zeuge der Lebenswerdung – mit höchster Wahrscheinlichkeit ist er der Stoff, in dem das Leben überhaupt entstand. Seine positiv geladene Oberfläche zog negativ geladene Moleküle an (etwa: Phosphat und Schwefel). Dadurch wurden die Schwefelverbindung Methylthiol und das Kohlenmonoxid an der „positiv" gepolten Pyrit-Oberfläche arretiert und beide zusammen bildeten durch die Energie des freien Elektrons Brücken zwischen zwei Kohlenstoffatomen.

Die Essigsäure war entstanden.

Das Leben begann.

> UV-Strahlen spalteten aus Eisen Elektronen ab, der Elektronenfluß konnte entstehen, das Leben begann

Yin/Yang – mehr als „nur Philosophie"

Yin/Yang sind die Pole der Menschheit. Anfang und Ende, Spruch und Widerspruch, Leben und Tod, Alpha und Omega. Dahinter steckt mehr als nur östliche Philosophie – das sind Gedanken unendlicher Weisheit und Schönheit. Im fernen Osten wird dabei auch über Göttlichkeit gesonnen.

Alpha und Omega

Es ist fast banal, zwischen Yin und Yang auf den Sauerstoff einschwenken zu müssen – aber in der Lebensschaffung ist nichts banal genug, um nicht auch ein Geniestreich der Natur zu sein. Die größte Umweltkatastrophe verursachten die Pflanzen: Durch sie entstand explosiver Sauerstoff, der vielen anderen Elementen Elektronen entreißt.

Das machte sich das Leben aber zunutze. Denn der Raub, den Sauerstoffatome an Elektronen vornahmen, ließ sich prächtig energetisch nutzen: Tritt ein Elektron von Wasserstoff auf Sauerstoff über, dann entsteht Wasser, H_2O. Gleichzeitig aber entsteht auch Energie, ohne die es kein biologisches Leben gäbe. So etwa ist die Atmung – Sauerstoffaustausch in den Alveolen – nichts anderes als Elektronenübertragung. Die dabei geleistete Arbeit wurde zum Aufbau einer ganzen Welt verwendet. Radikale: wild, anbandelungsfreudig, ständig in Bewegung – Alpha und Omega. Sie sind Energie-

Sauerstoff läßt eine neue Welt entstehen

quelle und Voraussetzung fürs Leben. Sie sind aber so reaktionsfreudig, daß sie Zellen zerstören und somit fürs Altern verantwortlich sind. Mehr noch: Diese Radikale – in den öffentlichen und medialen Krankheitsdiskussionen weitgehend ausgespart – dominieren unser ganzes Leben. Sie leiten den Alterprozeß ein – und auch das Sterben.

Lehren aus diesen Erkenntnissen:
1. Zufuhr von Botenstoffen
2. Schutz vor Radikalen

Daraus lassen sich zwei Strategien zur Verzögerung des Älterwerdens ableiten:
- Zufuhr von Botenstoffen (Regulationsmolekülen), die für das Funktionieren der Zellsysteme verantwortlich sind und die im Rahmen des zeitlichen Alterungsprozesses weniger werden.
- Und andererseits Schutz vor Radikalen, die das Leben entstehen ließen, es aber auch zerstören.

> Das Einschalten der Alterungsgene wird verhindert durch:
> • ausreichende Signalstoffe
> • Schutz vor Radikalen

Elektronen – auch gegen den Menschen

Atmung – ein geniales Elektronenmanagement

Wenden wir uns nochmals einem genialen Wunderwerk zu – der Atmung. Diese sagenhafte Schöpfung der Natur ist nichts anderes als ein Elektronenmanagement der ausgereiftesten Sorte. Sie dient dazu, den Elektronenfluß zu kanalisieren und korrekt zu ordnen. Gleichzeitig wird dieser geordnete Elektronenfluß in einer Art Umwegrentabilität dazu genützt, um energiereiche Verbindungen entstehen zu lassen. Diese wiederum steuern Muskelbewegungen, ermöglichen Sinneseindrücke und regulieren den Stoffwechsel. Denn alles Leben ist auch Energie – und ohne Energie gibt es kein Leben.

Auf den Wirkungsgrad der Elektronenregelung kommt es an

Wahrscheinlich gehört alles das zu einem übergeordneten Schöpfungsplan, der die gesamte Evolution, die Entwicklung der Arten und die Entstehung des Menschen bewirkte – und dabei nichts dem Zufall überließ. Denn wenn der Sauerstoff schon zum Raub von Elektronen fähig war, dann konnten als „Nebenprodukt" – quasi als Folge einer physikalischen Notwehr – auch Energie und Lebensreaktionen entstehen.

Die naturphilosophischen Gedanken hinter diesem Schöpfungsplan können so falsch wohl nicht sein, geht man davon aus, daß Leben umso erfolgreicher ist, je besser es den Fluß der Elektronen nutzt. Das im permanenten Bestreben, sich von diesem Elektronenfluß möglichst wenig schädigen zu lassen. Was uns ein wenig tiefer hinein ins Gebiet der Altersforschung bringt.

Elektronen sind Zauberteilchen, die das Leben erhalten können, die aber auch das genaue Gegenteil tun: In ihrer Reaktionsfreudigkeit sind sie hemmungslos. Vor nichts machen sie halt. Weder vor etablierten, altehrwürdigen Molekülen, noch vor Zellorganen. Und selbstverständlich auch nicht vor dem menschlichen Körper. Sie sind absolut respektlos vor allem und jedem – frech, keck, unbändig und übermäßig.

Elektronen: Zauberteilchen für – und gegen – das Leben

Elektronen sind Extremisten. Im Positiven wie im Negativen. Wie im Gedicht vom Zauberlehrling brauchen wir einerseits die Elektronen, um überhaupt zu leben, andererseits werden wir die Besen nimmer los. Denn Radikale zerstören Proteine, DNA, Fett und Kohlenhydrate. Sie hintertreiben somit genau das, was sie eigentlich selber schufen: nämlich organische Moleküle und biologisches Leben.

Radikale zerstören Proteine, DNA, Fett und Kohlenhydrate

Die Natur wehrte sich dagegen. Denn in Hunderten Millionen Jahren haben alle Organismen, die ihre Existenz diesen Elektronen verdanken, listige Wege gesucht, um sich vor den Schattenseiten ihrer Lebens- und Energiespender zu schützen. Es entstanden Vitamine, Enzyme, andere Abwehrmechanismen. Gewaltige Biologieschlachten wurden geschlagen – Resistenzen, Gegenresistenzen, Reaktionen darauf und Kontrareaktionen.

Die Natur bekämpft gefährliche Elektronen

Mit ihren Farbstoffen bekämpfen Pflanzen freie Radikale

So dienen beispielsweise die Vitamine der Pflanzen dazu, über Doppelbindungen die freien Radikale einzufangen und zu deaktivieren. Biochemisch sind diese Doppelbindungen übrigens die Ursache für die Farbenpracht unserer Natur.

Es gibt aber auch Blutbestandteile, die dazu bestimmt sind, lebenswichtige Metalle und Spurenelemente zu isolieren. Ihre Aufgabe ist es, nur ja kein gefährliches Elektron ans Blut heranzulassen, da sonst – vor allem bei Metallen – eine Kettenreaktion ausgelöst würde. Die Zellen höher entwickelter Tiere haben ihr Verteidigungspotential verbessert. Sie verlassen sich nicht nur auf Vitamine und Blutbestandteile, sie haben vielmehr Enzymsysteme erfunden, um sich auch über kompliziert abgespulte Eiweißreaktionen zusätzlich vor Radikalen in Sicherheit zu bringen.

Radikale bewirken das Altern

Wir können aus diesem Wissen den sicheren Schluß ziehen: Radikale bewirken das Altern. Sie sind also stärker als alle anderen Abwehrmechanismen, die dem Alterungsprozeß entgegenwirken. Sie verursachen Schäden, die durch extrem ungesunde Lebensweise noch verstärkt werden können. Und sie bewirken den Tod.

Gefährliche Räuber

Wenn wir die freien Radikale mit unserem Gesellschaftssystem vergleichen, dann sind sie – auch – für gewisse Instabilitäten verantwortlich. Mit dem gelegentlichen Effekt, daß sich daraus ganz neue Welten entwickeln. Der Vergleich mit dem Jahr 1968 ist nicht ganz zufällig – dieses Jahr der Aufregung, des Protestes und der Massendemonstrationen hat das Gesicht Europas verändert.

1968

Vielleicht ist Europa durch diese 68er-Bewegung schöner und besser geworden; jedenfalls aber anders. Gelänge es, die Radikale im Menschen zu bändigen, könnte auch das Leben des einzelnen schöner und besser werden.

Zurück zum Älterwerden. Freie Radikale sind also Atome und Moleküle, die unpaare Elektronen besitzen, wodurch hohe Instabilität entsteht. Die wiederum kann für Aktionen, Aktivitäten und Energieumwandlungen ausgenützt werden. Sauerstoff und Wasserstoff sind geradezu prädestiniert dafür, in diesem Spiel der Kräfte mitzumischen.

Beide Atome wurden zum Elektronentransfer – „Partnertausch" – hineingedrängt, was das Leben entstehen ließ. Ein ziemlich wilder Vorgang: Meist raubt der gierige Sauerstoff dem Wasserstoff ein Elektron, was eine sofortige Reaktionsfähigkeit bewirkt. In Millionstel Sekunden entsteht daraus eine Fülle neuer Verbindungen. In den Zellen ist dieser Elektronenraub durch Sauerstoff ebenfalls nicht zu verhindern – allerdings hat die Evolution dieses Chaos in geordnetere Bahnen gelenkt. Es entstanden winzige Kanalsysteme – die Mitochondrien –, in denen sich der Elektronentransfer einigermaßen gesittet abspielt. In ihnen eignet sich der Sauerstoff ein Wasserstoffelektron an, wodurch letztlich Wasser und Energie entsteht. Das geschieht aber, wie gesagt, nur innerhalb der Zellverbände. Außerhalb derselben ist ein derartiger Schutzmechanismus nicht vorhanden – der Sauerstoff mit seinem Elektron gibt also dort keine Energie ab. Im Gegenteil: Dort richtet er nur Schaden an. Die ersten Lebewesen auf unserem Planeten haben bei explodierender Sauerstoffkonzentration Mechanismen entwickelt, um sich vor den Radikalen zu schützen. Kein Nachteil ohne Vorteil: Die Folge dieses Schutzmechanismus war die Atmung – und, schon vorher, die Entstehung jener Zellen, aus denen auch heute noch unser Organismus aufgebaut ist.

Die Vorgänger unserer Zellen waren Bakterien, die im Erb-Altertum nur durch Selbstschutzmechanismen überleben konnten. Sie erfanden Regulative, die den langsam zunehmenden Sauerstoff in geordnete Bahnen lenkten. Zwei dieser Urlebewesen verbanden sich dabei zum Paar, wobei ein Bakterium ausschließlich für den Schutz vor Sauer-

In der Zelle wird gesittet geraubt

Die Folgen des Abwehrkampfes: Atmung – und unser heutiges Zellsystem

Die Symbiose mit Bakterien als Schutz vor Sauerstoff

stoff und das andere nur für Ernährung, Stoffwechsel und Zellteilung verantwortlich war. Arbeitsteilung – nur, um sich vor dem immer stärker zunehmenden Sauerstoff zu schützen. Die einen Bakterien entwickelten sich dabei zu den bereits erwähnten Mitochondrien, die anderen stellten den Zellkern mit seinen genetischen Inhalten zur Verfügung. Sie transportierten somit die Erbinformationen. Die einen waren zum Arbeiten da, die andern zum Denken. In den Mitochondrien wurde der Sauerstoff gezähmt und ruhiggestellt. Dafür bekam er – über genau festgelegte Wege – die Elektronen des Wasserstoffs zugeführt, die er sich sonst durch brutalen Raub hätte aneignen müssen.

In Wirklichkeit war dieses Urleben ein genialer, segensreicher Kompromiß: Durch langsame, friedliche und geregelte Inbesitznahme von Elektronen wurde der Sauerstoff entschärft und kaltgestellt, und aus den gefährlichen Sauerstoff-Radikalen entstand das Wasser – als Endprodukt eines nicht unproblematischen Raubzuges. Die Mitochondrien wiederum nutzten geschickt die Übertragung von Wasserstoffelektronen auf den Sauerstoff aus und wurden gewissermaßen im Vorübergehen aktiv: Sie koppelten diese Elektronenreise mit der Aktivierung von Phosphor, worauf sich auf diese Weise ein riesiges energetisches Grundreservoir bildete, das letztlich für alle weiteren biochemischen Vorgänge – bis hin zur Bildung von Leben – herangezogen werden konnte.

Wasser – Ergebnis eines kanalisierten Raubzuges

> Altern entsteht durch biologische Unfälle in unseren Zellen

So durchdacht dieser in Unendlichkeiten entstandene Mechanismus der Natur auch war – das „Kanalsystem" hatte trotzdem Fehler. Es garantierte zwar eine geordnete Übergabe von Wasserstoffelektronen auf den Sauerstoff, aber jede Ordnung hat auch ihre Tücken. Einem ganz kleinen Teil der Elektronen gelingt es nämlich, aus der vorgegebenen Bahn zu entweichen und in ungeordneter, rüpelhafter Weise den Sauerstoff anzurempeln. Die Kraftwerke unserer Zellen, die Mitochondrien, sind verständlicherweise für derlei Unfälle besonders prädestiniert. Sie sind extrem gefährdet.

Vieles deutet darauf hin, daß eine Veränderung in diesen kleinen Kraftwerken in unseren Zellen das Altern beschleunigt. Medizinisches Ziel muß es nun sein, die Energieträger der Zelle besonders zu schützen. Was beispielsweise dadurch geschehen kann, daß man dem Patienten die auf Fettsäuren basierende und dem Glycerin verwandte Trink-Ampulle Carnitin verabreicht. Dieser Stoff stärkt nach derzeitigem Wissenstand die Strukturen der Mitochondrien und verhindert damit das Entweichen freier Radikale.

Energieträger müssen geschützt werden

Mit dem Carnitin werden wir uns aber noch an späterer Stelle befassen.

Die Zelle als Vorbild des Staates

Die Frage, wie Radikale überhaupt entstehen können, ist ganz einfach beantwortet: Freie Radikale entstehen dann, wenn der Körper *viel* – Betonung auf „viel" – Energie benötigt.

Radikale entstehen, wenn der Körper viel Energie verbraucht

Da die Zelle relativ bald merkte, über welche Kraftquelle sie verfügt, wurde der Schutzmechanismus gegen die bösen freien Radikale alsbald zum stärksten aller Energiespender. Da Leben Energie ist, bewirkte dieser Schutz eigentlich die Weiterentwicklung des Lebens. Wobei die Zelle einem permanenten Lernprozeß unterliegt: Benötigt sie viel Energie (etwa zur Realisierung neuer Entwicklungen oder durch Bewältigung großer Kraftanstrengungen), wird sie alles tun, um den ursprünglich illegitimen Raub freier Radikale (den Transport vom Wasserstoff in den Sauerstoff) zu unterstützen. Sie wird ihn sogar simulieren.

Allerdings hat das eine ganze Kettenreaktion zur Folge. Je mehr Elektronen sich der Sauerstoff aneignet, desto mehr Energie kann gewonnen werden, und das durch jenes Koppelungssystem, das ursprünglich für die Energiegewinnung gar nicht gedacht war. Diese „Gier" nach zusätzlichen Elektronen führt freilich nicht nur zur Leistungsverbesserung der Zelle, sondern auch zum Entweichen freier Partikel. Und das kann gefährlich sein. Denn benötigen Zellen Wärme (oder brauchen sie Kraft für Anstrengungen oder wollen sie sich schneller teilen), dann holen sie sich die dafür erforderliche Energie aus dem Elektronenfluß. Sie erhöhen damit ihren eigenen Wirkungsgrad, aber auch die Zahl gefährlich frei umherflanierender Elektronenpartikel.

Mehr Leistung bedeutet mehr Verschleiß

Das kann man Verschleiß nennen. Was zur Formel führt: Je höher die Leistung, desto höher der Verschleiß. Ein typischer Yin/Yang-Mechanismus, der selbstverständlich in unsere Betrachtungen über den Alterungsprozeß einfließen muß.

Transferieren wir diese Gedankenkette in unser heutiges Leben – und vergleichen wir dieses mit dem Leben vor Jahrtausenden:

Leistung benötigt Elektronen.

Elektronen belasten unser Leben.

Zahlreiche Belastungen unseres Lebens sind Luxus

Aber zahlreiche dieser Belastungen sind blanker Luxus – vermeidbar die meisten. Denn vor Jahrtausenden war die physische Lebensbedrohung in der Natur – und durch sie – mit Sicherheit viel größer als sie es heute ist. Das heutige Stress-System muß nicht mehr die Kapazitäten haben wie damals. Heute leben wir gezielt hygienischer als damals, daher braucht das Immunsystem wahrscheinlich quantitativ nicht mehr so viel Energie.

Überfluß reduzieren

Auch das Nahrungsangebot von heute ist nicht mehr so unregelmäßig wie in der Steinzeit. Die Muskel- und Fettgewebereserven, die wir mit uns herumschleppen, sind wohlstandsbedingt und dienen nicht mehr zur Notversorgung wie damals.

Die Schlüsse daraus: Der Stoffwechsel des Menschen arbeitet im Überschuß – er kann daher reduziert und leistungsmäßig zurückgenommen werden. Das System hat Einsparungsreserven.

Staat, Gesellschaft und Finanzwesen können die Zelle als Vorbild nehmen. Aber die Zelle selbst kann aus der Menschheit lernen: Wenn es gelingt, überflüssige Ausgaben zu reduzieren, reduziert man dadurch auch die durch Radikale entstandenen Schäden.

Aus der Zelle lernen

> Energien, die in vergangenen Jahrtausenden zum Überleben notwendig waren, können heute eingespart werden.

2 Unser Kampf gegen Radikale

DAS TIER HAT INSTINKT, DOCH DER MENSCH IST NICHT IMMER BEI VERSTAND

Tiere sind phantastische Diätberater in eigener Sache. Fehlen ihnen irgendwelche Substanzen, dann wird dieses Manko per Instinkt wahrgenommen und über den Appetit reguliert. Das unterscheidet die Tiere vom Menschen: Sie wissen, wann sie genug haben und sie fressen nur dann, wenn sie hungrig sind. Der Mensch dagegen stopft oftmals in sich hinein, obwohl ihm der Verstand längst allerhöchste Gefahr signalisiert: fette Speisen, wenig Ballaststoffe, alles in unvertretbar großen Mengen – und die meist auch noch mit Alkohol nachgespült. Vorher und nachher, nicht selten auch dazwischen die Zigarette: Der Vernunftträger hat verlernt, vernünftig zu sein; hineinzuhören; nur das zu essen, was ihm guttut und das zu unterlassen was ihm schadet, das Rauchen beispielsweise.

Tiere sind Super-Diätberater, um Mangelzustände auszugleichen oder sich vor Radikalen zu schützen

Wie phantastisch die Natur funktioniert, beweist uns das gute alte Hausschwein. Das frißt, was man ihm vorsetzt. Wird aber das Futter mit Wasser zu einem kalorienarmen Brei vermanscht, schlürft das Schwein ganz einfach mehr davon. Dieses „Mehr" muß schließlich für eine Konstanz im Energiehaushalt sorgen.

Schweine als effiziente Energieverwerter – Menschen als unkontrollierte Völler

Hat man je einen dicken Menschen gesehen, der gerade soviel an Nahrung zu sich nimmt, um seine Energiebilanz auszugleichen? Die meisten Dicken pfeifen auf ihren Energiebedarf – sie stopfen und trinken bis zum Umfallen. Was manchmal auch wörtlich genommen werden muß.

Wie aber weiß das Schwein, wieviel es braucht? Das Tier orientiert sich am Insulinspiegel, der ihm das Gefühl der Sättigung signalisiert. Der Mensch hat diese Fähigkeit natürlich auch, aber er hat verlernt, sie zu gebrauchen.

Raubtiere – präzise Energieberechner und Beute-Taxierer

Viel differenzierter gehen Raubtiere an die Nahrungsaufnahme heran. Instinktiv spielt sich in ihnen ein Ritual mit fast mathematischer Gründlichkeit ab. Raubtiere wählen ihre Beute ausschließlich unter dem Aspekt des Energiebedarfes aus. Ihr Instinkt sucht die Nahrung unter Anlegung eines strengen Energiemaßstabes aus und nur die Aufnahmerate bestimmt dann den Beutetiertyp. Aber nicht irgendeines dieser Opfer wird angefallen und verschlungen, sondern nur jenes, das unter Anrechnung des Jagdaufwandes (Zeit zum Fangen und Fressen) pro Stück am meisten Energie liefert. Ein Löwe wird also nicht zehn Feldhasen nachrennen, wenn ihm eine einzige Antilope weniger Mühen beschert und sie ihm dazu noch die exakt benötigte Energie garantiert.

Tiere – sensibel für Minerale und Vitamine

Dazu kommt, daß Tiere für Mineralien und Vitamine extrem sensibel sind – vor allem dann, wenn es ihnen an diesen Stoffen mangelt. Bekanntlich enthält der Speichel von Wiederkäuern reichlich Natriumbikarbonat. Gelegentlich aber wird der Speichel eines Tieres durch Fisteln abgeleitet. In diesem Fall schlürft das Tier genau soviel Salzwasser, bis die Menge der aufgenommenen Natriumionen der Differenzmenge im Speichel entspricht. England-Besucher können bei langen Strandspaziergängen das folgende Phänomen beobachten: Weiden Rinder in Uferregionen, dann wagen sie sich bei Ebbe so weit hinein ins Wasser, bis sie die unter der Meeresoberfläche wachsenden Tange und Sträucher erreichen. Diese Pflanzen sind salzhältig und werden nur dann von den Tieren gefressen, wenn diese unter Salzmangel leiden – von Natur aus verabscheuen Rinder nämlich salzhaltige Pflanzen.

Auch der Mensch sollte mehr in seinen Körper hineinhorchen

Oder das Beispiel Hühner. Das Federvieh frißt unter normalen Verhältnissen kein kalziumhaltiges Futter. Mangelt es ihm an Kalzium, dann wird dieses sonst nur widerwillig aufgepickte Fressen zum wahren Leckerbissen.

Ein anderes Beispiel: Jeder hat schon Kühe gesehen, die am Holzgatter kauen oder in der Erde wühlen. Kühe brauchen Phosphor. Nehmen sie diesen in mineralisierter Form nicht in genügender Menge auf, dann werden sie störrisch. Die Tiere decken ihren Mangel dadurch ab, daß sie Holz fressen, Erde verschlucken oder Knochen kauen. Diese Gelüste entstehen nur unter Phosphormangel und nehmen auch dann nicht ab, wenn den Tieren Unmengen an Knochenmehl zur Verfügung stehen. Denn ihr Stoffwechsel ist kurzfristig nicht in der Lage, soviel Knochenmehl aufzunehmen, um den entstandenen Phosphatmangel spontan zu beheben. Die Kühe decken ihren Bedarf daher langsam – indem sie sich an Holz, Erde und Knochen gütlich tun.

> Aus der Nahrung baut sich der Körper wichtige Botenstoffe und Schutzschilder gegen Radikale

Ratten haben ein ganz besonders ausgeprägtes und effizientes Regelsystem entwickelt. Fehlen ihnen Vitamine, Aminosäuren oder Mineralsalze, verschmähen sie ihre gewohnte Nahrung völlig. Sie suchen neues Futter, das die fehlende Substanz enthält und kehren erst dann in den gewohnten Abfall zurück, wenn sie alle Mangelstoffe ergänzt haben. Selbst eine Schüssel voll schmackhafter Nahrung verleitet sie in diesem Zustand nicht zur unbedachten Nahrungsaufnahme. Fehlt den Ratten das Vitamin B, dann fressen sie ihren eigenen Kot, denn der enthält diesen Vitaminkomplex als bakterielles Stoffwechselprodukt.

Ratten – effiziente Bedarfsdecker

Was wir daraus lernen können? Der Mensch in seiner Unmäßigkeit hat verlernt, in sich selbst hineinzuhören. Bewußtsein könnte tierischen Instinkt ersetzen – aber dieses Bewußtsein muß erst wieder geweckt werden: durch das Denken, Nachdenken und Überdenken der falschen Lebensweise.

Selbstbesinnung des Menschen

Gravierende Altersschäden sind auch eine Folge falscher Ernährung. Nicht nur, aber auch.

Verheerende Schäden durch Radikale

Schwere Krankheiten durch freie Radikale

Die Wissenschaft kennt bei weitem noch nicht alle Zusammenhänge, die sich rund ums Altern abspielen. Eines aber steht fest: Die freien Radikale sind entscheidend am Prozeß beteiligt. Sie führen zur gefürchteten Arteriosklerose – der lebensbedrohenden Gefäßkrankheit – und damit auch zum Schlaganfall oder zum Herzinfarkt. Sie schädigen auch die Gene (Erbinformationen) und sie zerstören die Proteine.

Proteine sind Hauptbestandteil unseres Körpers. An ihnen soll der Zerstörungsprozeß demonstriert werden. Bekanntlich haben Atome, allen voran der Sauerstoff, das Bestreben, aus ihrer (durch das zusätzliche Elektron bedingten) Instabilität in eine stabile Verbindung überzugehen.

Instabilität – Stabilität

Es gehört zu den konservativen Grundsätzen der Statik (Lehre vom Gleichgewicht der Körper), daß jeder labile Zustand versucht, in einen stabilen Zustand zu wechseln.

Genauso ist es in der Biochemie. Sauerstoffatome nehmen anderen Molekülen weitere Atome bzw. Elektronen weg – und es entstehen wiederum instabile Verbindungen, denen Elektronen fehlen. Das initiiert eine ganze Kette biochemischer Vorgänge, an deren Ende die Zerstörung von Proteinen, der DNA und von Fettsäuren steht.

Von den Proteinen sind es vor allem die Aminosäuren Glycin, Prolin, Histidin und Arginin, die sich am wenigsten gegen den Elektronen- bzw. Atomraub wehren können. Genau diese Stoffe sind ganz besonders anfällig für Schäden, die freie Radikale anrichten können.

Proteine sind besonders anfällig für Schäden durch Radikale

Im Erbgut wiederum, also in der DNA, ist es das Guanin, das durch ein Radikal mit dem Namen Hydroxyl besonders bekämpft und geschädigt wird. Nach einem Angriff durch Radikale bildet sich das

8-Hydroxy-Guanin, das – nach noch nicht abgeschlossener Meinung der Wissenschaft – mitverantwortlich sein soll für das Entstehen von Krebs.

Selbst Zucker und Kohlenhydrate, also relativ gefestigte Stoffe, sind vor freien Radikalen nicht sicher. Die so veränderten Zuckerteile verbinden sich mit einer Aminosäure, wodurch Verbindungen entstehen, die in den Altersflecken der Haut, aber auch in Muskeln und Blutgefäßen zu finden sind.

Altersflecken

Ganz besonders wichtig: Der Kampf der freien Radikale gegen die Fette. Sie entreißen nämlich den Fettsäuren Wasserstoff, wodurch diese unpaar werden – und selbst wie ein freies Radikal wirken. Dadurch entsteht ein Teufelskreis, der die Membranen von Zellen, Zellkernen und Mitochondrien (die zu einem hohen Anteil aus Fetten bestehen) so attackiert, daß ihre Funktion nachhaltig geschädigt wird.

Radikale beeinflussen also das Alter nachhaltig.

Der Körper wehrt sich gegen Angriffe von außen, indem er etwa Enzyme mobilisiert, die für die Korrektur etwaiger Schäden vorgesehen sind. Allerdings kann es passieren, daß das durch Elektronen (Radikale) lädierte Gewebe oftmals nicht mehr korrigiert, ja nicht einmal mehr abgebaut werden kann. Und wieder dieser Circulus vitiosus: Ein mangelhaft funktionierender Regenerationsprozeß wird im Alter dadurch aufgeschaukelt, daß vermehrter Mangel an Vitaminen auftritt, aber auch lebenswichtige chemische Elemente wie Selen oder Zink nicht ausreichend zur Verfügung stehen. Wird die Leber durch ein Übermaß an Alkohol belastet, büßt auch sie ihre Fähigkeit ein, Radikale abzuwehren.

Serienschäden

Infektionen sind im zunehmenden Alter sehr häufig. Auch sie setzen Radikale frei und verschieben damit in der zweiten Lebenshälfte das biologische Gleichgewicht in Richtung Totalschäden. Stoßen Alkohol- und Infektionsfolgen aufeinander, kommt es mitunter zu horriblen Serienschäden, die oftmals nicht mehr zu beheben sind.

Alkohol – viel Fluch, wenig Segen

Alkohol ist ein ganz besonderer Fall. Bekanntlich hat er gegenüber Blutgefäßen einen gewissen Schutzeffekt. Dieser Vorteil wird aber durch einen gravierenden Nachteil mehr als wettgemacht: Alkohol ist ein starker Radikal-Produzent. Durch den Abbau von Ethanol (Äthylalkohol) wird Eisen aus dem streng bewachten Ferritin (einer Eisenspeicherverbindung im Blut) mobilisiert, wodurch Wasserstoffsuperoxid entsteht. Metalle sind ja in besonderem Maße befähigt, Elektronen abzugeben und damit eine ganze Lawine von Radikalen auszulösen. Deshalb umgibt die Zelle jedes Metall mit einer Schutzschicht, die eine bei Metallen sehr einfache Mobilisierung von Elektronen verhindern soll. Alkohol bietet Schutz – aber noch mehr produziert er exzessiv Radikale.

Exzessive Radikale durch Alkohol

Die Ausrede vieler Alkoholiker, sie würden durch ihr Quantum die Gesundheit schützen, ist in Wirklichkeit lebensgefährlich. So viel Schutz können die Blutgefäße gar nicht bekommen, als die restlichen Organe durch Alkohol geschädigt werden.

Wie aber kann man beweisen, daß freie Radikale tatsächlich am Alterungsprozeß nachhaltig (und wenig vorteilhaft) beteiligt sind?

Antwort: durch Gentechnologie.

Das Fliegen-Experiment

Ein eingepflanztes Gen verlängert das Leben

Schon seit langem werden an Tieren gentechnologische Experimente durchgeführt. In einer Experimentalserie gelang der Nachweis, daß Radikale an der Entstehung des Alterns mitbeteiligt sein müssen. So wurden der Drosophilafliege verschiedene Gene ins Erbgut injiziert. Dabei kam es beim sogenannten Bcl2-Gen zu einem überraschenden Effekt: Die Lebensspanne der Fliege vervielfachte sich. Daraufhin wurde das Protein analysiert, das durch dieses Gen gebildet („synthetisiert") worden war, und man entdeckte ein interessantes Detail: Das Bcl2-Gen ist in der Lage, durch Steuerung von Enzymen die freien Radikale zu reduzieren.

Genau das war der – zumindest indirekte – Beweis dafür, daß freie Radikale in den Alterungsprozeß entscheidend involviert sein müssen. Kann man sie ausschalten, zumindest aber reduzieren, dann verlängert sich die Lebensdauer des betroffenen Labortieres entscheidend.

Das Protein, das diesen Effekt bewirkt, nennt man Radikal-Fangenzym. Es „fängt" die bösen Radikale förmlich ein.

Diese Radikal-Fangenzyme haben also einen lebensverlängernden Effekt – und es kommt erstaunlicherweise im Laufe des Lebens auch zu keiner signifikanten Abnahme dieser Schutzproteine.

<small>Radikal-Fangenzyme</small>

Ein weiteres Radikal-Fangenzym ist die sogenannte Katalase. Bei älteren Säugetieren ist diese weniger aktiv, bei jungen Frauen höher aktiv als bei älteren und bei Frauen generell aktiver als bei Männern. Obwohl auch die Mangansuperoxid-Dismutase im Alter etwas abnimmt, sind diese Enzym-Reduktionen aber nicht so stark, daß man sie für den Alterungsprozeß verantwortlich machen könnte.

Wichtig ist eine bedeutende Erkenntnis: Im Alter kommt es zu einer verstärkten Bildung freier Radikale. Der Grund hiefür sind die in den Mitochondrien angesiedelten Transportkanälchen (durch die Elektronen vom Wasserstoff zum Sauerstoff fließen), die im zunehmenden Alter immer durchlässiger werden.

<small>Verstärkte Radikal-Bildung im zunehmenden Alter</small>

So wie aus undichten Leitungen Wasser ins Erdreich sickert, überfluten die durch undichte Mitochondrienkanäle ausströmenden Radikale das gesunde Gewebe – und zerstören es.

Die Altersforschung hat daraus Schlüsse gezogen und sich verstärkt auf zwei Aufgaben konzentriert:

Ziele der Altersforschung – das Drosophila-Genexperiment auch beim Menschen?

- Verstärkung von Radikal-fangenden Mechanismen; und
- Reduktion jener Elektronen, die offensichtlich im Alter verstärkt freigesetzt werden.

Unsere Wunderwaffen gegen Radikale

Der menschliche Körper hat wundersame Systeme etabliert, um sich gegen seinen ärgsten Feind – die freien Radikale – zu schützen.

1: Biochemische Verbindungen, die aufgrund ihrer Struktur die wild herumflanierenden Elektronen abfangen und egalisieren – inaktivieren.

Dazu zählen vor allem die Vitamine.

Vitamine und Enzyme

2: Die eukaryote Zelle verfügt über komplette Enzymsysteme, die mit Radikal-Fangmechanismen ausgestattet sind und die innerhalb der Zellen die aus den undichten Mitochondrien entwichenen Radikale verhaften.

Die Radikal-Fänger der Zellen

Enzyme sind in der Lage, die freien Radikale zu neutralisieren. Enzyme kommen in der Zelle vor – und sie haben auch Namen.

Die wichtigsten:

- die Superoxid-Dismutase
- die Katalase
- die Glutathionperoxidase
- die Glutathionreduktase und
- die Glutathion-S-Transferase.

Sie alle bewirken im Körper chemische Vorgänge, die – im Detail analysiert – gewaltige Leistungen darstellen. Auf den Punkt gebracht, kämpfen hier Spurenelemente, deren Namen kaum jemand kennt, permanent und erfolgreich gegen unseren ärgsten Feind – die Radikale.

Spurenelemente im Großeinsatz

Anhand einiger Beispiele soll dargestellt werden, welche komplexen Chemie-Wunder in den körpereigenen Zellen unentwegt (und unbemerkt) geschehen. Welche Aufwendungen die Natur unternimmt, um die Radikale auszutricksen.

Die in der Radikal-Kaskade am Beginn stehende Sauerstoffverbindung, die durch einen Elektronenraub entstand und weitere Radikal-Veränderungen provoziert, ist das sogenannte Superoxid-Anion O_2. Dieses wird, noch ehe es weitere Katastrophen anrichten kann, durch die Superoxid-Dismutase inaktiviert. Dieses Enzym kommt sowohl in den Mitochondrien als auch im Zellplasma vor. In letzterem benötigt es Zink, um seine schützende Arbeit überhaupt entfalten zu können. Was beweist, daß auch Zinkverbindungen (Zinkoratate) sehr wichtig zum Schutz vor freien Radikalen sind.

Wie Enzyme Radikale austricksen

Zinkverbindungen als wichtiger Schutz vor Radikalen

Außerdem existiert in den Mitochondrien eine verwandte, freilich nicht völlig idente Form der Superoxid-Dismutase. Um aktiv werden zu können, benötigt diese allerdings Mangan, das aber nicht immer in genügender Menge vorhanden ist. Diese Superoxid-Dismutase verwandelt nun das Superoxid in Wasserstoffperoxid, das von einem weiteren Enzym – der Katalase – in harmloses Wasser und Sauerstoff zerlegt wird. Die Natur hat bewirkt, daß die roten Blutkörperchen wegen ihres hohen Eisengehaltes mit besonders viel Superoxid-Dismutase und Katalase ausgestattet sind.

Ist es nun dem Superoxid-Anion dennoch gelungen, sich zu einer weiteren instabilen Verbindung zu transformieren, dann entsteht das Hydrogenperoxid H_2O_2 (Wasserstoffsuperoxid). Aber auch darauf wartet bereits ein zelleigenes Enzym – nämlich die Glutathionperoxidase, die das Hydrogenperoxid neutralisiert. Und wieder wurde eine Schlacht gegen die freien Radikale gewonnen.

Chemische Waffe im permanenten Abwehrkampf

Alle diese Systeme, die mit Hilfe von Spurenelementen am Leben erhalten werden, funktionieren natürlich nur dann, wenn die Konstitution des Körpers volle Entfaltungsmöglichkeit garantiert.

Radikal-Fänger des Blutes

Im Blut sind viele Verbindungen enthalten, die gegen Radikale gerichtet sind

Alle Blutbestandteile, die Metalle und Eisenverbindungen binden, haben einen antioxidativen Effekt – sie sind also gegen Radikale gerichtet. Vor allem sind das Plasmaproteine. Dazu gehört auch das Caeruloplasmin, das bewirrrkt, daß Eisen wieder dem Ferritin zugeführt wird, oder auch das Transferrin, das die Eisenfreisetzung aus dem Ferritin hemmt. Dabei sind Makrophagen aktiv, die Freßzellen des Blutes. Nicht zu unterschätzen ist auch die schützende Wirkung des Albumins (des kleinsten Eiweißanteils des Serums), das nicht weniger als 17 Disulfidstellen den freien Radikalen anbieten und pro Molekül genausoviele Radikale inaktivieren kann.

Radikal-Schützer	
Superoxid-Dismutase	Ascorbinsäure
Katalase	Alpha-Tocopherol
Transferrin	Harnsäure
Caeruloplasmin	Haptoglobin

Vitamin C

Zu den wasserlöslichen Radikal-Fängern gehört vor allem die Ascorbinsäure – das gute, altbekannte Vitamin C. Enthalten ist sie in Zitrusfrüchten, Tomaten, Kartoffeln, Kohl und grünem Paprika. Wegen ihrer stark elektronenbindenden Kapazität ist diese Säure intensiv an der Synthese des Kollagens (Bindegewebebestandteil) mitbeteiligt. Das Vitamin C kann praktisch jedes Radikal abbinden, wodurch es sich selbst in eine – allerdings immobile und reaktionslose – Verbindung verwandelt.

Zweimal pro Tag Vitamin C

Wissenschaftler empfehlen seit langem jedem gesundheitsbewußten Normalbürger die Einnahme von Vitamin C als Schutz gegen Radikale oder als vorbeugendes Mmittel gegen Verkühlungen. Der doppelte Nobelpreisträger Linus Pauling gab sogar den Rat, zweimal am Tag mehrere Gramm Vitamin C zu nehmen. Diese Empfehlung wurde zwar in der Wissenschaft heftig diskutiert – an Paulings Kompetenz sollte aber nicht gerüttelt werden. Er war der erste, der die Biochemie physikalisch interpretierte – und er ist daher einer der besten Experten auf dem Gebiet der Radikal-Forschung.

Nobelpreisträger Linus Pauling

Epidemiologische Untersuchungen bestätigen – mit aller gebotenen Vorsicht interpretiert – den schützenden Effekt von Vitaminen. Ein Jahrzehnt lang beobachteten amerikanische Wissenschaftler der Universität von Los Angeles 11.348 Personen zwischen 25 und 40 Jahren. Die aus dieser Forschung resultierenden Erkenntnisse sind gut dokumentiert. Das wesentlichste Ergebnis der Untersuchungen: Vitamine bewirken einen enorm hohen Schutzeffekt im menschlichen Körper und einen sehr effizienten Schild gegen Radikale.

Zwar kann – im allgemeinen – der menschliche Organismus die freien Radikale selbst wirkungsvoll im Zaum halten, doch gilt dieser Grundsatz nur für einen maßvollen, üblichen Bereich. Überschreiten freie Radikale eine kritische Menge, dann kippt das Selbstschutzsystem – und die Folgen bleiben nicht aus. So inhaliert der Raucher mit jedem Zug Unmengen an reaktionsfähigsten Substanzen aller Art – die freien Radikale finden im Dunstkreis des Tabaks besonders günstige Voraussetzungen für ihr negatives Wirken. Aber auch kosmische Strahlen, denen wir ausgesetzt sind, und Luftschadstoffe verschiedenster Art (etwa Schwefeldioxid oder Kohlenmonoxid) fördern die Bildung von Radikalen.

Das System hat bis zu einer kritischen Grenze die freien Radikale unter Kontrolle

Merkwürdigerweise haben höhere Säugetiere im Laufe der Evolution die Fähigkeit verloren, Ascorbinsäure selbst zu bilden. An ihrer Stelle nahm die Harnsäure bei höheren Säugern an Bedeutung zu. Wie die Ascorbinsäure ist auch die Harnsäure ein Radikal-Fänger. Beim Menschen ersetzt sie das körpereigene Vitamin C. Jedenfalls sind Ascorbin- und Harnsäure wunderbar wirksame Radikal-Fänger.

Vitamin C und Harnsäure gegen freie Radikale

Vitamine machen Platz füe Radikale, ohne selbst neue Radikale zu erzeugen

Neben dem Vitamin C ist das Vitamin E der prominenteste Zellschützer. Beide Vitamine haben ein physikalisches Spezifikum, das deren enorme Fähigkeit zum Abbau von Radikalen erklärt: Phenole, Harnsäure, Vitamin C und Vitamin E haben Kohlenstoffdoppelbindungen und einfache Bindungen nebeneinander. Dadurch wird auf molekularer Ebene Platz für Radikale, die sich in diese Verbindungen hineintransferieren, ohne dabei selbst wieder Radikale zu produzieren.

Von allen Vitaminen, die im Laufe der jüngeren Forschungen als neue Wunderwaffe gegen die Radikale in uns entdeckt wurden, ist wohl das Vitamin E das bedeutendste.

Wunderwaffe Vitamin E

Vitamin E verhindert Krankheiten der Blutgefäße und des Herzens

Das Vitamin E (Alpha-Tocopherol) ist der Radikal-Fänger schlechthin. Vor allem sind es die Blutgefäße, die von Radikalen besonders angegriffen werden – Arteriosklerose oder Gefäßzerstörungen sind die verheerenden Folgen von chemischen Kettenreaktionen, die von Radikalen ausgelöst werden.

Neue Studien machen aber Hoffnung: Das Risiko einen Herzinfarkt (ausgelöst durch Gefäßverstopfungen) zu erleiden, kann um die Hälfte gesenkt werden, wenn man täglich 300 bis 500mg Vitamine zu sich nimmt.

Vitamin E ist reichlich in pflanzlichen Fetten enthalten

Bei regelmäßiger Einnahme von Vitamin E tritt der sogenannte „Skavanger"-Effekt ein. Wissenschaftliche Studien haben ein merkwürdiges Phänomen aufgezeigt: Menschen, die in Sizilien leben, erleiden wesentlich seltener einen Herzinfarkt als Nordeuropäer. Nachdem alle statistischen Verzerrungen oder Zufälle ausgeschlossen wurden, konnte den Ursachen dieses Effektes nachgespürt werden. Die Erkenntnis war verblüffend: In Italien wird viel mehr mit Olivenöl gekocht als in Skandinavien. Olivenöl und alle anderen Pflanzenöle, aber auch Weizenkeime, Blattgemüse, Eigelb, Margarine oder Hülsenfrüchte enthalten reichlich Vitamin E, dessen schützende Wirkung auf Blutgefäße mittlerweile wissenschaftlich nachgewiesen ist.

Vitamin E wirkt in den Zellen gegen Oxidation und es sorgt für die Stabilität biologischer Membranen. Theoretisch wäre gesunde Ernährung, regelmäßig eingenommen, die beste Spenderquelle für Vitamin E. Vor allem die pflanzlichen Fette geben reichlich Vitamin E ab. In Wahrheit ist ausgeglichene, ballastreiche, gesunde Ernährung heute längst nicht mehr selbstverständlich. Gemüse wird sehr oft durch Fleisch oder Süßspeisen ersetzt – Vitamin-Defizite werden daher längst als selbstverständlich hingenommen.

Achtung!

Ein Überschuß an Alpha-Tocopherol
hemmt das Gamma-Tocopherol

Das Vitamin E okkupiert und neutralisiert die freien Radikale vor allem in den Blutgefäßen. Aber mit seiner Hilfe kann auch die Arthritis – ein krankhafter Prozeß in den Gelenken – unterbunden werden. Wobei die Wirkungsweise des Vitamins in Gelenkkapseln und Blutgefäßen ähnlich ist. In beiden geben freie Radikale den Anstoß einer Zerstörung, die in den Blutgefäßen die Arteriosklerose und in den Gelenken eine schmerzhafte degenerative Veränderung verursacht. Vitamin E verhindert nicht nur die entzündungsähnlichen Reaktionen, es stoppt auch die mit den Entzündungen einhergehenden Gewebsveränderungen. Gelegentlich kommt es sogar zu Rückbildungen der Veränderungen, fast immer aber zu einer Verlangsamung schon stattfindender degenerativer Prozesse.

Vitamin E hilft auch gegen Krankheiten der Gelenke

Schutz vor Entzündungen und vor wildem Wachstum von Zellen

An der hochgefährlichen Arteriosklerose und der sehr schmerzhaften Arthritis kann die fulminante Wirkung des Vitamin E gut studiert werden. Bei Gefäßverengungen (die, wenn sie in Herzkranzgefäßen passieren, den Infarkt bewirken können) und bei Gelenkserkrankungen wird als Reaktion

Auch präventiver Schutz vor Langzeitfolgen nach Entzündungen

auf vorhandene Radikale vermehrt Binde- und Muskelgewebe gebildet. Dadurch verringert sich der Durchmesser der Gefäße (oder der Gelenkshüllen) ein, was in einem Fall die Verkalkung, im andern die Immobilisierung der Gelenke zur Folge hat. Das Vitamin E hemmt das Wachstum von Bindegewebs- oder Muskelzellen und schützt gleichzeitig auch vor den Langzeitfolgen von Entzündungen in Blutgefäßen und Gelenken.

Vitamin E gegen Augenkrankheiten und Krebs

Ganz besonders heikel sind krankhafte Veränderungen, die sich in den Augen abspielen. Die durch Radikale bewirkte Einlagerung von Fremdgewebe im Glaskörper bewirkt Trübungen und den gefürchteten Grauen Star. Wissenschaftliche Studien haben bewiesen, daß diese Krankheit bei Verabreichung von Vitamin E seltener auftritt. Aus diesem Grund bekommen alle Kanadier über 40 das Vitamin E als Schutz vor Augenschäden kostenlos zur Verfügung gestellt. Und tatsächlich ist der Graue Star in Kanada statistisch gesehen seltener anzutreffen als im übrigen Teil der Welt.

Vitamin E und sein Einfluß auf die Entstehung von Karzinomen (Krebs) – ein heikles, bei weitem noch nicht voll erforschtes Kapitel. Ziemlich sicher ist, daß manche Krebsarten durch freie Radikale ausgelöst – zumindest von ihnen mitausgelöst – werden. Daher wird dem Vitamin E bei bestimmten Krebsarten – Prostatakrebs, Magen- und Darmkrebs – eine präventive Wirkung zugeschrieben.

Vitamin E nicht gegen alle Krebskrankheiten

Auf den Lungenkrebs dagegen scheint dieses Vitamin keine protektive Wirkung zu haben – wenngleich auch dieses Karzinom von Radikalen ausgelöst wird.

Aber nicht alle freien Radikale können durch Vitamine bekämpft werden.

Besonders spannend ist die (bei weitem noch nicht abgeschlossene) Forschung über den Morbus Alzheimer – der gefürchteten Alzheimer'schen Krankheit. Diese wird mitausgelöst durch Radikale. Ob Vitamin E bei dieser Krankheit einen

Schutzmechanismus bietet, wird derzeit in der medizinischen Wissenschaft noch heftig diskutiert. Diesbezügliche Erfahrungen sind erfolgversprechend. Vielleicht gelingt es demnächst, auch diese Krankheit mit Vitaminpräparaten wirksam zu bekämpfen oder sie vielleicht sogar präventiv zu unterbinden.

Alzheimer'sche Krankheit: möglicherweise Hoffnung durch Vitamin E

Die Schlüsse, die es aus den bisherigen Erkenntnissen zu ziehen gilt, sind jedenfalls erfolgversprechend:

- Vor allem die in jeder Apotheke ohne Rezept erwerbbaren Vitamine C und E sind starke Waffen gegen die zerstörende Wirkung freier Radikale.
- Vor allem das Vitamin E schützt vor Gefäß-, Gelenks- und Augenkrankheiten. Möglicherweise auch vor der Alzheimer'schen Krankheit und vor einigen Krebserkrankungen.

③ Sportler leben mit Radikalen

WIE MAN MIT ANSTRENGUNG UND WENIGER ESSEN GESUND BLEIBEN KANN

FdH – Friß die Hälfte – lautet der ultimative Ratschlag, der bei Wohlbeleibten aber meist nur auf blankes Unverständnis stößt. „Dinner-Cancelling-Konzept" – das ist die „FdH"-Idee, aber auf wissenschaftlich analytische Basis gestellt. Gemeint ist in beiden Fällen dasselbe: Weniger essen – das Dinner „canceln" (die Abendmahlzeit auslassen)!

FdH und „Dinner-Cancelling": die besten Rezepte gegen das Altern

Derzeit sind nicht weniger als 300 altersspezifische Veränderungen im zellulären Bereich bekannt – rund 85% davon sind durch eine verminderte Kalorienzufuhr beeinflußbar. Das ist ein erstaunlich hoher Anteil, der beweist, welch großen Einfluß die Eßgewohnheiten aufs Älterwerden haben.

Die Formel ist leicht merkbar: Weniger Kalorien bedeutet weniger freie Radikale. Aber nicht nur: Kalorienrestriktion steigert die Lernfähigkeit, stärkt die Immunabwehr, verbessert die Gensituation („Genexpression"), regt die Enzymaktivitäten sowie die DNA-Reparaturmechanismen an und beeinflußt die Proteinsynthese (Eiweißbildung) positiv. „Dinner Cancelling" ist in Wirklichkeit ein wahrer Jungbrunnen, der als solcher noch immer viel zu wenig gewürdigt wird. Wobei der Zeitablauf dabei besonders wichtig ist. Nach einer Woche Kalorienrestriktion steigt das Cortisol im Blut an – wodurch der Wucher ungeliebter Zellen unterbunden wird. Dagegen fällt der Blutzucker um 20% ab – was positiv für die Blutwerte ist. Und nach drei Wochen wird auch das Insulin um fast die Hälfte weniger. Es tritt danach die große Entschlackungs- und Gewichtabnahmephase ein.

Weniger Kalorien bedeuten mehr Gesundheit

Ein weiterer Nebeneffekt der Kalorienrestriktion ist das Absinken der Körpertemperatur. Man nennt das den „hypothermen Effekt". Dessen Wirkung ist unglaublich positiv, er wirkt nämlich le-

Die niedrigere Körpertemperatur wirkt lebensverlängernd

bensverlängernd. Wird die Körpertemperatur reduziert, sinkt der Bedarf an Stoffwechselaktivitäten in den Mitochondrien – und es werden weniger Radikale produziert. Damit wird der Alterungsprozeß gebremst.

Das beste Rezept gegen Altern heißt: weniger essen.

Vorteile der abendlichen Kalorieneinschränkung

- Hibernation
- Anstieg von Melatonin und Somatotropin
- Stärkung der Immunkraft
- Tötung prämaligner Zellen

Macht Sport krank?

Höhere Leistungen verbrauchen mehr Energie, haben wir festgestellt, und mehr Energie benötigt mehr Radikale. Denn um verstärkt Energie zu gewinnen, müssen verstärkt Radikale produziert werden. Was den Schluß zuläßt, daß Sport in Wirklichkeit sehr gefährlich ist.

Ist „Sport" tatsächlich „Mord"

Sportlehrer, Bewegungsmissionare und Radfahrer werden jetzt aufschreien – und diese These empört zurückweisen. Denn nur eingefleischte Bewegungsfeinde leben nach dem Grundsatz: „Sport ist Mord". Trotz Erregung – es ist so: Sport regt die Bildung von Radikalen an und kann sich somit auf die körperliche Befindlichkeit negativ auswirken. Allerdings ist der Zusatz wichtig: Gefährdet sind nur Extremisten aller Richtungen. Die Spitzensportler ebenso wie die absoluten Sportverweigerer oder jene Gelegenheitsbeweger, die mit 130kg Körpergewicht plötzlich einen Dreitausender besteigen wollen.

Spitzensportler – keine gute Altersprognose

Zunächst die Spitzensportler. Sie verbrauchen weit mehr Sauerstoff als die übrigen Normalbürger und perpetuieren auf diese Weise die Radikal-Bildung. Diese Wahrheit ist unbequem, aber nicht wegzudiskutieren: Spitzensportler sind in besonderem Maß dem Alterungsverschleiß unterworfen, denn sie setzen sich freiwillig dem Wirken der freien Elektronen (der Radikale) in besonders exponierter Weise aus. Spitzenathleten mögen phantastische Herzleistungen erbringen im Alter haben sie verstärkt mit Schäden und Beschwerden zu rechnen. Vertreter dieser Sportgattung wissen das aber ohnehin – sie erbringen Höchstleistungen, obwohl sie mit Folgeschäden zu rechnen haben.

Ganz anders schaut die Sache für den „Normalsportler" (nicht zu viel, aber auch nicht zu wenig) aus. Yin/Yang-Prinzip: Aktion bedeutet auch Reaktion. In der Praxis angewendet, heißt das: Sport regt den Elektronenfluß zwar an, aber Sport provoziert auf diese Weise auch gleichzeitig die Abwehrkräfte gegen allzuforsche Radikale. Regelmäßiges Training mobilisiert somit die Schutzmechanismen gegen den schädigenden Elektronenfluß. Je besser nämlich die Kondition, desto größer die Zahl jener Schutzenzyme, die Radikale neutralisieren können.

Normalsportler – ideal gerüstet fürs Altern

In sehr hohem Maße gefährdet sind aber die Weekend-Athleten, die am Sonntag durch Extremleistungen ihr Bewegungsdefizit der abgelaufenen Woche zu kompensieren versuchen. Die schwitzend und keuchend, meist mit einer Herzfrequenz jenseits der 170, durch Wälder und Hügel joggen, die vielleicht auch noch hohe Berge erklimmen oder gar am Mountain-Bike in dünner Luft bergauf radeln. Diese Gruppe von Menschen ist extrem gefährdet. Sie aktiviert einen sagenhaften Ausstoß an Radikalen – und provoziert jede Menge gravierender Zwischenfälle. „Herzinfarkt beim Schilanglauf", oder: „Überraschend am Berg gestorben", lauten dann die Schlagzeilen, die man auf einen ganz simplen Nenner bringen kann: Sport ohne Kondition läßt den Sauerstoffbedarf explodieren. Dadurch werden Radikale provoziert, denen – mangels Kondition – keine Schutzenzyme entgegenwirken. Sind, was meist auch noch zu-

Höchste Gefahr für Weekend-Athleten

sätzlich der Fall ist, die Herzkranzgefäße durch Einengung lädiert, muß in solchen Fällen ein Infarkt eingeplant werden.

Allmähliches Aufbautraining

Vor allem ältere Menschen sollten nicht unvorbereitet mit akutem Leistungssport beginnen. Denn je älter der Mensch, desto weniger ist er in der Lage, die Radikal-bindenden Schutzmechanismen selbst zu entwickeln. 50jährige, die lange Zeit bewegungsarm gelebt haben, sollten ihr Training über Wochen und Monate hinweg in Minutenschritten allmählich steigern.

Sport ist selbst dann noch nicht ganz unproblematisch, wenn er von gut trainierten Menschen wohlvorbereitet betrieben wird. Denn trotz aller gesundheitsfördernden Dimension („Radikal-Fangmechanismus") der sportlichen Betätigung ist das Entweichen einer gewissen Menge von Radikalen durch die Mitochondrien unvermeidbar. Dies führt zu einer Belastung, die jede Zelle – und damit jeden Menschen im Alter – trifft.

Zink und Carnitin sollten bei sportlicher Betätigung präventiv eingenommen werden

Wer sich also entschlossen hat, regelmäßig Sport zu betreiben, sollte jedes Risiko meiden und dem Körper Zink und Carnitin zuführen. Zink ist im Gemüse enthalten – Sportler sollten daher ihren Speiseplan verstärkt auf Gemüse umstellen, und täglich 30mg Zinksulfat oral einnehmen; dies sollte allerdings zuvor mit dem Arzt abgesprochen werden. Zink ist notwendig, um die Fangenzyme aufzubauen, mit denen die Elektronenflüsse egalisiert werden können. Carnitin, aus der Trinkampulle eingenommen, dichtet die Mitochondrien ab, wenn sie Energie spenden und dazu die Elektronenflüsse benötigen. Zink und Carnitin sind somit Abwehrstoffe gegen allzuforsche Radikale, die sich beim Sport bilden und die schädigende Nebenwirkungen haben können.

Sport – so wirken seine Vorteile und so seine Nachteile

Stichwort Nebenwirkungen. Alles in allem überwiegen die Vorteile des Sports dessen Nachteile bei weitem. Allerdings sollten Sportler vorher – ehe sie sich betätigen – wissen, welche Vorgänge sich innerhalb des Körpers bei allen über das Ruhemaß hinausgehenden Bewegungen abspielen.

Wichtiger Grundsatz: Sport hat Einfluß auf die Bildung von Radikalen und somit auf den Alterungsprozeß. Das kann sich negativ auswirken.

Aber auch positiv. Denn durch Sport wird die Durchblutung der Gefäße verbessert. Das bei Bewegungen verstärkt durch die Blutgefäße strömende Blut bewirkt über seine Scherkräfte an der innersten Gefäßauskleidung die Freisetzung des Stichstoffmonoxids. Dieses Gas entkrampft die Gefäßmuskulatur, weitet also in angenehmster Weise das Gesamtsystem der Blutgefäße. Der weitere Vorteil sportlicher Aktivitäten, nämlich die Induktion von Radikal-abbindenden Enzymen, wurde bereits in diesem Kapitel erwähnt.

Freilich müssen auch die Nachteile des Sports noch detaillierter aufgezeigt werden. Wie bereits erwähnt, brauchen körperliche Aktivitäten sehr viel Energie. Dieser Bedarf verleitet die Zelle dazu, mehr Elektronen durch die Mitochondrien sickern zu lassen. Es entsteht dadurch ein Stoff mit dem Namen Adenosintriphosphat. Und der wirkt belastend. Denn trotz der Abwehrmechanismen gegen freie Radikale, die bei hektischer Elektronenaktivität („Elektronen-Börse") in höherem Maße entstehen, wirken sich die entweichenden Elektronen zunächst einmal nachhaltig aus. Nicht ausgesprochen negativ, keineswegs aber positiv. Neutral eben.

Entweichende Elektronen schädigen das Gewebe

Zumindest ist in diesem Stadium Aufmerksamkeit angezeigt. Wenn beispielsweise der sportliche Stress im Wohlklang mit der Gesamtbefindlichkeit des Sportlers steht, wenn er also zur Entspannung und nicht zu einer husch-husch-bedingten Verkrampfung führt, kann die körperliche Anstrengung gefahrlos in Kauf genommen werden. Ganz anders sieht die Situation dann aus, wenn sich der Sportler tagsüber vom Stress des Berufes geplagt, am Abend noch lustlos – als Akt von ungeliebter

Sportlicher und beruflicher Stress können Nebenwirkungen haben

Pflichterfüllung – vom Sport unter Erfolgsdruck setzen läßt. In diesem Fall kann seelischer und sportlicher Stress nicht sehr angenehme Nebeneffekte bewirken. Zwar gibt es auch hier eine Prophylaxe gegen Arteriosklerose, möglicherweise sogar das durch Sport ausgelöste Wohlbefinden (entstanden durch die Wirkung von Sport-Neurotransmittern; das sind Botenstoffe im Nervensystem) – es gibt aber auch noch die verstärkte Bildung von Radikalen. Und die können unter gewissen Umständen dann das Immunsystem negativ beeinflussen. Können – müssen nicht. Und selbst das nur in besonders negativen Extremfällen.

Höchste Gefahr bei Alkohol und Nikotin

Negative Extremfälle der ganz besonderen Art sind Alkohol und Nikotin. Beide Suchtgifte wirken allein durch ihren Genuß Radikal-induzierend. Schwere körperliche Aktivität, wie sie beim Sport geschieht, potenziert dieses Radikal-Angebot. Die Wirkungen von Sucht-Radikalen, die auf Sport-Radikale stoßen, doppeln sich auf und können so in ihrer Wirkung potenziert, verheerende Folgen haben. Der Körper kann den vermehrten Energiebedarf nicht mehr abdecken, die Zellen versagen ihre Dienste und Herzmuskel oder Gefäße können Schaden erleiden.

Im Extremfall kann Sport auch zum Tod führen

Nicht einmal der Tod ist ausgeschlossen. Zwar soll nicht die düsterste aller Folgen an die Wand gemalt werden – vor den Gefahren von Suchtgiften aller Art, speziell von Nikotin und Alkohol, kann nicht drastisch genug gewarnt werden.

Sport zu betreiben und daneben zu trinken und/oder zu rauchen, ist ein Widerspruch, wie er größer nicht sein könnte.

Nikotin und Alkohol
verkehren die Vorteile
des Sports ins Gegenteil.

Selen fördert den gesunden Sport

Zu den ganz großen Radikal-Fängern gehört das chemische Element Selen, dessen Wirkung vor allem bei anstregenden Tätigkeiten – wozu auch der Sport gehört – voll zur Wirkung kommt.

Es ist jedenfalls immer dann sinnvoll, wenn der Körper verstärkt Energie verbraucht, auch Enzyme zur Abwehr der aktiven Radikale zu bilden. Aus geheimnisvollen Gründen ist in der Natur die verstärkte Bildung (Synthese) von Fangenzymen durch jenes Selen limitiert, das gleichzeitig die verstärkte Enzymbildung positiv beeinflußt. Aus irgendwelchen Gründen kommt dieses Selen ausgerechnet in österreichischen Böden in wesentlich geringerer Konzentration vor als in Böden anderer Länder.

Das Halbmetall Selen wird zum Enzym-Aufbau benötigt

Wenn nun der Körper Sport betreibt, dann wird die Bildung von Proteinsystemen positivst stimuliert. Voll erfolgreich ist diese Anregung aber nur dann, wenn jene Bausteine zur Verfügung stehen, die zur Proteinsystembildung erforderlich sind. Vor allem sind das Zink und Selen.

Dieses Selen wurde erst zu Beginn des 19. Jahrhunderts als Halbmetall entdeckt, das im chemischen Periodensystem gleich neben dem Schwefel steht. Es kann daher in den Aminosäuren Cystein und Methionin, in denen normalerweise Schwefel vorkommt, den Schwefel ersetzen. Selen ist daher ein funktionell wichtiger Baustein zahlreicher Enzyme, die in ihrem aktiven Zentrum das Spurenelement mit der Aminosäure Cystein kombinieren. Als „Selenocystein" ist es übrigens auch in Enzymen vorhanden, die das Schilddrüsenhormon von seiner inaktiven Form in die aktive überführen – und somit die Wirkung dieses Organs überhaupt erst ermöglichen.

Selen ersetzt Schwefel

Selen fördert Enzymbildung

Vor allem aber findet man diese Selen-Verbindung auch in den vier Formen der Glutathionperoxidase, die bei der Eliminierung freier Radikale von größter Wichtigkeit sind:

- In der Plasma-Glutathionperoxidase, die im Blut zirkuliert;
- in der zellulären Glutathionperoxidase, die innerhalb des Zellverbandes vorkommt;
- in der Phosopholipid-Hydroperoxid-Glutathionperoxidase; und
- in der gastrointestinalen Glutathionperoxidase.

Selen ist multifunktional

Dieses Enzym auf Selen-Basis wirkt daher an mehreren Stellen des menschlichen Körpers – beim Sport sollte es besonders, nach Rücksprache mit dem Arzt – als Radikal-fangendes Medikament eingesetzt werden.

Carnitin und Sport

Wie wir jetzt erfahren haben, wird das Fehlen des natürlichen Selen-Vorkommens die durch den Sport ausgelöste Bildung der Superoxid-Dismutase begrenzen. Selen sollte daher dem sportlichen Körper zusätzlich verabreicht werden. Ähnliches gilt auch für das Zinkoratat, das ebenfalls ein Co-Enzym der Radikal-Fangmechanismen ist.

Besonders wichtig aber ist bei sportlicher Betätigung das Carnitin, das üblicherweise in Form von Trinkampullen verabreicht wird. Carnitin ist ein Stoff, der bei energieverbrauchender Betätigung nützlich ist, ohne gleichzeitig die Bildung eigener Defensivsysteme zu stören. Es vermehrt die Bildung energiereicher Phosphate, die in letzter Folge für unsere gesamte Leistungsfähigkeit die Verantwortung tragen. Da es vom Körper selbst nicht freigesetzt wird, kann im Rahmen einer Zufuhr von außen dessen eigene Produktion auch nicht gedrosselt werden.

Carnitin reguliert die Leistungsfähigkeit

> „Schenke Deinem Körper
> beim Sport Selen und Carnitin"
>
> Carnitin sorgt bei körperlicher Aktivität
> für eine geordnete Energieverwertung,
> Selen stimuliert die Radikal-Fänger

Es wird daher jeder Arzt sportinteressierten Menschen empfehlen, Carnitin von außen (als Trinkampulle) zuzuführen.

Sportler sollten Carnitin trinken

Carnitin hat einen hochkomplexen Wirkungsmechanismus, der in direktem Zusammenhang mit den Mitochondrien steht.

Bekanntlich sind die Mitochondrien die Kraftwerke der Zellen, in denen sowohl der geordnete Elektronentransfer vom Sauerstoff zum Wasserstoff durchgeführt, als auch damit Energie gewonnen wird. Diese Kanälchensystems haben Membranen von mehr oder weniger ausgeprägter Dichte und Durchlässigkeit.

Die Dichte dieser aus dem Baustoff Cardiolipin gebauten Membranen nimmt in höherem Lebensalter um das Vierfache ab. Das Cardiolipin dichtet die Mitochondrien-Membranen ab, es ist aber auch für die Energiegewinnung im Körper von größter Bedeutung. Denn es interagiert mit zahlreichen Proteinen innerhalb des „Kraftwerkes" Zelle und regelt damit die Energieausbeute.

Undichte Membranen

Im Alter reduziert sich wahrscheinlich als Folge eines Enzymmangels die mitochondriale Cardiolipin-Konzentration, was vor allem im Herz, in der Leber und im Gehirn zu einer verminderten Energiezufuhr führen kann. Unterm Mikroskop sieht man, daß die innere Membran dünner, die Fragilität und Undichtheit der Mitochondrien dadurch größer wird. Die substantiellen Elemente innerhalb dieser Membranen werden deutlich erkennbar weniger.

Im Alter wird die Membransubstanz geringer

Der Stoff Carnitin hebt den in den Mitochondrien wirksamen Gehalt von Cardiolipin. Dieses enthält eine hohe Rate an ungesättigten Fettsäuren, wodurch ihre Sensibilität für Veränderungen durch Radikale größer wird. Die Verletzbarkeit der Elektronen nimmt zu.

Die energiegewinnende Funktion der Mitochondrien besteht übrigens in der sogenannten Beta-Oxidation der Fettsäuren, wodurch höchste Men-

Carnitin mobilisiert Fette – und damit Energie

gen an Adenosintriphosphat – das ist die Grundwährung irdischer Energie – gewonnen wird. Fehlt das Carnitin, so kann die Beta-Oxidation nicht in ausreichend großer Menge stattfinden. Das Fett wird nicht mobilisiert – die Energie nicht verfügbar.

Carnitin unterstützt auch zahlreiche Nervenfunktionen

Nützlicher Carnitin-Nebeneffekt: Es wirkt auch auf die Nervenzellen. Nach dreimonatiger Carnitin-Anwendung wird die Freisetzung des Neurotransmitters Dopamin verstärkt, was die gefürchtete Parkinson'sche Krankheit hintanhält. Carnitin hat also allem Anschein nach einen multifunktionalen Effekt: Es restituiert zahlreiche nervale Funktionen ebenso, wie es auch die Zellen vor freien Radikalen schützt.

Hormone für und gegen das Altern

SCHLAF, SEX UND STRESS – DIE HORMONE ALS REGULATIV FÜRS LEBEN

Wir schlafen – ob gut oder schlecht sei dahingestellt. Wir brauchen den Schlaf, denn der Körper muß sich in dieser Phase regenerieren. Er muß dem Stress gewachsen sein, der bei Tag auf ihn einwirkt: der Umwelt, dem Beruf, dem Verkehr, auch den Sorgen. Stress – auch er kann gut oder böse sein. Es gibt Menschen, die glauben, ohne ihn nicht leben zu können; und es gibt auch andere, die nur allzugerne auf ihn verzichten würden, wenn sie es könnten. Und dazu gibt es auch noch das Wachstum, mit all seinen Vor- und Nachteilen. Der Körper kann schnell oder langsam, schön oder weniger schön wachsen, krumm oder gerade. Schönheit oder Häßlichkeit – auch das spielt im Leben eine Rolle. Mitunter sind auch der Verrücktheit keine Grenzen gesetzt – überhaupt wenn man an Schönheits- oder Häßlichkeitswettbewerbe denkt. Manches ist ganz schön, einiges häßlich – und vieles ganz schön häßlich. Expressionen von Eitelkeit und Selbstdarstellung – in unserer Gesellschaft ist alles möglich. Dazu auch noch Sex, für viele die wichtigste Sache der Welt. Oder auch nicht – für Zölibatäre die wichtigste Nicht-Sache. Vielleicht führt Sex zur Schwangerschaft, jedenfalls aber hat er meist etwas mit Libido zu tun.

Stress – Fluch oder Segen?

Schönheit – Häßlichkeit ... Eitelkeit und Selbstdarstellung

Alles weist darauf hin, daß innerhalb dieser Kette irgendein logischer Zusammenhang besteht: Schlaf – Regeneration – Stress – Wachstum – Schönheit – Sex – Schwangerschaft. Zwar hat das eine mit dem andern nicht immer etwas zu tun, und doch ist mitunter das eine die Folge des andern.

Das biologische Band, das den Menschen von der Zeugung bis zum Tod zusammenhält, sind Hormone.

Hormone – die Stoffe fürs Leben

Aber was sind Hormone eigentlich? Kann man sie sehen, riechen, fühlen, spüren? Was passiert, wenn man sie hat; und was passiert, wenn man sie nicht hat?

Die eine Frage kann man sofort beantworten: Bei Hormonmangel wird das Leben schwieriger und das Altern beschwerlich. Womit eine ganz wesentliche, noch nicht gestellte Frage auch gleich mitbeantwortet ist: Hormone sind fürs Älterwerden von allergrößter Bedeutung. Wie sie auch fürs ganze Leben wichtig sind.

Hormone sind wichtig fürs Altern

> In unserem Körper gibt es zwei Kommunikationssysteme:
>
> Ein verkabeltes – das sind die Nerven und ein drahtloses – das sind die Hormone.

Hormone sind chemische Übertragungssubstanzen, die in verschiedenen, meist voneinander getrennten Teilen des Körpers produziert und von dort aus in die für sie bestimmten Zielregionen transportiert werden. Ihre bevorzugten Reisewege sind die Blutbahnen. In bestimmten Körperregionen gibt es Drüsen (richtigerweise: eine Ansammlung von Drüsenzellen), in denen der überwiegende Teil der Hormone produziert wird. Diese „innersekretorischen (endokrinen) Drüsen" stoßen ihre Hormone direkt in die zunächstgelegenen Blutgefäße ab. Im Gegensatz zu den „außersekretorischen (exokrinen) Drüsen" haben die endokrinen keine Ausführungsgänge.

Hormone werden in verschiedenen Körperdrüsen erzeugt

Die Hormone sind mitbeteiligt an allen Stoffwechselvorgängen. Oder umgekehrt formuliert: Ohne Hormone gibt es keinen Stoffwechsel. Und ohne Stoffwechsel gibt es kein Leben.

> Alle Regulationssysteme des Organismus greifen ineinander – Hormone sind ein wichtiger Teil davon
>
> Die Wissenschaft entdeckt immer mehr Zusammenhänge

Melatonin fürs lange Leben

Ein Auto, das permanent auf höchste Touren hinaufgequält wird, gibt bald den Geist auf. Ein Motor dagegen, der mit der richtigen Tourenzahl gefahren und darüber hinaus auch noch regelmäßig gewartet wird, garantiert optimalen Verbrauch und langes Leben. Ein gut gepflegtes Auto fährt sicher und ökonomisch. Optimale Energieausnutzung bedeutet ein Optimum an Erfolg.

Melatonin – das Hormon der Ruhe

Alles das gilt auch für die menschlichen Systeme: Energie sparen, bedeutet längeres Leben. Wer richtigtourig und gelassen das Dasein gestaltet, landet mit Sicherheit später auf der Bahre, als einer, der immer voll am Gashebel steht.

Gottesdienst ja – Götzendienst nein. Besinnung tut gut, Hektik ist schlecht. An Sinnsprüchen sonder Zahl und an guten Ratschlägen mangelt es nicht. Jeder mag nun nach seiner Façon selig werden – Ruhe zwischendurch kann jedenfalls nie schaden.

Gottesdienst ja – Götzendienst nein

Unser Körper besitzt nun jene Mechanismen, mit denen die „Touren" (Leistungsstärke) reguliert werden können. Im Sinne einer optimalen Befindlichkeit und der stets gebotenen Ruhe wirken diese Regulative aber nicht aufputschend, sondern kalmierend. Vielen Menschen paßt diese innere Ruhe wieder nicht und sie steuern ihr entgegen – mit Drogen, Tabak und Alkohol. Das menschliche Gesamtsystem – ein kybernetisches Kunstwerk, in dem zahlreiche und unterschiedliche Einzelsysteme ineinander verzahnt, genial zusammenarbeiten – rächt diese Störung: durch Krankheiten, Unbehagen, dramatische Reaktionen und nicht selten auch durch vorzeitigen Tod. Es gibt im gesamten Menschsein keine einzige Situation, in der sich medizinisch nicht indizierte Drogen vorteilhaft auswirken könnten. Jeder aufputschende Eingriff ins System ist mit mehr oder weniger verheerenden Langzeitfolgen verbunden.

Drogen wirken verheerend kontraproduktiv

Melatonin bremst, um Leben zu verlängern

Grundsätzlich aber wird unser Körper von dem kleinen, aber wunderbaren Hormon Melatonin durchströmt, dessen Wirkung auf einem genialen Plan der Schöpfung beruht: Melatonin ist ein Signalstoff, der die Leistungsfähigkeit verschiedenster Körperteile mindert, um dadurch die Lebensdauer zu erhöhen.

Hinter diesem biologischen Kunstwerk steht eine Gedankenwelt von philosophischer Tiefgründigkeit: Die Natur hat den Menschen mit dem Hormon Melatonin ausgestattet, um den biologischen „Motor" auf niedrigen Touren zu halten. Es ist nun aller freier Wille, diese „Grundeinstellung" anzunehmen oder nicht. Jeder kann, wenn er will, voll aufs Gas steigen und den „Melatonin-Effekt" überwinden. Im Trojanischen Krieg hat sich Achilles auch für ein kurzes, dafür aber intensives Leben entschieden. Jeder hat also die Wahl, auf hochputschende, energievernichtende Aktionen zu verzichten – und so den Körper vor Schäden zu bewahren, oder der denkende Mensch verzichtet darauf nicht – und nimmt ein frühes, mitunter sehr unangenehmes Altern, vielleicht gar den vorzeitigen Tod auf sich.

Kurz und intensiv – oder lang und ruhig

Wer sich für welche Variante entscheidet, ist Sache der Lebensphilosophie. Möglicherweise kann das Wissen um die Geheimnisse der Hormone Entscheidungshilfe geben.

Melatonin ist das „Winterschlaf"-Hormon

Das Melatonin „friert" Zellorgane und biochemische Reaktionen ein – es ist also tatsächlich das „Winterschlaf"-Hormon. In den „Anti-Aging"-Strategien kommt ihm daher größte Bedeutung zu, ist es doch ein Stoff, wie er dem Altern nicht besser entgegenwirken könnte.

Hibernation ist die Drosselung der Energiekraftwerke

In der Wissenschaft wird das Bestreben der Systeme, in unnotwendigen Situationen biologische Kraftwerke (also Energiespender) zu drosseln, um also Energie zu sparen und die Lebensdauer einzelner Organe zu verlängern, „Hibernation" genannt.

Melatonin bewirkt die Hibernation in optimaler und sehr beeindruckender Weise.

Gebildet wird dieses Hormon in der Epiphyse (Zirbeldrüse). Das ist eine Drüse, die sich im Gehirn des Menschen – umgeben vom Schädelknochen und daher in völliger Finsternis – befindet. Bei niedrigen Wirbeltieren, Amphibien oder bei Vögeln gibt es diese Drüse auch, nur hat sie bei diesen Lebewesen, abgedeckt nur durch eine dünne Membran, Kontakt zum Außenlicht. Verringert sich in den Abendstunden die Einstrahlung der Sonne, kündigt sich also die Nacht an, dann steigt unter dem Einfluß des niedergehenden Sonnenstandes der Melatonin-Spiegel an. Damit vermittelt dieses Hormon den unzähligen Systemen des Körpers die entsprechende Botschaft: Energieerzeugung drosseln!

Melatonin ist ein Hormon der Epiphyse

Daß ausgerechnet die Nacht der Regeneration der Lebewesen dient, ist also keine kulturelle oder soziologische Leistung, sondern ausschließlich die Konsequenz aus einer Hormonumstellung, die durch das Melatonin bewirkt wird. Dieses Hormon reagiert aufgrund der Unterschiede zwischen hell und dunkel und somit im Rhythmus des Tages. Der Stress dagegen ist auch bei Tieren soziologisch-kulturell beeinflußt.

Beim Homo sapiens ist es ebenfalls die Sonne, die dem Körper Botschaften schickt. Nur wurde im Laufe der Evolution die Zirbeldrüse vom externen Lichteinfluß völlig abgekoppelt, aber sie steht mit dem Auge in direktem Kontakt: Lichtempfindungen werden von der Netzhaut des Auges über eine eigene Nervenleitung in das Rückenmark weitergeleitet und von dort an die Pinealdrüse übermittelt. Die menschliche Epiphyse wird also über einen Umweg (Sehnerven der Augen) über Tag und Nacht informiert. Von der Außenwelt abgeschirmt und durch die Schädeldecke geschützt, kann diese Drüse dann jenes Hormon er-

Nur die Sonne bestimmt die biologische Wirkungsweise des „Winterschlaf"-Hormons

Ruhe in der Nacht und Arbeit am Tag

67

zeugen, das die menschlichen Aktivitäten – Ruhe in der Nacht, Arbeit am Tag – reguliert.

Bei eingefleischten Disco-Freaks funktioniert der Mechanismus übrigens umgekehrt: Für sie sind das grelle Licht und der heiße Sound (biologisch) der Tag, und der frühe Morgen (an dem sie sich im Bett die Decke über den Kopf ziehen) ist die Nacht. Der „Melatonin-Effekt" wurde künstlich umgepolt. Da sich die Natur aber auf Dauer nicht überlisten läßt, haben unverbesserliche Nachtschwärmer früher oder später auch mit Hormonproblemen zu kämpfen.

Melatonin – hochkonzentriert in der Nacht

Ansonst ist der „Winterschlaf-Effekt" Folge einer sensationellen biologischen Leistung: Im Morgengrauen und während des Tages bildet der Körper wenig Melatonin – gerade noch soviel, daß es in den Blutbahnen in Restspuren vorhanden ist. In der Dämmerung dagegen und in der Nacht kommt dieses Hormon megakonzentriert in unseren Körper. Fast ein Widerspruch in sich: Nächtens wird mit hormoneller Höchstleistung eine gesamtkörperliche Tiefstleistung erzwungen. Während dieser Zeit wird jeder Zelle und jedem Organ die Möglichkeit angeboten, die eigene Tätigkeit zu reduzieren. Millionen von Zellen nehmen dieses Angebot dankbar an – sie reduzieren dabei ihre Energiemoleküle und arbeiten signifikant weniger. Über Hormone werden Botschaften zur Entspannung von Muskeln und zur Drosselung der Verdauungsvorgänge ausgesendet. Die sogenannten „Energieperlen" (G-Proteine) sind dabei als Hilfsstoffe wirksam. Sie weisen eine Ähnlichkeit zum Melatonin auf und können durch ihre Wirkungsweise Energiefreisetzungen reduzieren. Gleich zwei körpereigene Stoffe sind also in der Nacht tätig, den Rest des Körpers zur Untätigkeit zu zwingen. Und in diesem ruhiggestellten System wiederum wird nächtens emsig ausgebessert und repariert, damit tags darauf das gesamte Vehikel wieder die volle Leistung erbringen kann.

Ein System repariert sich selbst

> Leben Sie nach ihrem biologischen Rhythmus und halten Sie den täglichen Gleichklang im Aufstehen, Essen, Stuhlgang und Schlaf.

Im Mittelalter wußte man zwar noch nichts über Hormone (deren Wirkungsweise und Existenz wurde erst im 19. Jahrhundert entdeckt), aber man kannte den „Keuschheitsstoff". Man vermutete die Existenz eines im Körper vorhandenen Mittels, das auf „Weybspersonen" (also Eierstöcke) und „Maunder" (also Hoden) aktivitätshemmend wirken und so die „Verderbtheyt" bremsen würde. Ohne wissenschaftliche Grundlage wurde also empirisch schon vor Hunderten Jahren die „bremsende" Wirkung des Melatonins erkannt. Seit die Menschheit existiert, wirkt sich das Melatonin schon auf die für die Fortpflanzung wichtigen Stoffwechselvorgänge aus. Heute weiß die Medizin über die wissenschaftlichen Zusammenhänge Bescheid, die im Mittelalter nur erahnt werden konnten. Jeder Facharzt kennt die Auswirkung, wenn einem verunfallten Kind die Hirnanhangdrüse chirurgisch entfernt werden muß – es stellt sich nämlich sofort die Pubertät ein. Das ist ein sicherer Hinweis darauf, daß Melatonin blockierend auf das Fortpflanzungssystem wirkt. Erfreulicherweise hat die Natur andere Hormone geschaffen, die dem Melatonin entgegentreten und so für ausreichende Vermehrung der Arten sorgen.

Melatonin – das „Hormon der Keuschheit"

Melatonin ist ein Fortpflanzungshemmer

Der „Blockier-Effekt" des Melatonins ist dennoch überlebenswichtig. Denn die Reproduktion benötigt gewaltige Mengen an Energie. Und wenn der Körper an der Energieproduktion sparen kann, dann tut er es – und schützt sich solcherart vor unnötigem „Verschleiß". Biologische Wesen ohne Melatonin-Bremse würden alsbald am Leistungsstress zugrundegehen.

Die Natur hat sich daher die kalte Jahreszeit – den späten Herbst und den Winter – zur Rundum-

Der Winter als Zeit der Erneuerung bei Säugetieren

erneuerung ausgesucht. In der eisigen Zeit pflanzen sich Säugetiere üblicherweise nicht fort, da die Jungen wegen Kälte und Futtermangels schon kurz nach ihrer Geburt zugrundegehen müßten. Schon im Herbst, wenn die Tage kürzer und die Sonnenstrahlen schwächer werden, stellt das Melatonin bei den Tieren alle Systeme ruhig, die der Fortpflanzung dienen. Eingeschläfert werden die Vorgänge im Gehirn ebenso wie in der Hirnanhangdrüse und in den Keimzellen. Der Winter‑

Im Winter regenerieren Tiere ihre Zellen

schlaf beginnt – die lange Zeit der Regeneration tierischer Zellsysteme.

So wird Energie gespart und so werden die Systeme für das Frühjahr vorbereitet. Ein genialer Schachzug der Natur, die in diesen Tagen der Düsternis auf die kontraproduktive Erzeugung überflüssiger Energie komplett verzichtet.

Auch die Temperatur sinkt ab.

Tatsächlich ist der eindrucksvollste Spareffekt, den das Melatonin erzielt, das schrittweise Minimieren der Körpertemperatur. Unterkühlte Organe arbeiten weniger schnell, sie benötigen folglich viel weniger Energie. Sie leben daher länger – und tun das auch dann noch, wenn der Kreislauf des Blutes unterbrochen ist.

Die Herzchirurgie nützt den Kühlschrankeffekt

Dieses Phänomen ist seit Jahrzehnten bekannt und wird in der Herzchirurgie genützt – wenn die Ärzte am offenen Herzen des Patienten bei tief abgekühlten Körpertemperaturen Eingriffe durchführen. Gekühlte Organe erleiden auch dann kaum einen Schaden, wenn sie eine gewisse Zeit lang vom Kreislauf abgekoppelt sind. Warum das so ist, läßt sich immer wieder auf die einfache Formel zurückführen: Alles Leben ist Energie und Energie benötigt Wärme. Wärme bedeutet Leistung und Leistung ist Verschleiß. Kälte dagegen ist Schonung, aber auch wenig Leistung. Das wiederum ist Systemverlängerung.

Das gesamte Lebensprinzip, die Energieerzeugung, ist mit der Wärmesynthese verbunden, die für alle lebenden Zellen Voraussetzung ist. Sie bewirkt zwangsläufig, daß bei Temperaturreduktion alle biologischen Systeme, die zum Funktionieren Wärme benötigen, langsamer arbeiten, und auch langsamer arbeiten müssen. In diesem Zustand der temperaturbedingten Ruhe sinkt – ebenso zwingend – die Fähigkeit der Zellen ab, energiereiche Aktionen oder Reaktionen durchführen zu können.

Die biologischen Systeme arbeiten bei Kälte langsamer

Sogar für Mediziner sind die zum Teil erstaunlichen Heilerfolge faszinierend, die auch durch Ruhigstellung der Patienten erzielt werden können.

Es tritt also der klassische Hibernations-Effekt ein (die Drosselung biologischer Systeme), dem sich die Altersforschung noch verstärkter wird widmen müssen. Der Körper in „Ruhe" wäre eine lohnende Aufgabe vieler künftiger Forschungsvorhaben. Bleiben wir aber vorerst bei der Operation am offenen Herzen und übertragen wir das chirurgische Prinzip auf irgendeine andere Zelle im Körper, die aus verschiedenen Gründen schadhaft geworden ist, schon immer schadhaft war oder kurz davor steht, schadhaft zu werden. Wird der Körper unter die Normaltemperatur abgekühlt, so daß er weniger Energie produzieren muß, dann wird damit auch das quirlige, vollfrische Leben mit seinem gesamten Degenerationspotential und all seiner Verschleißtendenz „verlangsamt". Die Zellen arbeiten nur auf Sparflamme. Niedertourig – um beim Auto-Beispiel zu bleiben. In dieser Zeit kann der Körper Reparaturvorgänge einleiten, die er im „Hochgeschwindigkeits"-Zustand sonst niemals durchführen könnte. Wenn sich an der Windschutzscheibe die Blätter des Herbstes mit schmierigem Nieselregen vermischen, wird der vorsichtige Autofahrer ja auch entweder stehenbleiben, um die Scheibe zu säubern oder schlimmstenfalls ganz langsam weiterfahren. Niemals wird ein Lenker auf die Autobahn einschwenken, um bei Höchstgeschwindigkeit die Windschutzscheibe zu säubern oder am Scheibenwischer kleinere Reparaturen vorzunehmen. Genauso ist es mit den biologischen

Das herzchirurgische Prinzip der Hibernation kann auf alle Zellen im Körper übertragen werden

Der Körper regeneriert sich nur bei niedriger „Geschwindigkeit"

Systemen. Sie werden am besten im Zustand der Ruhe saniert – der Mensch „schläft sich gesund", heißt es nicht ohne Grund.

Die Altersforschung wird daher diese Erfahrungen nutzen – und dem Hormon Melatonin auch in Zukunft große Aufmerksamkeit widmen.

Im Alter sinkt die Fähigkeit (und Bereitschaft) des Körpers, seine nächtliche Temperatur zu senken. Bedauerlicherweise wird dieses folgenschwere Defizit in der Medizin viel zu wenig beachtet, und wenn, werden daraus nur viel zu selten die richtigen Schlüsse gezogen.

Melatonin-Defizit

Man kann Patienten zwar durch medikamentöse Zufuhr von Melatonin wieder in die Nähe des nächtlichen Ruhezustandes („Kühlschrank-Effekt") bringen – auf einige wenige Stunden gelingt es sogar, die Geschwindigkeit aller erforderlichen Lebenssysteme zu verlangsamen. Aber der Alterungsprozeß kann vorerst nur stundenweise gebremst werden, weil sich bei Hormonmangel der nächtliche „Ruhe"-Zustand medikamentös eben noch nicht vollwirksam stimulieren läßt. Noch nicht – vielleicht gelingt es aber der Medizin, das Melatonin-Defizit schon bald in seiner gesamten biologischen Wirkungsweise auszugleichen.

Medikamentös kann das Melatonin-Defizit vorerst nur teilweise ausgeglichen werden

Der Patient macht bedauerlicherweise sehr oft schwere Fehler, die sich im Körper verheerend auswirken können. Zumeist geschieht das in Unkenntnis – nicht selten aber im sicheren Bewußtsein: „Mir kann ohnehin nichts passieren". Mit dieser Gewißheit setzt man sich dann zum Abendessen hin, trinkt sein Bier und einige Flaschen Wein – und raucht danach mehrere Zigaretten. Hormonell versetzt der Mensch damit dem Körper einen Keulenschlag, der kaum wirksam abgewehrt werden kann. Denn selbst bei medikamentöser Melatonin-Unterstützung beginnt das System gnadenlos mit der Verdauung der eingenommenen Speisen und Getränke. Es spielen sich gewaltige biochemische Reaktionen ab, die – ohne Rücksicht auf brem-

Verdauung ... Energieumsatz – und die wirken in der Nacht kontraproduktiv

sende Hormone – nur der Zerlegung der einzelnen Essenskomponenten dienen. Um Kalorien zu verbrennen, benötigt der Körper Energie (also Wärme), und diese Energie muß er zuvor erzeugen (indem er die zum Nachschießen geforderte Energie nachliefert).

Der Körper ist also gar nicht in der Lage, die temperatursenkenden Befehle des Melatonins zu empfangen – er ist voll mit der Verdauung beschäftigt. Das Gegenteil von dem wird erreicht, was eigentlich bezweckt werden sollte: Es wird jede Menge Energie gewonnen – die Körpertemperatur steigt unbarmherzig an.

Die wichtigsten Grundsätze fürs Längerleben und Älterwerden heißen daher überhaupt:

- Vor der Nachtruhe Magen und Darm leer halten – die späteste Nahrung schon am Nachmittag einnehmen.

- Alles vermeiden, was nächtliche Gärungsvorgänge bewirkt.

Ein Grundsatz zum Längerleben: Kein Essen am Abend und auch keine Genußgifte vor dem Schlaf!

- Lieber ausgiebig frühstücken und mittagessen, aber am Nachmittag nur leicht verdauliche Speisen einnehmen.

- Am besten nie rauchen, niemals aber am Abend.

- Keinen Alkohol am Abend. Denn Genußgifte putschen auf und wirken auf Blutgefäße und Körpertemperatur. Beide hemmen die Melatonin-Produktion.

- Und sich ein Beispiel an „Queen Mum" oder Kardinal Franz König nehmen: Beide haben etwa ab dem 50. Lebensjahr begonnen, aufs Abendessen ganz zu verzichten. Beide essen am Nachmittag ein Stück Obst – und damit gehen sie unbelastet in die Nacht. Das Melatonin kann seine Wirkung voll entfalten. Die Königinmutter und der Kardinal faszinieren durch ihre geistige und körperliche Agilität auch im höchsten Alter.

Kardinal Franz König oder „Queen Mum": Sie kennen das Geheimnis langen Lebens

Gegenspieler: Melatonin und Adrenalin

Melatonin und Adrenalin sind wie das ungleiche Brüderpaar – beide von ähnlicher chemischer Struktur, aber grundverschieden in ihrem Auftreten. Das Melatonin ist das „Ruhe-", und das Adrenalin das „Energie"-Hormon des Körpers. Das Adrenalin versorgt den Körper überall dort mit Kraft, wo er sie benötigt – in der Gefahr, bei energieverzehrender und körperlicher Anstrengung, in Stress-Situationen.

Melatonin – das Ruhehormon, Adrenalin – das Energiehormon

Immer dann also, wenn lebensverkürzende Momente ein Geschehen dominieren.

Das Adrenalin ist somit das genaue Gegenteil des Melatonins. Die Adrenalin-unterstützten Leistungen des Körpers haben demnach einen gewaltigen Energiebedarf und äußern sich vor allem in der Erhöhung des Blutdruckes (Gefahr: Bluthochdruck wirkt lebensverkürzend!) und in verstärktem Zuckerverbrauch.

Adrenalin erhöht den Blutdruck, Melatonin senkt ihn

> Verlangsamung des Alterns durch Hibernation
> (Winterschlaf-Effekt)
>
> • ausreichend Schlaf vor Mitternacht
> • Dinner Cancelling
> • endogene oder exogene Melatoninstimulation

Melatonin wirkt alledem entgegen: dem hohen Energieverbrauch, dem hohen Blutdruck und den Stresshormonen und selbstverständlich auch dem Adrenalin. Es unterstützt somit das Herz, denn es sorgt für einen untertourigen Nachtlauf dieses Körpermotors. Menschen mit Herz-Kreislaufkrankheiten leiden in der Nacht meist auch unter niedrigem Melatonin-Spiegel. Sie entwickeln dadurch den gefährlichen Nacht-Bluthochdruck und haben nicht selten auch Rhythmusstörungen oder andere einschlägige Krankheiten. Momentan laufen klinische Untersuchungen über die Zusammenhänge zwischen Melatonin-Mangel und Herz-Kreislaufkrankheiten. Miterfaßt werden bei diesen Patienten

Melatonin-Defizit kann Herzkrankheiten verursachen

auch die Einflüsse des Melatonins auf das Stress-System. Diese Untersuchung ist freilich nur noch eine Bestätigung bereits bekannter Tatsachen – daß nämlich Melatonin stresshemmende Wirkung ausübt. Die Ergebnisse dieser klinischen Analysen werden sicherlich auch die Alterstherapien beeinflussen. Mit einiger Wahrscheinlichkeit kann jetzt schon vorausgesagt werden, daß Melatonin bei potentiellen Herz-Kreislauf-Patienten mit präventiver Wirkung eingesetzt werden kann.

Als Therapeutikum wird es ja jetzt schon verwendet.

Etwa bei Schlafproblemen.

In Anlehnung an ein berühmtes Werk der Filmwelt kann das Melatonin wohl als des „Schlafes Bruder" bezeichnet werden – denn es wirkt auch so. Es ist ein derart wunderbares Hormon, daß schon 0,5 bis 1mg – niedrigste Dosierung also, vor dem Schlafengehen eingenommen – in den meisten Fällen genügt, die Nachtruhe und die Schlafqualität entscheidend zu verbessern.

Melatonin – des „Schlafes Bruder"

Dieser schlafvermittelnde Effekt ist damit erklärbar, daß Melatonin auf alle unsere Systeme beruhigend, reduzierend und „einschläfernd" wirkt. Klinisch ist das der Beweis dafür, daß es diesem Hormon tatsächlich gelingt, den Körper in der Nacht auf Sparflamme zu bringen und so den nächtlichen Alterungsprozeß zu blockieren – oder diesen zumindest deutlich zu bremsen.

Einmal mehr zeigt sich aber auch dieser Schlaf-Effekt dann nicht, wenn Genußgifte dem entgegenwirken. Alkohol und Nikotin gehören nämlich zu den großen Gegenspielern des Melatonins, weil sie vor allem dessen Freisetzung behindern.

Genußgifte wirken kontraproduktiv – sie egalisieren die Wirkung des Melatonins

Diese Gifte stimulieren den Körper zunächst einmal – sie wirken also dem Melatonin grundsätzlich entgegen. Alkohol und Nikotin behindern aber auch noch zusätzlich die Melatonin-Bildung, weil sie den Produktionsstoff von Melatonin, das Serotonin in der Epiphyse unwirksam machen. Dazu

Alkohol setzt den Körper unter Energiedruck

kommt noch, daß der hochkalorische Alkohol den Körper mit viel Energie versorgt – und viel Energie die Temperatur erhöht. Und die wiederum zwingt das Vehikel zur Volleistung.

Damit ist der Ruheeffekt dahin.

So wie Genußgifte die Bildung des Melatonins aus dem Serotonin der Epiphyse unterdrücken, gibt es auch andere Stoffe, die dasselbe tun. Aspirin beispielsweise ist ein Melatonin-Unterdrücker, aber auch Medikamente wie Kalziumantagonisten oder Betablocker. Sie alle bewirken im Körper einen Melatonin-Mangel. Dieses Defizit ist die Erklärung dafür, daß Patienten, die unter diesen Therapeutika stehen, mitunter einen schlechteren Schlaf haben.

Jedenfalls ist ärztliche Beratung angezeigt.

Die immunologische Bedeutung des Melatonins

Nur wenig erforscht ist noch die immunologische Bedeutung des Melatonins. Denn geht man vom Wirkungsprinzip dieses Hormons aus – Ruhigstellung vieler Körperfunktionen während der Nacht –, dann muß auch ein Einfluß auf die Blutzellen möglich sein. Der menschliche Organismus „fährt" also langsamer. Er hat nächtens Zeit, jene Systeme zu reparieren, die am Tag zerstört oder beschädigt worden sind. Dazu bedient er sich der weißen Blutzellen, die – als Polizeitruppe des Körpers – Schadstellen aufsuchen und sie reparieren. Ist das nicht mehr möglich, zerstören sie die ganze Zelle. Erst kürzlich hat die Wissenschaft entdeckt, daß Melatonin in der Lage ist, sich an T-Lymphozyten (eine Untergruppe der weißen Blutkörperchen) zu binden und auf diese Weise die Aktivitäten der weißen Blutzellen zu beeinflussen. Die Effizienz dieser Maßnahmen hängt allerdings sehr stark von der Blutkonzentration des Melatonins ab. Ist sie gering, dann binden sich nur wenige Melatoninmoleküle an die Lymphozyten. Ist in der Nacht das Melatonin in ausreichender Konzentration vorhanden, dann kann es auch immunologische Funktionen wahrnehmen. Eine Eigenschaft,

Das Hormon beeinflußt die Bildung weißer Blutzellen positiv

die bisher weitgehend unbekannt war. Details dieser bis dato nicht für möglich gehaltenen Melatonin-Funktionen werden erst jetzt nach und nach bekannt: Demnach stimuliert dieses Hormon die weißen Blutzellen zur Bildung bestimmter zusätzlicher Hormone, die ihrerseits zur Blutbildung benötigt werden. Diese Stimulierung führt dazu, daß zerstörte Blutzellen unter Mitwirkung des Melatonins neu aufgebaut oder komplett nachgebildet werden können. Was bei bestimmten Krankheitsbildern möglicherweise zu sensationellen Therapiechancen führen kann.

Melatonin kann dazu beitragen, zerstörte Blutzellen neu aufzubauen

Melatonin und Krebs

Wenn dieses Hormon in der Lage ist, Blutzellen zur Regeneration zu bewegen, dann hat es durch seine Eigenschaften auch Bedeutung in der Krebsbehandlung. Wir wissen bereits, daß sich unter Melatonin-Einfluß Zellen langsamer teilen und das Gewebe nicht mehr so schnell wächst. Krebs zeichnet sich vor allem durch ungehemmt schnelles Zellwachstum aus.

Es lag daher nahe, die Eigenschaften dieses Hormons auch für die Behandlung des Prostata-Karzinoms heranzuziehen. Patienten mit diesem Malignom (bösartigen Tumor) haben – das wurde schon bald erkannt – einen deutlich niedrigeren Melatoninspiegel als gesunde Männer in der gleichen Alterskategorie. Diese Erkenntnis ist nicht neu, sondern nur logisch: Daß Melatonin die Hormonproduktion von Frauen und Männern reduziert, ist seit langem bekannt. Nun ist aber das Testosteron (männliches Keimdrüsenhormon) des Hodens für die Entwicklung und Entstehung des Prostata-Karzinoms von eminenter Bedeutung. Durch seine Fähigkeit, in den männlichen Keimdrüsen die Testosteron-Bildung zu verlangsamen, hat sich das Melatonin – wahrscheinlich – die Fähigkeit angeeignet, vor hormonabhängigen Tumoren zu schützen. Das Prostata-Karzinom ist ein

Ein Hormon gegen Prostata-Krebs

Die Melatonin-Wirkungsweise ist noch nicht voll erforscht. Teilweise Erfolge dürfen aber noch nicht generelle Hoffnungen wecken

solcher hormonbestimmter Tumor – was dessen mögliche Heilung unter Melatonin-Einfluß erklärt.

Eine abschließende wissenschaftliche Beurteilung dieses Hormon-Komplexes ist noch nicht möglich. Zu kompliziert ist die Materie, um restlos überblickt zu werden. Es sollen vor allem keine falschen Hoffnungen geweckt werden. Noch ist Vorsicht geboten. Denn die bisherigen Untersuchungen zeigen, daß nicht jeder Mann mit hohem Melatonin-Spiegel automatisch vor dem gefürchteten Malignom geschützt ist.

Ein niedriger Melatonin-Spiegel ist ein zusätzlicher Risikofaktor für dessen Entstehung.

Auch das Mamma-Karzinom (Brustkrebs) der Frauen ist ein hormonabhängiger Tumor. In aller gebotenen Vorsicht gilt – möglicherweise – auch für ihn, was beim Prostata-Krebs der Männer festgestellt wurde: Frauen, die ein Mamma-Karzinom entwickeln, zeigen in der Nacht einen niedrigeren Melatonin-Spiegel als ihre gesunden Altersgenossinnen.

Wahrscheinlich hat das Melatonin nicht nur eine verlangsamende, also physikalische Wirkungsweise – vieles deutet darauf hin, daß die krebs- und gefäßschützende Wirkung dieses Hormons auch darauf beruht, daß es – wie das Vitamin C, das Vitamin E oder das Östradiol – in der Lage ist, jene freien Radikale zu binden, die Hauptursache der Zellzerstörung und des Alterungsprozesses sind. Die Wirkung basiert auf der Kleinheit des Melatonin-Moleküls. Dieses kann in Zellen und Zellzwischenräume eindringen, in die das Vitamin E nur sehr schwer vorstoßen kann. Vor allem in bestimmten Hirnanteilen, aber auch in der Gefäßwand selbst ist es mitunter derartig eng, daß dorthin nur Kleinstmoleküle eindringen können.

Das Melatonin kann auch freie Radikale binden

Melatonin ist ein Kleinstmolekül. Und es sucht auf engstem Raum die noch kleineren, tödlichen Radikale. Sind die aufgespürt, kann das Hormon sie verhaften („abbinden"). Damit ist der Alterungsverzögerungs-Effekt des Melatonins ein zweifacher: Einerseits die Ruhigstellung der Kraft- und Energiesysteme unseres Körpers – was den Hauptgrund für die Entstehung freier Radikale beseitigt, nämlich den massiven Elektronenfluß –, andererseits die Abbindung und Neutralisierung freier Radikale, wenn sich diese bereits gebildet haben.

Melatonin stoppt massiven Elektronenfluß und neutralisiert die freien Radikale

Dazu kommt ein dritter Vorteil dieses Hormons. Bekanntlich hat der Körper komplizierte Systeme geschaffen, um die freien Radikale unschädlich zu machen. Es handelt sich dabei um spezielle Enzyme, mit denen die altersauslösenden Todespartikel neutralisiert werden können. Das wichtigste dieser Einfang-Enzyme ist die Hydroxylperoxidase – und die wird vom Melatonin in Aktion gesetzt.

Melatonin stimuliert auch die gegen Radikale wirksamen Schutzsysteme

Prostaglandine und Pinealhormon

Unser Körper ist den Gesetzen der Physik und der Elektronik unterworfen. Und es spricht vieles dafür, daß das Altern ein physikalischer Prozeß ist. Bei solchen physikalischen Vorgängen spielen Übertragungen wie in der Elektronik eine wichtige Rolle. Sie schaffen in unserem Körper die Voraussetzungen fürs Leben, aber sie lösen auch das Altern aus. Das Melatonin, das „Hormon der Nacht", wirkt den verschleißenden Vorgängen des Tages entgegen und es fängt en passant auch noch freie Radikale ein. Das sind seine Hauptaufgaben.

Überraschenderweise ist das Melatonin aber auch noch in Situationen aktiv, in denen es niemand vermuten würde: bei Verletzungen – auf dem Umweg über die sogenannten Prostaglandine.

Das Ruhe-Hormon hilft auch bei Verletzungen

Prostaglandine sind fettsäureartige Verbindungen, die überall dort auftreten, wo sich der Körper gegen Verletzungen wehrt oder wehren muß. Sie gehören also zu den Aktiven, den Stimulierern unseres Körpers – und damit zu den Widersachern des Melatonins. Wo Prostaglandine im Spiel sind, wird mit viel Aufwand viel Energie umgesetzt. Die Prostaglandine arbeiten heute noch mit derselben

Intensität, mit der sie vor 5000 Jahren gegen Verletzungen gekämpft haben, obwohl solche Traumatisierungen heute seltener sind als damals. Ihr energetisches Potential ist also durch die Evolution nicht verlorengegangen.

Melatonin bremst den Energieüberschuß der Prostaglandine

Mit einiger Wahrscheinlichkeit (aber noch nicht mit wissenschaftlich ausgewiesener Sicherheit) greift nun das Melatonin auch in die Prostaglandin-Synthese modifizierend ein. Nicht, indem es das durch die Prostaglandine aufgebaute Verteidigungssystem stillegt, sondern dadurch, daß es deren Aktivitätskreis reduziert. Das Melatonin bremst also überall dort, wo die volltourige Prostaglandin-Synthese nicht notwendig ist, wo also gerade keine Gefahr im Verzuge ist.

Einiges deutet darauf hin, daß die Prostaglandine auch an der Entstehung der Migräne mitbeteiligt sind. Nach ersten Berichten scheint die Melatonin-Produktion bei jenen Menschen, die an Migräne leiden, gestört zu sein. Womit sich der Kreis der Interaktionen (Wechselwirkungen) zwischen Migräne und Melatonin mit Hilfe der Prostaglandine zu schließen scheint.

Melatonin hilft möglicherweise auch gegen Migräne

Aber auch hier ist verfrühter Jubel unangebracht, denn die medizinische Forschung hat die Zusammenhänge und Wirkungsweisen verschiedener Hormone bei weitem noch nicht voll erforscht.

Der Genuß von Nikotin und Alkohol bremst die Wirkung des Pinealhormons und damit die des Melatonins

Die Eigenproduktion des Melatonins wird übrigens durch das sogenannte Pinealhormon (Serotonin) angeregt, dessen Aktivitäten im Alter ebenfalls absinken. Der abendliche und nächtliche Genuß von Alkohol und Nikotin behindert die Pinealtätigkeit und die Melatonin-Produktion schwer. Nicht nur das: Die Unterdrückung des Pinealhormons durch Genußgifte kann auch trotz Alkoholabstinenz noch Wochen andauern. Wobei die Schädigung auf mehrfacher Basis erfolgt: Das Pinealhormon regt die Melatonin-Produktion an. Alkohol erzeugt Energie und wirkt dem Melatonin entgegen. Und Nikotin bremst die Pinealproduktion, was ebenfalls zu einer Mindersynthese des Melatonins führt. Aufgedoppelt werden diese Mehrfachdefizite durch das verstärkte Auftreten freier Radikale, denen nun nicht mehr wirksam entgegengesteuert werden kann.

Um die Melatonin-Produktion anzuregen, sollte also sowohl auf die abendliche Kalorienzufuhr als auch auf den Konsum von Genußgiften tunlichst verzichtet werden. Eine leichte abendliche Betätigung – etwa ein Abendspaziergang nach einem bestenfalls leichten Abendessen – forciert die Melatonin-Produktion und bessert die Schlafqualität. Es kann also auch in diesem Zusammenhang nicht eindringlich genug vor Nikotinfolgen gewarnt werden.

Ideal: Weder Alkohol noch Nikotin am Abend, ein gemütlicher Spaziergang – und, wenn überhaupt, zuvor nur ein ganz leichtes Abendessen

> Die körpereigene Melatoninbildung kann durch abendliche Kalorienreduktion angeregt werden.
>
> Auch diätetisch – durch Tomatensaft – kann das Melatonin angehoben werden

Gegen Stress: Dehydroepiandrosteron

Stress – jeder kennt ihn, die meisten fürchten ihn, und wenn von irgendwem behauptet wird, daß Stress, in geringer Dosis genossen, gesund sei, dann ist das schlicht und einfach eine Unwahrheit. Stress bedeutet Energieverbrauch – und Energieverbrauch bewirkt den Alterungsvorgang.

Stress ist gefährlich, denn er löst den Alterungsvorgang aus

Melatonin ist ein „ökonomisches Hormon", das den Körper vor unnötiger Energievergeudung schützt – es ist aber nicht das einzige. Denn wie jedes Flugzeug gleich mehrere Sicherheitssysteme hat, verläßt sich auch das biologische Wunderwerk des menschlichen Körpers nicht nur auf ein einziges lebensverlängerndes Hormon.

Das Dehydroepiandrosteron – das wegen seines komplizierten Namens auch von Fachleuten nur mit DHEA abgekürzt wird – ist das Anti-Stress-Hormon des Körpers und somit ein weiteres „Security"-

Melatonin hält das Serotonin und das Adrenalin in Schach, das DHEA hält das Kortison unter Kontrolle

Hormon. Das Epiphysenhormon Melatonin ist quasi der Gegenspieler der stimulativen Neurotransmitter Serotonin und Adrenalin. Das DHEA dagegen hält das Kortison, das klassische Stress-Hormon, in Schach.

Wie das Kortison wird auch das DHEA in der Nebenniere gebildet, wo es, wie das Kortison auch, von einem Peptid (dem ACTH, Adrenokortikotropen Hormon) gesteuert wird. Die Parallelität im Bindungsort und im Freisetzungsmuster symbolisiert bei diesen Hormonen den fast klassischen Yin/Yang-Mechanismus: Das Kortison vergeudet Energie, falls dies für den Organismus von Vorteil ist; das DHEA dagegen schaltet den Körper auf Sparkurs, wenn keine großen Aktivitäten geboten sind. Wenn man die beiden bedeutendsten „Schon"- oder „Security"-Hormone des Körpers als Wort-Grafik darstellt, dann müßte diese etwa so aussehen:

Die wichtigsten „Schon"-Hormone des Körpers und ihre Gegenspieler

Bremser		Vergeuder	Entstehungsort
Melatonin	⟫ ⟪	Serotonin, Adrenalin	Epiphyse
DHEA	⟫ ⟪	Kortison	Nebenniere

Das DHEA wirkt direkt im Kraftwerk unseres Lebens

Während also das Melatonin das Wirksamwerden kleinster, energievermittelnder Partikel in der Zelle schmälert, greift das DHEA direkt am Energiekraftwerk unseres Körpers ein – an den Mitochondrien. Diese feinen Energiekanäle, in denen sich die Elektronenbewegungen abspielen, versorgen den Körper mit jenem Potential, das ihm die biologischen Regungen verschiedenster Art – Muskelkontraktionen, Sinneseindrücke, Nervenaktivitäten, etc. – überhaupt erst ermöglicht. Dafür ist Kraft erforderlich. Und die wird über die „Grundenergiewährung des Lebens" – eine Art energetischem Reservoir, nämlich dem Adenosintriphosphat (ATP) – dem Körper zur Verfügung gestellt. Mit diesem ATP ist der Evolution ein genialer Wurf gelungen:

Nach Erschaffung der Welt hat sich der lokal vorkommende Phosphor unter Zwischenschaltung des ebenfalls im Überfluß vorhandenen Schwefels zu Kohlenwasserstoffverbindungen vereint, wodurch jene energiereiche Konstellation entstanden ist, die überall dort herangezogen wird, wo Leistung erforderlich ist.

Auch das DHEA greift in das energetische Kraftwerk des Körpers ein

Beim Leben, beispielsweise.

Dieses ATP wird also in den Mitochondrien mit dem energetisch hocheffizienten Phosphat gekoppelt. Weil in der Natur nichts umsonst ist und auch nichts sinnlos geschieht, werden dabei Protonen und Wasserstoffelektronen in das Zellkraftwerk hineingepumpt. Diese Elektronen durchwandern in den Mitochondrien mehrere „Kaskaden"-Sprünge, wobei sie bei jedem dieser Sprünge von einer chemischen Verbindung zur nächsten übergehen. Durch diese Sprünge entsteht ein Zwischenstoff – das ATP.

Ein einziger Schritt dieser Elektronenübertragung wird durch das Hormon DHEA unterbunden; die Wissenschaft nennt das die „NADH-Reduktase" (ein Enzym, das Elektronen binden kann). Die man sich – vereinfacht – etwa so vorstellen kann: Unter Mitwirkung verschiedener Stoffe wird in der Turbine („Mitochondrien") Kraft erzeugt. Die Turbine läuft immer schneller – die anfallende Energie wird immer mehr. Plötzlich wird die Turbine durch irgendeinen Widerstand abgebremst. Sie läuft zwar weiter, aber in einer energiesparenden Gangart. Dieser Widerstand ist das Hormon DHEA. Durch die eingebremste Funktionsweise wird weniger Adenosintriphosphat produziert – die Zellen, also die körpereigenen Kraftwerke, leben dadurch aber auch länger.

„Bremse der Turbine" – das DHEA

Könnte die Turbine ungebremst weiterrotieren, dann passierte folgendes: Es würde eine Unmenge an Energie erzeugt, aber – bedingt durch den damit verbundenen, verstärkten Elektronentransfer – auch mehr an freien Radikalen produziert („Leben

Zuviel Energie bedeutet zuviel an freien Radikalen

ist Energie" – „Energie ist Elektronik" – „Leben ist Elektronik"). Radikale würden das Erbgut, die Blutgefäße, die Enzyme und die Blutfette attackieren – und diese, je nach Intensität der freigesetzten Energie beschädigen oder gar zerstören. Denn trotz aller ausgeklügelten Systeme ist es nicht zu verhindern, daß die energiespendenden Elektronen durch die Mitochondrien entweichen und als freie Radikale am falschen Ort aktiv werden.

Weil aber diese freien Radikale so schädlich sind, wirkt ihnen – ähnlich dem Melatonin – das DHEA entgegen. Dieses bremst die Schnelligkeit biologischer Reaktionen, spart Energie (freilich auf Kosten der Leistung – die im Höchstausmaß auch nicht immer erforderlich ist) – und verhindert so die unkoordinierte Aktivität der Elektronenmengen.

Das DHEA ist ein Koordinator des Elektronenflusses

In dieser Sequenz der körpereigenen Energieproduktion gibt es zahlreiche komplexe Vorgänge, in die Hormone in verschiedensten Funktionen involviert sind.

Um etwa Protonen und Elektronen überhaupt verfügbar zu machen, müssen sie erst für die Brennstoffkammern unserer Zellen kompatibel gemacht werden, denn sonst könnten sie überhaupt nicht verarbeitet werden. Diese Vorbearbeitung geschieht durch eigene biochemische Reaktionen. Schließlich ist es ja auch nicht möglich, spaltbares Material in die mit Wasser gefüllte Kühlwanne eines Kernkraftwerkes zu schütten, um dann auf die Reaktion zu warten. Die Kernspaltung tritt nur dann ein, wenn der Rohstoff dem Reaktor in Form von Brennstäben zugeführt wird. Und so ähnlich funktioniert auch die Energiegewinnung unserer Zellen: Protonen und Elektronen müssen für ihre energetische Nutzung aufbereitet werden.

Das DHEA wirkt schon in der Phase der Energieerzeugung bremsend

Das DHEA ist an dieser biologischen Reaktion insofern beteiligt, als es den ökonomisierenden Effekt zur Energieerzeugung beisteuert. Es unterdrückt nämlich jenes Enzym, das die Protonen und

Elektronen für die Mitochondrien („Kraftwerke") vorbereitet nämlich die Glukose-6-Phosphat-Dehydrogenase. Dieses Enzym mit dem komplizierten Namen stellt normalerweise aus Glukose (Traubenzucker) die sogenannte Ribose (etwas kleinerer Zucker mit anderen Eigenschaften) her und bringt als zusätzliche Leistung den Wasserstoff so in Form, daß er zu den Kraftwerken (Zellen) transportiert werden kann. Lange hat man diese Bereitstellung von energiereichem Wasserstoff für einen Nebeneffekt der Zuckerumwandlung gehalten. Heute aber weiß man, daß sie die Voraussetzung dafür ist, um die „Grundenergiewährung des Körpers" – das Adenosintriphosphat, ATP – zu bilden.

DHEA bewirkt die Hemmung des NMDA

Das DHEA bremst das Kraftwerk unserer Zellen, indem es die Bereitstellung der Wasserstoff-aktivierten Verbindung gleich auf zweifache Weise drosselt: Einerseits verlangsamt es den Elektronentransport in den Mitochondrien selbst und vermindert so die Bildung von ATP; andererseits verhindert es die Versorgung der Mitochondrien mit jenen Brennstoffen, aus denen dann letzten Endes das ATP hergestellt wird. Konkret geschieht dies dadurch, daß das DHEA die Glukose-6-Phosphat-Dehydrogenase hemmt.

Das DHEA greift doppelt bremsend in den Energievorgang ein

Dadurch fehlt der Zelle jenes NADPH, das es zur Fettsynthese benötigt.

Denn um aus kleinen Kohlenstoffteilen Fettsäuren zu produzieren, bedarf es großer Energiemengen, für die ebenfalls die (vom Melatonin stiefmütterlich unterdrückten) aktivierten Wasserstoffverbindungen notwendig wären. Kann aber die Fettzelle über diese Wasserstoffverbindungen nicht verfügen, dann ist sie auch nicht in der Lage, aus kleinen Verbindungen große Fetttropfen herzustellen.

Komplizierte Vorgänge bremsen, beschleunigen, bremsen und beschleunigen...

Das ist die Erklärung dafür, warum das DHEA auch noch eine weitere Eigenschaft besitzt: Es

Kurioser Nebeneffekt der Energiebremsung: die Fettreduktion

wirkt fettreduzierend. Es verhindert die Synthese in den sogenannten Adipozyten (Fettzellen). Umgekehrt dagegen regt es jene Enzyme an, die Fettsäuren verschneiden – die also wie biochemische Scheren wirken. Die dadurch freiwerdende Energie wird allerdings nicht in die Bildung von ATP („Energiewährung") gepumpt, sondern verpufft als Wärme.

Man kann einen alten Menschen schon über weite Distanzen von einem jungen unterscheiden. In der Medizin spricht man von der „körperlichen Silhouette" und von „body composition".

Im Alterungsprozeß ändert sich beides – Silhouette und body composition. Und wiederum ist in dieser Phase des Lebens das Hormon DHEA beteiligt. Denn die abnehmende Synthese des DHEA ist verantwortlich für das im Alter zunehmende Unvermögen des Körpers, Fett abzubauen bzw. seine Ansammlung (Akkumulation) zu verhindern.

Das DHEA verhindert, daß die „körperliche Silhouette" entgleist

Auch dem wirkt das DHEA entgegen. Nicht etwa, daß es die body composition optimal hochtrimmt und die Silhouette eines Greises der eines Teenagers angleicht – das DHEA verhindert vielmehr, daß im Alterungsgeschehen Silhouette und body composition allzu rapide in ein optisches Desaster ausufern.

Aber das sind nur vergleichsweise unwichtige Eigenschaften, die das DHEA ins biologische Gesamtgeschehen einbringen kann. Seine wichtigste Wirkung ist die Bremsfunktion auf den Gesamtorganismus, weil es das unter großem Energieaufwand agierende Stresshormon Kortison unter Kontrolle hält.

Kortison peitscht unser System hoch

Kortison peitscht – stressbedingt – unser kardiovaskuläres System hoch. Der Blutdruck steigt, die Pulsfrequenz nimmt zu – alle Phänomene treten auf, die uns aus Stress-Situationen bestens bekannt sind. In diesem Aufruhrzustand des Körpers wirkt das DHEA dem Kortison direkt entgegen. Wahrscheinlich ist dies auch eine Erklärung dafür, daß bei Menschen mit kardiovaskulären Erkrankungen der DHEA-Spiegel niedriger ist als bei gesunden Menschen gleichen Alters.

Für diese Vermutung gibt es sogar einen Gegenbeweis. Erhöht man nämlich bei Menschen nach Herzinfarkt den DHEA-Spiegel nur um ein Mikrogramm pro Milliliter, so führt das zu einer um die Hälfte besseren, komplikationsfreien Überlebenszeit.

Nicht nur am Herzen und in den Blutgefäßen, auch im Gehirn ist das DHEA der Gegenspieler des Stresshormons Cortisol (Hydrocortison, INN). Dieses kann, gelangt es in Übermengen in gewisse Nervenabschnitte unseres Gehirns, zerstörend wirken. Das DHEA verstärkt in seiner Wirkungsweise die Gedächtnisbrücken und hat gleichzeitig einen neurotropen (schützenden, ernährenden) Effekt.

DHEA verstärkt Gedächtnisbrücken

> Obwohl ein Übermaß schädlich ist, sind Kalziumionen dennoch für die Nervenleistung von großer Bedeutung. Durch das DHEA kann vermehrt Kalzium in die Nervenzelle einströmen, dadurch wird ihre Leistung erhöht.

Das wird aber erst in Zukunft für die Altersforschung von großer Bedeutung sein – noch ist dieser Effekt nicht komplett erforscht. Jedenfalls wird der große Stellenwert des DHEA fürs Gehirn dadurch unterstrichen, daß bestimmte Hirnzellen (ähnlich wie übrigens auch die Nebenniere und die Eierstöcke) DHEA selbständig produzieren können.

Diese Erkenntnis kommt überraschend, war doch die Medizin noch vor kurzem ganz gegenteiliger Meinung, nämlich daß nur große Drüsen (etwa: Nebenniere, Eierstöcke oder Hoden) Geschlechtshormone freisetzen können.

Nicht nur große Drüsen, auch Hirnzellen können Geschlechtshormone produzieren

Mittlerweile weiß man aber, daß auch Nervenzellen in der Lage sind, bestimmte Steroidverbindungen, die Ausgangsstoffe für Sexualhormone sind, zu denen auch das DHEA gezählt wird, selbständig zu produzieren – was einmal mehr ein Hinweis darauf ist, wie wichtig dieses Hormon überhaupt für die Gehirnzellen ist. Das DHEA gehört zu jenen Steroidverbindungen, die die sogenannten Gliazellen (die ernährenden und unterstützenden Zellen zwischen den Nervenzellen in Gehirn und Rückenmark) unseres Gehirns selbständig synthetisieren. Dabei konnten interessante Feststellungen gemacht werden: Während in unserem Körper der DHEA-Spiegel nur geringfügig schwankt, steigt er im Gehirn während der Nachtstunden signifikant an. So, als wollte er förmlich die Nervenzellen vorm Cortisol schützen. Dieses überflutet ebenfalls in der Nacht – allerdings aus der Nebenniere kommend – den Körper. Diese Beobachtungen beweisen einmal mehr die Wichtigkeit der Präsenz des DHEA im Gehirn.

<small>Der DHEA-Spiegel im Körper bleibt gleich – der DHEA-Spiegel im Gehirn steigt nachts deutlich an</small>

<small>Die immunisierende Wirkung des DHEA</small>

Auch im Immunsystem kommt dem DHEA die Rolle des Gegenspielers zu. Das Cortisol führt nämlich die T-Lymphozyten in die eine, das DHEA in die andere Richtung, wodurch sich die weißen Blutkörperchen in zwei verschiedene Richtungen entwickeln. Sie trennen sich in Blutteile, die immunisierend, und in solche, die dagegen wirksam sind. Auch dieser Umstand beweist, daß das DHEA der biologisch wichtigste Gegenspieler des Cortisols ist, des stärksten Stresshormons unseres Körpers.

Üblicherweise zirkuliert das DHEA in gebundener Form als Sulfat (Salz der Schwefelsäure) in unserem Körper. Bei 30 bis 40jährigen Menschen erreicht es, nachdem es ab der Pubertät kontinuierlich abgefallen ist, eine Konzentration von 2–6µg/ml. Im Alter liegt die Konzentration oft unter 1µg/ml, während das Stresshormon mehr oder weniger das ganze Leben lang gleich bleibt. Diese Schere in der Wirkung von Pro- und Kontra-Hormonen ist natürlich für den Alterungsprozeß von besonderer Brisanz. Schon dieser Mengenverlust macht eine DHEA-Zufuhr sinnvoll, wenn es im Alter in zu niedriger Konzentration vorliegt und Beschwerden verursacht.

Die medikamentöse Ergänzung des DHEA-Spiegels im Alter ist sinnvoll

Ähnlich wie andere Hormone kann das DHEA als Kapsel zugeführt werden, wobei in den meisten Fällen 30mg pro Tag genügen, um das Defizit auszugleichen. Die richtige Dosierung wird durch eine Blutuntersuchung problemlos kontrolliert. Gelegentlich wird das DHEA auch als Salbe auf die Haut aufgetragen. Damit umgeht man, wenn dies medizinisch geboten ist, nicht nur die Leber – man nützt gleichzeitig auch den fettmobilisierenden Effekt dieses Hormons. Die Salbe wird nämlich an jenen Stellen aufgetragen, an denen man das Fettgewebe verringern möchte.

Last but not least ist das DHEA – neben seiner Rolle als Gegenpol zum Cortisol – auch noch Muttersubstanz der Androgene (männlichen Sexualhormone) und Östrogene (weiblichen Sexualhormone), also von wichtigen Hormonen unseres Körpers, die ebenfalls mit dem Alterungsprozeß in Verbindung stehen.

Das DHEA ist eine Muttersubstanz für andere wichtige Körperhormone

Das DHEA ist jene Steroidverbindung, die in höchster Konzentration durch unseren Körper strömt. Kein Steroidhormon sonst kommt in dieser Menge in unserem Organismus vor. Der Grund für diese unglaublich hohe Dichte: Es dient offenbar dazu, andere Hormone – etwa das Testosteron oder das Östradiol (eine Untergruppe der Östrogene) – zu synthetisieren. Das DHEA hat also eine „Reservoir-Funktion". Vielleicht wird man künftig eine neue Form der Hormonsubstitution (Hormonersatz) anbieten können: Man stellt dem Organismus eine Muttersubstanz – in diesem Fall etwa das DHEA – zur Verfügung und überläßt es dann den einzelnen Geweben, die benötigten Hormonverbindungen daraus zu bilden.

„Reservoir-Wirkung"

Das Wachstumshormon Somatotropin

Man nennt dieses Hormon auch den „Dirigenten der Embryonalzeit" – es ist eines der wichtigsten Signalstoffe unseres Körpers. Gebildet wird dieses Wachstumshormon (Somatotropin, abgekürzt STH) in der Hirnanhangdrüse (Hypophyse), wo es als eine von fünf Hormongruppen im Hypophysen-Vorderlappen produziert wird. Fast die Hälfte dieser Zellen sind nur damit beschäftigt, dieses eine Wachstumshormon zu erzeugen – was ein sicherer Hinweis auf dessen große Bedeutung ist.

Das Wachstumshormon STH ist einer der wichtigsten Signalstoffe unseres Körpers

Das Wachstumshormon STH gehört zu den ganz alten Substanzen unseres Planeten, seine Vorläufer sind älter als eine halbe Milliarde Jahre. Im Laufe der Evolution hat dieser Stoff eine große Fülle anderer Aufgaben zu bewältigen gehabt, nunmehr aber reguliert er nur noch das Wachstum zahlreicher Organe. Fehlt dieses Hormon in der Kindheit, dann ist Zwergwuchs die Folge. Haben Kinder ein Defizit an diesem Hormon, dann wird das Wachstum gebremst.

Der Stellenwert dieses Hormons beim erwachsenen Menschen war lange Zeit unklar. Fest stand zunächst nur, daß es im Laufe des Lebens beim Erwachsenen abnimmt und damit eine Reihe von Beschwerden auslösen kann.

Das Wachstumshormon fördert jedenfalls den Einbau von Aminosäuren und Eiweiß in die Zelle und steuert damit alle jene Prozesse, die zum Aufbau von Organen wichtig sind. Stickstoff etwa ist ein wichtiger Bestandteil von Eiweiß – er kommt in jeder Aminosäure (den Bausteinen von Eiweiß) vor und wird unter dem Einfluß des STH vermehrt resorbiert (aufgenommen) und in die Zelle geschleust. Damit ist, ähnlich wie bei den Pflanzen, eine Voraussetzung für die Synthese von organischem Gewebe gegeben. Fehlt das Wachstumshormon, so ist die Eiweißsynthese (Eiweißaufbau) gedrosselt – was sich im Muskelgewebe negativ aus-

Das STH steuert alle Prozesse, die zum Aufbau von Organen wichtig sind

Ein Defizit an Wachstumshormon kann zu Muskelschrumpfung führen

wirken kann. Die Muskeln werden kleiner, verlieren an Spannkraft und verändern dadurch auch die Zusammensetzung des menschlichen Körpers – es kommt zu einer Verschiebung des Fett–Muskel-Verhältnisses zu ungunsten der Muskelmasse.

Da das Wachstumshormon aber gleichzeitig auch Fettsäuren abbaut (um sich so die Energie für den Muskelaufbau zu holen), nimmt bei einem STH-Mangel die Fettmasse zu – ein ähnlicher Effekt wie beim DHEA. Allerdings unterscheidet sich das Wachstumshormon vom DHEA durch seinen aktiven, den Muskel aufbauenden Effekt.

Für die Energiebereitstellung ist das STH ähnlich wichtig wie die männlichen Hormone. Es zerschneidet in den Fettzellen die Fettröpfchen, mobilisiert so die freien Fettsäuren und schafft sich auf diese Weise Energie für andere anabole (aufbauende) Funktionen. Der übermäßige Fettansatz und die Degeneration des Muskelgewebes sind erste Symptome, die auch bei erwachsenen Menschen auf einen STH-Mangel schließen lassen. Umgekehrt konnte man durch Ausgleich dieses STH-Mangels die Muskelstärke vergrößern und das Fettgewebe reduzieren.

STH ist ein Energieproduzent

Erst vor kurzem wurde eindrucksvoll nachgewiesen, daß nicht nur die peripheren Organe, etwa Fuß- oder Handmuskeln durch STH-Gabe ihre Funktionen verbessern, sondern auch der Herzmuskel positiv angeregt wird. Bei Patienten mit Herzmuskelschwäche wurde nach einer STH-Zufuhr tatsächlich eine deutliche Abnahme der Herzschwäche und eine Zunahme der Ventrikelfunktion registriert. Ob man diese Therapie künftig verstärkt auch älteren Menschen anbieten kann, muß noch klinisch untersucht werden. Die Therapiechancen für die Zukunft sind aber recht positiv.

Das Wachstumshormon verbessert auch den Zustand des Herzmuskels

Sichere Ausgangsbasis dabei ist, daß die Zunahme des Muskels und die Abnahme des Fettgewebes eine Folge des Wachstumshormons ist. Und dieses hat, wie auch das DHEA, noch mehrere zusätzliche Positivaspekte. Unter anderem hat dieses Hormon auch Einfluß auf den Zustand der Haut.

Das STH stimuliert nicht nur die Proteine des Muskels, die die Eiweißmoleküle und die Zellen untereinander verbinden (sowie den Raum zwischen den einzelnen Zellverbänden ausfüllen) – dieses Wachstumshormon wirkt sich auch positiv auf den Wasserhaushalt im Innern der Hautzellen aus.

Das STH reguliert auch die Hautspannung

Die „Spannkraft der Haut", der sogenannte Turgor, hängt zweifellos vom Wassergehalt ab. Nach STH-Zufuhr konnte auch eine Zunahme des Gewebswassers festgestellt werden, was zunächst auf den wassereinlagernden Effekt des Somatotropins zurückgeführt wurde. Neuerdings wird dieser Effekt allerdings anders erklärt. Nicht das Wasser wird zwischen Zellen gespeichert, sondern jene Verbindungsproteine sind es, die den Zellverband verstärken und zwischen den einzelnen Zellen das für deren Funktion wichtige Wasser sammeln (inkorporieren). Dadurch bekommt das Gewebe ein

STH glättet die Haut und erhöht deren Festigkeit

glatteres Aussehen, der Gewebsdruck steigt und die Festigkeit der Haut nimmt – auch optisch deutlich wahrnehmbar – meßbar zu. Es gibt also auch in der Haut eine Schicht, die reich an jenen Proteinen ist, die man sonst nur in anderen Organen zwischen den Zellen findet. Eiweiß-Zuckerverbindungen, die in der mittleren Hautschicht (unterhalb der Epidermis) in unterschiedlichem Maß synthetisiert werden, entscheiden nicht nur über die Hautelastizität, sondern sind auch Voraussetzung für die Bildung von Elastin und Kollagen – also jenen Bestandteilen, die über die „Jugend der Haut" mitentscheiden. Das STH besitzt die Fähigkeit, die „extrazelluläre Matrix" (d.i. die Zwischenzellsubstanz) mit Bindungsproteinen zu füllen und damit den Kommunikationsaustausch zwischen den Zellen zu intensivieren und die Gewebefestigkeit zu verbessern.

Lockere Zähne – wer hätte noch nie mit diesem äußerst unangenehmen Problem zu tun gehabt! Mit einiger Wahrscheinlichkeit ist das STH auch an gewebsstützenden Aufgaben im „kraniofazialen Bereich" (Gesichtsschädelbereich), zu dem auch Gebiß und Zahnverankerung zählen, mitbeteiligt. Zuwenig STH ist wahrscheinlich auch eine der Ursachen für Zahnlockerungen. Zumindest geht die Hormon-Wissenschaft davon aus, daß das Somatotropin für das Gebiß erwachsener Menschen von großer Bedeutung ist.

STH kann Zahnlockerungen vermeiden – wahrscheinlich

Die Diagnose STH-Mangel ist nur bei Kindern relativ einfach. Bei ihnen wird eine Wachstumshormonspiegel-Messung durchgeführt, mit deren Hilfe ein Mangel an STH festgestellt werden kann. Schwieriger wird es bei erwachsenen Menschen. Bei ihnen kommt es ab dem 30. Lebensjahr zu einem kontinuierlichen Absinken des Somatotropins. Das nicht etwa, weil die Hirnanhangsdrüse altert und dadurch funktionsgeschädigt wird, sondern weil die STH-Synthese durch einen Transmitter des Gehirns – das Somatostatin – eingebremst wird. Dieses Somatostatin nimmt im Alter zu und verringert die gleichbleibende Freisetzung des STH.

Ob man im Alter ein fehlendes Wachstumshormon ausgleichen soll, ist auch unter Medizinern noch nicht ausdiskutiert. Auch hier geht das Probieren übers Studieren: Liegen Beschwerden vor, die auf einen Mangel des Wachstumshormons schließen lassen, und ist das Somatotropin im Blut tatsächlich niedrig, dann ist eine „therapeutische Probe" gerechtfertigt. Bessert sich nach einer STH-Zufuhr das Beschwerdebild, ohne daß gleichzeitig ein Nachteil entsteht, dann kann eine einschlägige Therapie als gerechtfertigt angesehen werden.

Im Alter nimmt der STH-Spiegel ab. Über die Folgen gibt es noch keine sichere Antwort

Das Hauptsymptom bei STH-Mangel ist Müdigkeit. Aber auch Schlaffheit, Fettzu- oder Muskelabnahme gehören zum Erscheinungsbild dieses Hormonmangels. Es zeigen sich aber auch sehr oft

Hauptsymptom: Müdigkeit

seelische Veränderungen, wie depressive Verstimmung oder Soziophobie (solche Patienten meiden sehr oft die Gesellschaft anderer Menschen).

Objektiviert wird der Wachstumshormon-Spiegel durch eine Blutabnahme. Der Arzt hat dabei aber zu berücksichtigen, daß Bildung und Freisetzung des Somatotropins einem Tagesrhythmus unterliegen. In den frühen Nachtstunden steigt es an, um die Schäden des Vortages zu beheben. In den frühen Morgenstunden sinkt es dann wieder ab, um dem Cortisol Platz zu machen, das zu Tagesbeginn ansteigt und den Menschen für den Einsatz des bevorstehenden Tages fit macht. Dazu kommen individuelle Schwankungen, sodaß es nicht immer einfach ist, durch einmalige Blutuntersuchung den tatsächlich vorhandenen STH-Spiegel zu erfassen. Deshalb werden auch „Stimulationsteste" durchgeführt, mit deren Hilfe die Fähigkeit des Körpers überprüft wird, das Somatotropin zu produzieren.

„Stimulationstest"

Aber auch der Patient selbst hat die Möglichkeit, die eigene STH-Produktion anzuregen. Dies basiert auf folgenden Überlegungen: Da ein niedriger Zuckerspiegel im Blut zu einer verstärkten Ausschüttung des Somatotropins führt, kann man die nächtliche Produktion des Wachstumshormons durch eine Reduktion der Abendmahlzeit stimulieren. Damit imitiert man den Tageszyklus der Natur. Denn ähnlich wie beim Melatonin steigt auch bei Essensverzicht durch eine damit verbundene Hypoglykämie (Unterzuckerung) das STH an. Auch eine mäßig betriebene Sportaktivität am Abend stimuliert die Freisetzung des Wachstumshormons. Einige aktuelle wissenschaftliche Forschungen deuten darauf hin, daß ganz kleine chemische Verbindungen, die nur aus Aminosäuren bestehen, die STH-Ausschüttung ebenfalls stimulieren. Ein Effekt übrigens, der auch dem unter anderem in Fisch enthaltenen Arginin (einer lebenswichtigen Aminosäure) zugeschrieben wird. Ob allerdings auch ein nur mit der Nahrung aufgenommenes Arginin

Auch hier: Abendessen am besten streichen

die Wachstumshormonsekretion ankurbelt, ist noch nicht restlos beantwortet.

> „Das Abendessen überlaß' Deinen Feinden"
>
> Die Einschränkung der Kalorienzufuhr ist nach übereinstimmenden wissenschaftlichen Erkenntnissen derzeit die einzige gesicherte Möglichkeit, das Leben zu verlängern.

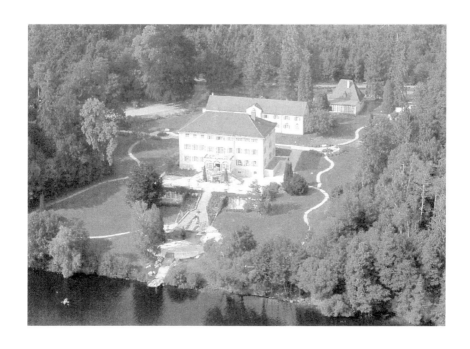

Anfragen zur Thematik dieses Buches richten Sie bitte an die Leitung der Schloßklinik Abtsee. In diesem Hause werden auch entsprechende Untersuchungen und Behandlungen vorgenommen.

Schloßklinik Abtsee, Abtsee 31, D-83410 Laufen, Tel.: ++49-8682-917114

Ewiges Mysterium Schönheit

HORMONE FÜR DIE FRAUEN – PRIVILEGIEN FÜRS LEBEN UND ÜBERLEBEN

Floria Tosca weihte ihr Leben der Schönheit. Zumindest in Puccinis gleichnamiger Oper ist die „berühmte Sängerin" eine Society-Lady, die vor allem durch weibliche Reize sowie stürmische Leidenschaften und weniger durch politische Raffinesse betört. Drei (Bühnen-)Todesfälle sind die Bilanz in diesem dramatischen Meisterwerk – durch ihre Naivität und Arglosigkeit ist Tosca von allem Anfang an in das tragische Geschehen um Leben und Sterben schuldlos verstrickt.

Tosca ist wunderschön, eruptiv und instinktiv. So wie sie vom Komponisten Puccini gezeichnet wurde, ist sie durchströmt vom aufregenden Leben. Eine Frau zwischen Glück und Leid, letztlich doch ein Opfer von Intrigen und Heimtücke.

Ein prominenter amerikanischer Universitätslehrer pflegt an dieser Stelle seiner Vorlesung den Satz einzuwerfen: „Bei dieser Tosca hätte man einen Östrogen-Spiegel machen müssen. Ich bin mir dessen sicher, daß man danach diese Frau besser verstehen könnte".

Östrogen – das Hormon des Lebens, der Schönheit, der Empfindungen und der Gefühle.

Östrogen – das Hormon des Lebens und der Schönheit

> Das Fehlen der Eierstockhormone beschleunigt zahlreiche Alterungsprozesse und soll deshalb ausgeglichen werden!

Das Schönheitshormon Östrogen

Östrogene wachen über die Fortpflanzung, die Schwangerschaft und über das Heranwachsen embryonalen Lebens. Sie bewirken Schönheit, Gesundheit, Leidenschaften und die Weiblichkeit. Dieses Hormon ist das treffendste Symbol für Jugend und Alter – und die Lebenszeit, die dazwischen liegt.

Wie wichtig die Östrogene für Gesundheit, Fitneß und Schönheit des weiblichen Körpers sind, sieht man vielfach erst dann, wenn sie fehlen. In den Wechseljahren beobachten Frauen, wie innerhalb weniger Monate die Haut dünner wird, wie sie Falten wirft und wie spontan viele Altersflecken aufschießen. Auch Kopfhaare verändern sich. Sie verlieren ihren Glanz, werden brüchig und matt, wachsen langsamer und zeigen kaum noch die von früher gewohnte Fülle.

> Östrogene fallen vor allem dann negativ auf, wenn sie fehlen

Viele Frauen erinnern sich daran, daß ihre Haare während der Schwangerschaft am schönsten waren – füllig, dicht, seidig und von ganz besonderem Glanz. Das ist gewiß kein Zufall, erreichen doch die östrogenen Hormone während der Schwangerschaft die höchsten Werte.

> Während der Schwangerschaft erreicht die Östrogen-Konzentration den Höhepunkt

Und dann kommen in der zweiten Lebenshälfte die Wechseljahre. Das Skelettsystem verändert sich, was in vielen Fällen sogar als spürbare Veränderung wahrgenommen wird. Bei vielen Frauen wird der Mineralgehalt des Knochengerüstes abgebaut – und die Folgen machen sich bemerkbar. Es verringert sich die Körpergröße, die Wirbelsäule krümmt sich, zum Teil auch unter Schmerzen, und die Osteoporose (Verlust an Knochensubstanz) mit ihren gefürchetetn Folgen nimmt ihren Lauf. Die Häufigkeit spontaner Knochenbrüche nimmt zu. Östrogene können diesen Prozeß verhindern und damit ein Symptom des Alterns eliminieren.

In den Wartezimmern der Ärzte tauchen immer wieder Plakate auf, die mit einem Slogan – „Aufrecht bis ins hohe Alter" – für eine Hormonersatztherapie im Kampf gegen die Osteoporose werben. Was einmal mehr beweist, wie wichtig die Östrogene sind.

> „Aufrecht bis ins hohe Alter" – mit einer Hormonersatztherapie

Östrogene sind weibliche Geschlechtshormone, die massiv in den Lebenszyklus der Frau eingreifen. Ganz besonders wirken sie im Knochensystem. Sie unterdrücken den Knochenabbau und stimulieren alle Vorgänge, die den Kalziumeinlagerungsprozeß begünstigen. Die sogenannten Osteoblasten – das sind die für die Knochenneubildung verantwortlichen Zellen – werden durch die Östrogene aus ihrer Reserve geholt und zur Verjüngung des menschlichen Skeletts mobilisiert.

Östrogene verjüngen das menschliche Skelett

Beim Mann übernehmen übrigens die Hormone des Hodens die Funktion der weiblichen Östrogene. Männer mit Keimdrüsen-Unterfunktion sind extrem Osteoporose-gefährdet. Wobei von der Wissenschaft der Funktionalismus der männlichen Drüsen noch nicht genau erforscht werden konnte. Möglich ist, daß es die Androgene (die männlichen Keimdrüsenhormone) sind, die selbst schützend und verjüngend auf den Knochen einwirken. Möglich ist aber auch, daß die Androgene in Östrogene umgewandelt werden, die dann aktiv auf die Knochensysteme einwirken.

Für Frauen und Männer gilt aber, daß Knochen Organe sind, die belastet werden wollen. Daher sind Gymnastik, altersadäquate sportliche Aktivitäten und regelmäßige Bewegung für die Verlängerung der Jugend von ähnlich großer Bedeutung wie das Dinner-Cancelling-System. Zusammen mit Östrogenen verhindern kurzzeitige Belastungen des Knochensystems – leichte gymnastische Übungen, Radfahren, Laufen, Tennisspielen – das Älterwerden des weiblichen Stützapparates.

Es passiert tagtäglich: Eine Frau wacht in der Früh auf und bemerkt leichte Schmerzen beim Bewegen der Finger. Möglicherweise werden diese Beschwerden spontan als rheumatisch bezeichnet – mit einiger Wahrscheinlichkeit wird sich diese Annahme aber nach genauer Abklärung als Fehldiagnose entpuppen. Viel eher trifft das Krankheitsbild auf Östrogenmangel zu – die Wirkungsweise der weiblichen Sexualhormone kann nämlich ganz besonders deutlich am Knochenbau und

Fingerschmerzen sind sehr oft auf Östrogen-Mangel zurückzuführen

den damit zusammenhängenden Krankheitsbildern studiert werden.

> Treten in der Menopause Gelenkschmerzen auf, hilft oft eine Östrogensalbe

Die einzelnen Knochen werden durch Gelenke verbunden, deren Flexibilität über unsere Beweglichkeit entscheidet. Im Alter wird die Festigkeit des Skeletts reduziert, aber mitunter sinkt auch die Mobilität der Gelenke. Schmerzhafte und langsam arbeitende Gelenke sind immer ein untrügliches Zeichen des Alter(n)s. Die ziehenden Schmerzen an den kleinen Handgelenken beim Aufwachen oder die verlangsamten und von Schmerzen begleiteten Bewegungen der Finger sind, ebenso wie die typisch „eingerosteten" (steifen) Gelenke zu allererst Altersschäden. So wie mechanische Geräte im Alter ihre Flexibilität einbüßen, werden auch die Knochensysteme im Laufe der Zeit mechanisch beschädigt. Aneinander reibende Gelenkflächen werden uneben, was zu mitunter äußerst unangenehmen Bewegungsschmerzen führt. Meist fehlt im Alter auch jene „Gelenkschmiere", die für ein klagloses Funktionieren der Gelenke notwendig ist.

Die „Rost-Schäden" verdanken wir dem Altern

In diesen Fällen erweisen sich Östrogene als segensreich. Sie schützen nicht nur die kommunizierenden Oberflächen aneinander reibender Gelenke, sie versorgen auch die Gelenkkapsel mit der für die Bewegung so notwendigen Flüssigkeit.

Östrogene „schmieren" die Gelenke

Mit den Sexualhormonen der Frau können oft Wunder bewirkt werden. Die verjüngende Kraft der Östrogene kann nicht selten schon nach einer einzigen äußerlichen Anwendung beobachtet werden: Eine auf die schmerzenden Gelenke aufgetragene und speziell abgestimmte Östrogen-Creme eliminiert oft spontan, meist aber schon nach kurzer Zeit den Schmerz und normalisiert die Gelenkfunktion.

Die Östrogene bewachen das weibliche Skelett- und Gelenksystem und schützen es vor Osteoporose, Degenerationserscheinungen und Arthropathie (Gelenkserkrankung). Diese Hormone sind nicht die alleinigen, wohl aber die wichtigsten Wächter über die weiblichen Knochensysteme. So sehr man aber in der Vergangenheit die Bedeutung der weiblichen Geschlechtshormone auf den Bewegungsapparat unterschätzt hat, so sehr muß man sich heute hüten, sie als ultimatives, „einzig seligmachendes" Medikament gegen Osteoporose hochzuloben.

Östrogene bewachen das weibliche Skelett

Risikofaktoren für die Knochenerweichung:

- erbliche Belastung
- frühe Menopause
- Nikotinmißbrauch
- Pigmentarmut

Wichtig ist aber die Erkenntnis, daß diese Hormone gerade bei der Frau im Alterungsprozeß der Knochen und Gelenke eine Schlüsselrolle einnehmen. Sie können diesen verlangsamen, wenn der weibliche Körper die schützenden Hormone in ausreichendem Maß zur Verfügung stellt; sie können ihn aber auch beschleunigen, wenn das nicht der Fall ist.

Schon seit langem ist bekannt, daß der Alterungsprozeß unseres Körpers vor allem von der Organdurchblutung abhängt. Ist die Blutzufuhr für die verschiedenen (auch entfernten) Körperteile gegeben, funktioniert auch die Sauerstoffversorgung. Die „Atmung" der Zellen ist damit sichergestellt und die energiespendenden Lebensprozesse können problemlos ablaufen. Verringert sich die Körperdurchblutung (etwa durch verengte Gefäße), kommt es zu einer Sauerstoff-Unterversorgung. Die Leistungskapazität des Körpers sinkt erheblich – Alter und Krankheiten entstehen. Aber auch andere Systeme sind von einer gut funktio-

Eminent wichtig: die Sauerstoffversorgung der Zellen

nierenden Durchblutung abhängig – etwa die Verdauung oder der Ab-, Zu- und Durchtransport zahlloser Stoffe. Dazu gehören auch die Signalmoleküle, die Hormone.

> Östrogene sind
> körpereigene Durchblutungsmittel

Durchblutung – ein Schlüsselkriterium des Gesamtsystems

Die Durchblutung ist mit Fug und Recht ein Schlüsselkriterium des Gesamtsystems: Sie entscheidet über die Spannkraft unseres Körpers ebenso wie über die Geschwindigkeit des Alterungsprozesses.

Das durch komplizierte Überwachungsmechanismen gesteuerte Kreislaufsystem muß zunächst zwei – scheinbar gegensätzliche – Forderungen koordinieren:
- die Dichtheit des Kreislaufes;
- und die Vermeidung von System-Verstopfungen.

Wird also das System an irgendeiner Stelle – etwa durch eine Verwundung, durch ein aufbrechendes Geschwür oder durch eine sonstige Öffnung der Blutgefäße – leck, dann muß es sofort gedichtet oder verklebt werden. Dieses „Abdichten" ist die Aufgabe des Gerinnungssystems.

Gerinnung und gerinnungshemmende Faktoren

Das aber schießt gelegentlich übers Ziel hinaus. Gelegentlich werden schon bei winzigen Verletzungen innerhalb der Gefäßwand die gerinnungshemmenden Faktoren schon dann mobilisiert, wenn der Schaden nur minimal, wenn er also noch weit von einem Leck entfernt ist. Aber das System bildet sicherheitshalber und aus übertriebener Vorsicht selbst bei Kleinstschäden überschießend Klebepfropfen aus, die sich kontraproduktiv auswirken können. Wenn Blutgefäße nicht undicht, sondern nur leicht angekratzt sind, dann haben diese Pfropfen nichts zu dichten – sie wirken im Gegenteil verstopfend. Und wenn Blutgefäße verstopft sind, dann können sie zu Schlaganfall oder Herzinfarkt führen.

Zigarettenkonsum, fettreiche Nahrung und Bewegungsarmut können zusätzlich zu einem vorzeitigen Verschluß von Arterien und Venen führen – und damit die Durchblutung zusätzlich verringern. Es liegt auf der Hand, daß dieser Prozeß das Auftreten von Krankheiten begünstigt und das Altern verstärkt.

Wenn Dichtstoffe zu Verstopfungen der Gefäße führen

In diese Durchblutung – eine lebenswichtige Aufgabe unseres Körpers – greifen nun die weiblichen Geschlechtshormone massiv ein. Sie verhindern nämlich ein frühzeitiges Verstopfen und Altwerden der Gefäße. Östrogene sind dabei in ihrer Wirkungsweise äußerst erfinderisch: Sie reduzieren den Cholesterinspiegel des Blutes und verhindern damit die für den Blutgefäßverschluß mitverantwortliche Anlagerung der Fettanteile. Sie senken aber auch den Blutdruck, indem sie das Stickstoffmonoxid-Gas freisetzen. Sie simulieren damit Vorgänge, wie sie auch durch Nitropräparate bei Herzerkrankungen angewendet werden. Die Östrogene sind damit wunderbare natürliche Gefäßdurchbluter.

Die weiblichen Geschlechtshormone verhindern Gefäßschäden durch Senkung des Cholesterinspiegels

Wirkungsgeschichtlich wurden sie übrigens dafür konzipiert, schwangere Mütter und ihr werdendes Kind optimal mit Sauerstoff zu versorgen. Später haben die Östrogene aber begonnen, ihr Wirken auf den gesamte Körper der Frau auszudehnen, und zwar systemübergreifend.

Um etwa die Durchblutung der Gebärmutter während einer Schwangerschaft zu garantieren, hat das Östrogen zu anderen Körpersystemen Kontakt aufgenommen und diesen signalisiert, unterstützend in die Durchblutung von Embryo und Gebärmutter einzugreifen. Außerhalb der Gravidität nützen die Östrogene ihre Verbindungen zu den durchblutungssteigernden Systemen und regen diese an, den gesamten weiblichen Organismus besser zu durchbluten und damit optimaler mit Sauerstoff zu versorgen.

Östrogene wirken nicht nur während der Schwangerschaft

Weibliche Hormone und ihre Wirkung aufs Gehirn

Gegen die Alzheimersche Krankheit

Merkfähigkeit – eine Östrogen-Funktion

Östrogene sind damit ganz wichtige Hormone gegen das Altern. Somit sind diese Stoffe des weiblichen Eierstockes optimale „Anti-Aging"-Substanzen. Wahrscheinlich ist das Östrogen das wichtigste Hormon im Körper der Frau.

Was aber nutzt der Frau ein aufrechter Gang, ein prächtiges Skelett und ein gesundes Herz, wenn ihr Gehirn nicht mehr voll funktioniert. Das Gehirn ist das wichtigste Organ des Körpers – und ihm widmet die Altersforschung viel Aufmerksamkeit. Die Forschung scheut weder Kosten noch Mühen, um das Nachlassen unserer Gedächtnisleistungen, des Urteilsvermögens und der Assoziationsfähigkeit zu verhindern. Ein Sieg im Kampf gegen das Altern wird wohl erst dann als solcher gefeiert werden können, wenn man Mittel gegen die degenerativen Prozesse des menschlichen Gehirns – vor allem gegen den Morbus Alzheimer oder die senile Demenz (vor allem im Alter stattfindender Verlust verstandesmäßiger Fähigkeiten und Persönlichkeitsveränderungen) – gefunden hat.

Zur großen Überraschung der Wissenschaft hat das Östrogen erst in den vergangenen Jahren entscheidende Waffen im Kampf gegen das Altern beisteuern können.

Auf die verjüngende Kraft, die das Östrogen im Gehirn ausübt, wurden die Forscher zu allererst in den USA aufmerksam. Es fiel auf, daß in Pensionistenheimen, deren ärztliche Führung großzügig Östrogene verschrieb, weit weniger Patientinnen an Morbus Alzheimer starben als in Häusern, in denen das nicht der Fall war. Kurze Zeit später wurde auch experimentell bewiesen, daß die Hormone des weiblichen Eierstocks jene Stoffwechselvorgänge im Gehirn unterstützen, die für das normale Funktionieren des zentralen Nervensystems von großer Bedeutung sind.

„As low as possible"
Grundsatz jeder Östrogentherapie

Studiert werden kann die Östrogen-Wirkung an der Merkfähigkeit. In den Wechseljahren nimmt die Konzentration dieses Hormons ab. Viele Frauen klagen in jener Phase ihres Lebens darüber, daß sie ihr ursprünglich ausgezeichnetes Gedächtnis im Stich lasse, daß sie sich vieles aufschreiben müßten und von einem Augenblick auf den andern entscheidende Dinge vergessen. Diese Symptome sind typisch für Östrogen-Mangel: Diese Hormone vernetzen, wenn sie in ausreichender Konzentration vorhanden sind, die einzelnen Nervenfasern, wodurch sie jene Assoziationsbrücken bauen, die für die Gedächtnisleistung wichtig sind. Das Gehirn besitzt eigene Wachstumsfaktoren, die für die Kommunikationsstellen zwischen den einzelnen Nervenzellen – die sogenannten „Synapsen" – verantwortlich sind. Jüngste Forschungen belegen, daß dieser Brückenschlag zwischen einzelnen Gehirnteilen von den Östrogenen angeregt wird.

Östrogen sorgt für einen wichtigen Brückenschlag zwischen den Gehirnteilen

Aber Nervenzellen kommunizieren nicht nur direkt miteinander. Sie setzen Neurotransmitter frei – das sind kleine Botenstoffe und Gewebshormone, die in kürzester Zeit auf chemischem Weg Informationen von einer Nervenzelle zur anderen bringen können. Die Freisetzung dieser „Nervenhormone" ist ein komplizierter Prozeß, in den eine Fülle anderer Mechanismen eingebunden sind. Die Bereitschaft, solche Kommunikationsstoffe überhaupt erst zu bilden und freizusetzen, hängt auch von den weiblichen Geschlechtshormonen ab. Auch hier wirken also die Östrogene verjüngend aufs Gehirn.

Östrogen wirkt auch stimulierend auf andere Botenstoffe

Sie bewirken konzentrationssteigernde Effekte im Gesamtsystem. Das Nikotin hat übrigens eine ähnliche Wirkung – freilich mit einer Unzahl größerer Nachteile. Die Zigarette bewirkt beim Raucher eine Konzentrationsverdichtung. Gelänge es, anstelle einer Zigarette eine kleine Dosis Östrogen zu verabreichen, hätte das auf das zentrale Nervensystem den gleichen Effekt, ohne daß gleichzeitig gif-

Eine Kleindosis Östrogen hat im Gehirn dieselbe Wirkung wie eine Zigarette – aber nicht die gefährlichen Nebenerscheinungen tige Teere, Gase und schädigende Radikale in den Körper gelangen müßten.

Es ist wissenschaftlich nachgewiesen, daß der Alterungsprozeß der Knochen, der Gelenke, des Herz-Kreislaufsystems und des Gehirns durch die Östrogene hinausgeschoben werden kann. Die naturphilosophische Erklärung hiefür ist ganz eng mit dem Zustand der Schwangerschaft verknüpft: Die Weitergabe des Lebens ist für die Evolution ein derart wichtiger Prozeß, daß der weibliche Organismus in dieser Phase mit einer Fülle von Vorteilen ausgestattet ist. Der weibliche Körper bildet diese Geschlechtshormone, die so viele wichtige Systeme des Körpers unterstützen aber auch außerhalb der Schwangerschaft – er bleibt also im Besitz dieser Privilegien.

Das Schwangerschaftshormon wirkt nicht nur während der Schwangerschaft

Das unterstreicht, daß den Frauen im übergeordneten Schöpfungsgeschehen gegenüber den Männern eine Vorzugsstellung eingeräumt wird. Mit gutem Grund leben Frauen länger als Männer – die Natur bietet den Trägerinnen der Menschheit eine grundsätzlich bessere hormonelle Grundausstattung als den Männern.

Lebensverlängerung – das bedeutet nicht unbedingt Vermehrung der Lebensjahre um jeden Preis. Die „Anti-Aging"-Konzepte bemühen sich nicht nur um eine längere Lebensspanne, sondern vor allem um eine bessere und verbesserte Lebensqualität. Der 90jährige Mensch soll nicht wegen einer Osteoporose an den Rollstuhl gefesselt und mit schweren Durchblutungsstörungen zur Bewegungslosigkeit verdammt sein. Der alte Mensch muß weiterhin im Vollbesitz seiner geistigen Kräfte bleiben. Auf den Punkt gebracht also: Altwerden und Altsein sollen Freude machen.

Mit Östrogen soll das Altwerden mehr Freude machen

> Die Wirkung der Östrogene ist vielfältig:
>
> Sie schützen vor Osteoporose und halten die Gelenke geschmeidig und wirken positiv auf Gehirn, Haut, Schleimhäute und Gefäße

Und dazu tragen die weiblichen Geschlechtshormone entscheidend bei.

Die Bandbreite des Östrogen-Wirkungsœuvres ist erstaunlich. Nicht nur Gehirn, Gelenke oder Skelett werden über dieses Hormon positiv stimuliert – auch die Haut, das größte Organ unseres Körpers, ist geschlechtsabhängig.

Von Säugetieren kennt man diesen Effekt, denn sie zeigen unter dem Einfluß der Sexualhormone zyklische Veränderungen von Haut und Haarpracht. Auch beim Menschen steht die Erneuerungskapazität der Haut in einer Abhängigkeit von den Keimdrüsenhormonen.

Das weibliche Sexualhormon beeinflußt auch die Haut

Diese Signalstoffe wirken wie biologische Wächter, die das Wachstum und die Regenerationsfähigkeit der Zellen in den verschiedenen Hautschichten bestimmen. Vor allem im Klimakterium bemerkt die Frau eine beeindruckende Wechselwirkung zwischen Hormonen und Haut. Stellt nämlich der Eierstock seine Tätigkeit ein, wird die Haut sehr oft trocken, dünn und durchsichtig. Mitunter wirkt sich das am ganzen Körper aus, vor allem aber im Gesicht, an den Oberarmen und im Genitalbereich.

Besonders betroffen sind im Klimakterium die Scheiden- und Blasenschleimhäute. Sie werden trocken und scheinen unter den Wechselbeschwerden besonders zu leiden. Die alternde Scheidenschleimhaut wird nicht selten auch zum (sehr oft aus Scham unartikulierten) Eheproblem: Fehlt der Scheide das Östrogen, wird die Schleimhaut verdünnt. Das führt während des Geschlechtsverkehrs sehr oft zu derartigen Schmerzen, daß der normale eheliche Verkehr zur Qual wird. Die Folgen: Die Eheleute versagen sich dem Akt. Das aber ist unnotwendig, denn durch einfache Östrogen-Zufuhr sind diese Probleme vermeidbar. Nur die Scham verhindert das Gespräch mit dem Frauenarzt.

Scheide und Blase

Leiden werden – völlig sinnlos – aus falscher Scham erlitten und hingenommen

107

Nicht nur die Scheide, auch die Blase ist von einer Östrogen-abhängigen Schleimhaut ausgekleidet. Auch sie altert, wenn das Eierstock-Hormon fehlt. Unangenehm sind auch in diesem Fall die Folgen: Schmerzen beim Urinieren; die fehlende Kraft, den Urin zu halten (Inkontinenz), und sehr oft auch der Drang, jede Stunde die Toilette aufsuchen zu müssen. Alle diese Erscheinungen sind nicht nur für den Alterungsprozeß von Bedeutung, sie können auch die Gesundheit schädigen.

Unangenehm, aber unnotwendig: Durch eine Normalisierung des Östrogen-Haushaltes können alle diese unangenehmen Begleiterscheinungen des Alterungsprozesses problemlos beseitigt werden. Die künstlich zugeführten Östrogene beheben damit die Schäden, die der natürliche Östrogen-Mangel verursacht.

Das Geheimnis der Östrogen-Bildung

Der Östrogen-Zyklus

Das Verjüngungshormon Östrogen wird hauptsächlich im Eierstock der Frau produziert – und das zu verschiedenen Zeiten auf unterschiedliche Weise. Während der Menstruation etwa setzen die weiblichen Eierstöcke die geringste Östrogen-Dosis frei. Unmittelbar nach der Regel steigt dagegen das Hormon an und erreicht zum Zeitpunkt des Eisprunges – üblicherweise ist das zwischen 12. und 14. Tag nach Beginn der Menstruation – die höchste Konzentration.

Das Auf und Ab im Fruchtbarkeitszyklus

In der zweiten Zyklusphase wird zwar auch Östrogen produziert, mengenmäßig aber weniger als während des Eisprunges. Unmittelbar vor Regelbeginn fällt dieses Hormon (wie übrigens auch das Schwangerschaftshormon Progesteron) wieder ab, um nach der Menstruation erneut wieder anzusteigen. Auf und ab – bis zum Eintritt des Klimakteriums dauert dieser Schwankungszyklus an.

In der Natur geschieht nichts zufällig, und so kommen auch diesem zyklischen Up und Down verschiedene Funktionen zu.

So ist der weibliche Eierstock zwar der größte Östrogen-Produzent, er ist aber nicht der einzige. Der menschliche Körper scheint sich auf diese Drüse allein nicht verlassen zu wollen, denn er hat Mittel gefunden, um auch – unabhängig vom Eierstock – diesen wichtigen Botenstoff in anderen Organen herstellen zu können. Erstaunlicherweise sind es die so oft geschmähten Fettzellen, die vom Körper als Hormon-Ersatzproduzenten herangezogen werden. Denn diese Zellen verfügen über ein Enzym-System, das aus männlichen Hormonen Östrogen aufbereiten und bereitstellen kann. Im übrigen kann auch das Gehirn Östrogene bilden – was deutlich beweist, welch eminente Bedeutung gerade dieses Hormon für das gesamte Nervensystem hat.

Alterungssymptome beim Östrogenmangel	
Vergeßlichkeit	Gelenkschmerzen
Harnverlust	Schlaflosigkeit
Haarausfall	Hitzewallungen
trockene Haut	Depression

Ersatz-Systeme – auch deren Bedeutung wird verständlich. Wenn nämlich die Eierstöcke in den Wechseljahren ihre Östrogen-Produktion beenden, treten an ihrer Stelle bedarfsweise Fettgewebe und Gehirn in Funktion. Sie liefern in vielen Fällen ausreichende Mengen dieses Hormons, sodaß nicht jede Frau in der Menopause an Wechselbeschwerden leiden muß. Allerdings erreichen Fett- und Nervenzellen bei weitem nicht jenen Östrogen-Output, zu dem der Eierstock in der Blüte der weiblichen Jahre imstande ist. Das ist der Grund, daß bei einer doch beträchtlichen Zahl von Frauen in der Menopause jene Östrogen-bedingten Ausfallerscheinungen auftreten, die den Alterungsprozeß beschleunigen können.

Gehirn und Fettzellen als Ersatzproduzenten

> „Genießt Du die Sonne, so
> spare nicht mit Vitamin E"

Wichtige Fragen an den Frauenarzt

Viele Frauen in diesem Alter stellen ihrem Gynäkologen vor allem die folgenden Fragen:
- Soll jede Frau in den Wechseljahren mit Östrogenen „zwangsbeglückt" werden?
- Hat die Hormonzufuhr auch Nachteile oder überwiegen die Vorteile?
- Wie lange sollen diese Hormone eingenommen werden?
- Ist nach dem Beispiel „Pillen-Pause" auch eine „Östrogen-Pause" sinnvoll?
- Was sind die Risiken dieser Behandlung?
- Besteht durch Östrogen-Zufuhr erhöhte Krebsgefahr?

Mitunter sind die Fragen gar nicht so einfach zu beantworten.

Falsche Dosierung erhöht Krebsgefahr

Beginnen wir bei der wichtigsten Frage – der letzten. Eine klare Antwort: Krebsgefahr ist bei richtiger Dosierung nicht wahrscheinlich, aber auch nicht auszuschließen. Der berühmte Salzburger Arzt Theophrastus Paracelsus (1493 in Einsiedeln, Schweiz, als Theophrastus Bombastus von Hohenheim geboren und 1541 als Pionier der modernen Heilkunde und der organischen Chemie in Salzburg gestorben) sagte damals, was heute auch auf die Östrogene angewandt werden könnte: „Es ist die Dosis, die letztlich entscheidet, ob etwas zum Heilmittel oder zum Gift wird".

Östrogene bestimmen die Zellerneuerungsgeschwindigkeit

Dieses klassische Zitat wird verständlich, wenn man sich den Wirkungskreis dieses Hormons vorstellt. Die Östrogene wirken über komplizierte Zellsteuerungsmechanismen auf Knochen, Gelenke, Haut, Gehirn und Kreislaufsystem – sie sind also an vielen Orten tätig. Sie befehlen den einzelnen Zellen, sich permanent zu regenerieren, zu teilen und sich zu erneuern. Östrogene halten also das gesamte Zellsystem auf Trab und sie bestimmen auch noch die Geschwindigkeit dieser Ablaufprozesse. Die Zellzyklus-Geschwindigkeit, mit der sich diese Zellen vermehren, ist auch eine Funktion der

Östrogen-Konzentration. Fehlt dieses Hormon, dann geschieht die Zellregeneration viel zu langsam – Krankheit oder Alterung, meist beides, entstehen. Umgekehrt kann aber auch ein Zuviel an Östrogenen schaden. Wird nämlich die Zellteilungsgeschwindigkeit zu stark angekurbelt, dann haben die Gewebeteile gar nicht Zeit, sich nach einer Teilung in den Zellverband zu integrieren. Irrtümer, die sich durch die Geschwindigkeit der Regeneration ergeben, können nicht mehr ausgebessert werden. Dadurch kann es geschehen, daß sich Fehler in den genetischen Code einschleichen, und daß es in diesem Chaos zu folgenschweren Konsequenzen kommt – zu Krebs. Diese Unordnung entsteht aber nur dann, wenn der Östrogen-Turbo auf volle Stärke gepuscht wurde. Auch bei diesen Hormonen ist daher nur das Mittelmaß gefahrlos – da sowohl ein Zuwenig als auch ein Zuviel Schäden anrichten kann, ist eine mittlere Dosierung die beste Methode, die hormonelle Welt unter Kontrolle zu halten.

Zellirrtümer können zu ungebremster Zellvermehrung führen

Krebs – Chaos in der Zellinformation

Gerade beim Östrogen ist die Dosierung von größter Bedeutung. Sie wurde in der Vergangenheit nicht selten völlig falsch eingeschätzt – und nicht selten waren damals auch die Folgen falscher Hormonbehandlung Anlaß für Diskussionen. Den positiven und segensreichen Effekt des Östradiols kann man nur dadurch garantieren, wenn der von der Natur vorgegebene Dosisbereich – zwischen 50 und 200pg/ml Blutserum – penibel eingehalten wird. Allerdings schlummert auch hier der Teufel im Detail. Da einzelne Organe, unabhängig von Fettzellen und Gehirn, inaktives Östrogen in aktives umwandeln können, führt die richtige Dosis des öfteren zu unterschiedlichen Beurteilungen. Jedenfalls stehen der Forschung noch zahlreiche Betätigungsfelder offen.

Der eigene Körper und nicht nur Fachleute entscheiden über die richtige Dosierung

Frauen merken meist selbst am besten, ob eine Östrogen-Zufuhr sinnvoll ist oder nicht. Wenn schwere Störungen auftreten, mitunter auch solche mit Krankheitscharakter, ist meist eine Ersatztherapie angezeigt.

Aber nicht jede Frau im Klimakterium benötigt Östrogen-Ersatz. Selbst dann, wenn die Eierstöcke ihre Tätigkeit beenden, übernehmen ja noch immer Fettzellen oder Gehirn die Bildung einer bestimmten (Ersatz-)Menge des Hormons. Die Frau wird meist selber spüren, ob diese zur gewohnten Befindlichkeit ausreicht oder ob eine Ersatztherapie durch Östrogen-Zufuhr geboten erscheint.

Nicht jede Frau im Klimakterium benötigt eine Ersatztherapie

Die häufigsten Symptome des Östrogen-Mangels: Schlaflosigkeit, Hitzewallungen, depressive Verstimmungen oder manchmal auch nur eine diffuse Verschlechterung der Lebensqualität. Meist bemerken die betroffenen Frauen auch noch den Altersschub durch Haarausfall, durch Haarverdünnungen, Trockenheit und rapide Alterung der Haut, Gelenkbeschwerden, und – für viele Frauen ganz besonders unangenehm – eine signifikante Gewichtszunahme.

Treffen diese Symptome zu und stellt der Arzt zusätzlich ein Östrogen-Defizit fest, ist eine Hormonersatztherapie anzuraten. Überhaupt dann, wenn ein Altersschaden eine ganze Kaskade zusätzlicher Körperveränderungen nach sich zieht, von denen jedes einzelne bzw. das gesamte Paket schwerwiegende Organalterungen provoziert, ist Östrogen-Zufuhr angeraten.

Das Östrogen-Defizit stellt endgültig nur der Facharzt fest

Man soll sich aber dabei nicht immer nur auf die Symptome allein verlassen. Der Knochenabbau beispielsweise schreitet nach der Menopause mitunter auch ohne Symptome voran – und nur eine klinische Knochendichte-Erhebung kann einen schlüssigen Überblick über die Gesamtsituation geben. Mitunter findet der Knochenabbau aber auch dann statt, wenn das Klimakterium noch gar nicht eingetreten ist. In diesen Fällen ist auch Frauen ohne Beschwerden eine Hormonbehandlung anzuraten.

Hormonbehandlung – auch außerhalb des Klimakteriums

Eine Empfehlung, die übrigens auch den Cholesterinspiegel betrifft. Auch er macht zunächst keinerlei Beschwerden. Aber auch er steigt an und zerstört in aller Stille die Blutgefäße. Beobachten Frauen, daß sie – bei unveränderten Nahrungsgewohnheiten und gleichem Lebensstil – plötzlich einen hohen Cholesterinspiegel haben, so wäre das ebenfalls eine Indikation, auch beschwerdefreien Frauen Östrogene zu empfehlen.

Wobei diese Hormonzufuhr zwar lebensverlängernde Wirkung haben kann, sie aber nicht immer für den gesamten Organismus erforderlich ist. Zeigen sich Östrogen-Mangelbeschwerden nur an bestimmten Teilen des Körpers – etwa an Haut oder Gelenken –, dann genügt es mitunter, das Hormon an dieser Stelle als Salbe oder Gelee aufzutragen. Am Ort des Mangels appliziert, beseitigt es Gelenksschmerzen oder trockene Haut, ohne daß die übrigen Körperteile involviert sind.

Oft wirken auch lokal aufgetragene Salben und Gelees

Leidet dagegen der gesamte Organismus an hormonellem Mangel, so wird man ihm diese Stoffe in seiner Gesamtheit zuführen. Hitzewallungen, Depressionen oder Mangelerscheinungen am Knochensystem erfordern eine Östrogenzufuhr, die jeder Zelle des Körpers zuteil werden muß. Verabreicht werden meist Tabletten, die wohldosiert täglich eingenommen werden müssen. Die Geschlechtshormone der Keimdrüsen sind sehr kleine Moleküle, die – wenn man sie in geeigneter Weise verpackt – auch direkt durch die Haut in den Körper eindringen können. Die Pflastertechnik ermöglicht die Hormonzufuhr unter Umgehung der Leber. Es stehen aber auch Injektionen oder Kristalle zur Verfügung, allerdings werden diese – wegen möglicher Gefahr einer Überdosierung – nicht allzu oft verwendet.

Zusammenfassend also: Östrogene richtig und unter ärztlicher Aufsicht eingesetzt, sind für die betroffenen Frauen ein Segen. Falsch dosiert und

Östrogene, richtig dosiert, sind mehr Segen als Fluch

ohne fachärztliche Beratung eingenommen, können sie sich zum Fluch entwickeln.

Schwangerschaftshormon Progesteron

Die Natur geht mit ihren Gaben zwar großzügig, aber meist nicht verschwenderisch um. Während das Östrogen – vor dem Wechsel der Frau – immer verfügbar ist, wird das Gelbkörperhormon Progesteron (der Gelbkörper ist ein Stadium der Umbauphasen des Follikels, welche sich in schöner Regelmäßigkeit im Eierstock der Frau abspielen) überhaupt nur 12 bis 14 Tage im Monat im weiblichen Körper gebildet. Verfügbar ist es nur nach dem Eisprung, also in der zweiten Hälfte des Zyklus.

Bis zum Wechsel der Frau ist das Östrogen immer verfügbar. Das Progesteron aber nur in der zweiten Hälfte des Zyklus

Die Wirkung dieses Gelbkörperhormons wurde lange Zeit verkannt und unterschätzt. Irrtümlich hat sich die Meinung verfestigt, daß dieser Wirkstoff nur und ausschließlich für die Erhaltung der Schwangerschaft notwendig sei. Ausgelöst wurde diese Meinung durch die Tatsache, daß das Progesteron während der Tragzeit in großen Mengen freigesetzt wird. Daß es aber – ähnlich dem Östrogen – das klaglose Funktionieren mehrerer Organe sichert und auch dem Alterungsprozeß entgegenwirkt, wurde erst relativ spät entdeckt.

Das Schwangerschaftshormon funktioniert auch außerhalb der Schwangerschaft. Es wirkt auch dem Alterungsprozeß entgegen

Den Namen Gelkörperhormon verdankt das Progesteron seinem Entstehungsort: Ähnlich dem Östradiol wird dieses Hormon im sogenannten „Gelbkörper" – das ist im Eierstock der Frau – gebildet, aber ausnahmslos nur nach dem Eisprung, da es nur in dieser Zeit parat sein muß, den Embryo hormonell zu unterstützen. In der Zeit der Gravidität (Schwangerschaft) kommt das Progesteron zur höchsten Blüte, dann nämlich, wenn der Mutterkuchen (Plazenta) dem Körper große Mengen dieses Hormons zur Verfügung stellt, um damit das Wachstum des Kindes zu unterstützen.

Dezentral können aber auch die Gehirnzellen das Gelbkörperhormon synthetisieren. Ähnlich dem Östrogen dokumentiert damit die Natur die Wichtigkeit des Progesterons für die anderen Systeme und für Vorgänge, die mit der Schwangerschaft in keinem Zusammenhang stehen. Denn der Körper verläßt sich mit gutem Grund nicht nur auf Mutterkuchen und Eierstock – er mobilisiert auch die Hirnzellen als alternative Produktionseinheit.

Nicht nur die Eierstöcke, auch die Gehirnzellen stellen das Gelbkörperhormon her

Speziell im Gehirn spielen sich faszinierende Vorgänge ab. Dort übernimmt das Gelbkörperhormon erstaunliche Funktionen. Das Progesteron wird nämlich im Gehirn nicht nur gebildet, sondern dort auch noch in eine Reihe weiterer verwandter Substanzen umgewandelt. Deren große Aufgabe: Sie wirken als weibliche Stimmungsmodulatoren. Eine der ganz aktuellen Erkenntnisse ist, daß ein Hauptumbaustoff (Hauptmetabolit) des Gelbkörperhormons eine ähnliche Funktion hat wie das weitverbreitete Medikament Valium®, dessen Wirkstoff, das Diazepam beruhigend wirkt. Und dem Valium® ähnlich, kann auch das Progesteron die Nervenzellen sedieren (beruhigen). Damit bedingt es die seelische Ausgeglichenheit.

Das Progesteron bewirkt die seelische Ausgeglichenheit

Vor der Regel stellen viele Frauen das Wirkungsspektrum dieses Hormons am und im eigenen Körper fest. In diesen Tagen leiden sie mitunter häufiger an depressiven Stimmungen (richtiger: „Ver"-Stimmungen), an unbeabsichtigter Aggressivität und an nervösen Zuständen. In der Vergangenheit wurden diese klinischen Symptome von der Männerwelt oftmals ironisiert und meist auch bagatellisiert. Die moderne Endokrinologie (Lehre von den Funktionen und der Regulation des innersekretorischen Systems) nimmt jedoch alle diese Symptome sehr ernst. Vor allem aber akzeptiert sie die Zustände nicht mehr als gegeben. Heute weiß die Wissenschaft, daß diese für viele Frauen so unangenehmen Begleiterscheinungen auf einen Mangel an Progesteron zurückzuführen sind. Mitunter kann dieses Defizit schon durch minimale Hormonzufuhr behoben und das Erscheinungsspektrum dieses Defektes ausgeglichen werden. Für die

Die klinischen Symptome vor der Regel müssen nicht hingenommen werden

Defizitbehebung durch minimale Hormonzufuhr möglich

meisten Frauen ist die Progesteron-bedingte Verbesserung der Stimmungslage von befreiender Wirkung und damit von großer Bedeutung für den Gesamtzustand – zumal mit minimalem Aufwand oft schlagartig die Befindlichkeit der Frau verbessert werden kann.

Dieser „Stimmungs"-Effekt darf aber nicht als Teil der „Anti-Aging"-Strategie fehlinterpretiert werden. Durch Hormonzugabe wird das psychische Ambiente verbessert, das allein ist aber noch keine Therapie gegen das Altern.

Aber sogar dafür ist das Progesteron gut. Denn ähnlich dem Östrogen wirkt es nicht nur auf die Stimmung und die seelische Ausgeglichenheit der Frau, sondern auch direkt hinein in die Nervenzellen.

Bis vor kurzem wurde es noch für vollkommen unmöglich gehalten, aber mittlerweile wurde das Unmögliche nach allen Regeln der Wissenschaft nachgewiesen: Das Progesteron regeneriert Nervenzellen.

Das Progesteron wirkt direkt auf die Nervenzellen

Nicht direkt – wohl aber indirekt.

Denn zwischen den nicht mehr verjüng- und regenerierbaren Zellen und um ihre Fortsätze, die Neuronen (oder Nervenfasern) befinden sich die sogenannten „Schwannschen Zellen", die in der Vergangenheit als unbedeutendes Kittmaterial abgetan wurden. Mittlerweile weiß die Forschung aber, daß diese Schwannschen Zellen für die Lebensfähigkeit und die partielle Regeneration von lädierten Nervenfunktionen wichtig sind. Das Progesteron wiederum kann – eine wissenschaftlich sehr junge Erkenntnis – diese Schwannschen Zellen erneuern. Ein (positiver) Domino-Effekt: Die Hormone wirken als Zell-Stimulans und die erneuerten Zellen verjüngen das ganze Nervensystem.

Hormone als Zell-Stimulans

Experimentell ist dieser Effekt bereits abgesichert, im Humanbereich bedarf es aber noch einer konkreten Anwendungsumsetzung. Stellen sich dann in der Praxis die erwarteten Erfolge ein (woran freilich kaum jemand zweifelt), dann kann das Progesteron zur Behandlung von degenerativen Nervenerkrankungen eingesetzt werden (wie z.B. nach Unfällen, Multipler Sklerose, Vergiftungen, Kinderlähmung etc.).

Ein Lichtblick für Multiple-Sklerose-Patienten: Sie dürfen erstmals auf eine wirksame Linderung ihres Leidens hoffen!

Ein Lichtblick für Multiple-Sklerose-Patienten

Östrogen und Progesteron sind Hormone mit synchroner, aufeinander abgestimmter Wirkung. In der Schleimhaut der Gebärmutter arbeiten sie allmonatlich in freundschaftlichster Weise zusammen – sie ergänzen einander optimal. Sie tun das – ein bemerkenswertes Phänomen – aber nicht nur in der Gebärmutter. Das Progesteron hat auch auf die normale Haut einen erstaunlichen Einfluß.

Die Dermis (die mittlere Hautschicht) enthält Kollagen, das wichtigste Stützmittel der Haut und der anderen Organe. Im Alter nimmt in den verschiedenen Geweben der Kollagenaufbau ab – auch in der Haut läßt die Regenerationsfähigkeit nach. Das beschleunigt den Alterungsprozeß dieser Organe und bestimmt damit auch unsere Erscheinungsform. Östrogene können beispielsweise die Kollagen-Neubildung anregen.

Im Alter nehmen die Stützmittel der Haut ab

Aber über die Stabilität unserer Haut entscheidet nicht nur die Kollagen-Bildung, sondern auch das Maß des Kollagen-Abbaues. Dieser Abbau tritt im Alter verstärkt auf – eine mögliche Erklärung dafür ist, daß in zunehmenden Jahren die Stützfunktionen der Haut abnehmen. Der Abbau des Kollagens wird von Kollagenasen (d.s. spezielle Enzyme bzw. Fermente) vorangetrieben. Diese Stoffe wirken wie biochemische Scheren, die die fest verschlungenen Kollagen-Stränge „zerschneiden" und auflösen. Das Progesteron hat nun eine einmalig protektive Wirkung auf diese Systeme. Denn ähnlich wie das Gelbkörperhormon im zentralen Nervensystem die Regeneration der Schwannschen Zellen forciert,

Das Progesteron wirkt schützend auf die Haut

Die extremen Feinde der Haut: Sonne, Überbelastung, Nikotin

verhindert es auch in der Haut den Abbau des Kollagens.

Übermäßige Sonnenbestrahlung, extreme Belastungen der Haut und/oder Nikotinmißbrauch sind die Feinde des Menschen. Sie kurbeln nicht nur den normalen Alterungsprozeß an, sie motivieren auch jene biochemischen Scheren, deren Bestreben es ist, den Stützanteil unserer Haut mit großer Geschwindigkeit zu zersetzen. Das Gelbkörperhormon stemmt sich nun massiv gegen diese „Zerschneidung" – es verhindert also die Zerstörung des Kollagens.

Progesteron wirkt in vielfacher Weise nach einer Geburt

Nach einer Geburt wirkt sich übrigens dieses Phänomen ganz besonders aus. Innerhalb weniger Wochen muß die durch die Schwangerschaft vergrößerte Gebärmutter auf jenes Maß zurückgeführt werden, das sie vor der Geburt hatte. An dieser Phase sind ebenfalls Kollagenasen beteiligt, die unmittelbar nach der Geburt, wenn das Progesteron abfällt und zu wenig wird, aktiv werden und die sogenannten Kollagenfibrillen (Bindegewebsfaserbündel) der Gebärmutter zum Verschwinden bringen. Aber nicht nur die Gebärmuttermuskulatur und das Beckenbodengewebe, auch das Kollagen der Haut leidet unter diesen Aktivitäten. Progesteron wirkt allen diesen Aktivitäten positiv entgegen.

Im Gegensatz zu den Östrogenen, deren kosmetischer Effekt durch zahlreiche Untersuchungen nachgewiesen ist, muß die hautverdünnende Wirkung des Gelbkörperhormonmangels erst belegbar bewiesen werden. Aber vieles spricht dafür, daß dem Progesteron in der Behandlung der Haut noch eine große Zukunft bevorsteht.

Alterungssymptome bei Progesteronmangel:	
Faltenbildung	Besenreiser
unregelmäßige Blutungen	Brustspannen
Venenbeschwerden	Wasserstau
Depression	

Besenreiser, Venenschmerzen und Krampfadern – alles Alpträume für jede Frau. Auch bei diesen unangenehmen Erscheinungen tut sich eine neue Perspektive auf: Das Progesteron schützt nicht nur das Kollagen der Haut, es erhöht auch die Festigkeit des Venenverbandes. Zumindest deuten alle Untersuchungen in diese Richtung.

Krampfadern und ähnliche Leiden kommen (selten, und wenn, in leichterer Form) zwar auch bei Männern vor – im allgemeinen sind das aber typisch frauenspezifische Erkrankungen. Früher glaubte man, daß Schwangerschaft, Geburtsvorgang und die damit verbundene (oder ganz allgemein) schwere körperliche Anstrengung für die Entstehung der unschönen Krampfadern verantwortlich wären. Aber die moderne Medizin kommt zu ganz anderen Schlüssen: Für das Auftreten von Gefäßerweiterungen ist das Stickstoffmonoxid verantwortlich. Dieses Gas wird durch die Östrogene in den Blutgefäßen freigesetzt, wobei die mitunter sehr auffallende Weitstellung der Gefäße entsteht. Lebensphasen, die mit sehr hohen Östrogendosen oder mit Hormonschwankungen verbunden sind – etwa Schwangerschaft, Wechseljahre oder die Zeit der Pilleneinnahme –, werden sehr oft auch von dem Auftreten von Besenreisern und/oder Krampfadern begleitet.

Freilich darf man den Östrogenen nicht die Alleinschuld am Auftreten dieser hormonabhängigen Venenerweiterungen geben. Vieles deutet darauf hin, daß am Hervorquellen der Krampfadern auch der Kollagenabbau mitbeteiligt ist. Der wird durch unterschiedliche Hormonkonzentrationen zu verschiedenen Zeiten, aber auch durch Gelbkörperhormonmangel stimuliert. Tatsächlich treten Venenprobleme meist in einer Zeit des Progesteron-Mangels auf: nach der Geburt, unter Pilleneinfluß und vor dem Klimakterium.

Zu diesem Problemkomplex liegen zwar experimentelle Daten, aber noch keine ausreichenden klinischen Erfahrungen vor. Unter Anwendung al-

Progesteron erhöht die Festigkeit der Venen

Besenreiser und Krampfadern treten meist bei starken Hormonschwankungen auf

ler gebotenen Vorsicht kann aber prophezeit werden, daß dem wohldosiert eingesetzten Progesteron in Hinblick auf die Venenwandschwäche auch ein „Anti-Aging"-Effekt zukommt.

Ödeme – meist vor der Regel

Einige Frauen merken es unmittelbar vor jeder Regel, andere wiederum erst in den Wechseljahren: Ihr Gewebe speichert Wasser und bildet Ödeme (Flüssigkeitsansammlungen im Gewebe, um Gefäße und Organe). Das ist nicht nur ein optisches Problem – diese Frauen nehmen auch an Gewicht zu. Und das kann zu schweren Herz-Kreislaufstörungen und jeder Menge anderer Krankheiten führen.

Wasserstau deutet auf Mangel an Gelbkörperhormon hin

Dieser Wasserstau ist eines der typischen Symptome für einen Gelbkörperhormonmangel. Bewirkt wird er durch das Aldosteron, einem Hormon, das dem chemischen Aufbau nach dem Progesteron sehr ähnlich ist. Das Gelbkörperhormon ist der Gegenspieler des Aldosterons und sorgt für vermehrte Wasserausscheidung. Die wiederum bewirkt in fast allen Fällen fast schlagartig ein verstärktes Wohlbefinden der Frau und meist auch eine Stärkung des Bindegewebes.

Stau-Effekte: geschwollene Füsse, Brustspannungen und Fingerschmerzen

Fehlt das Progesteron in ausreichender Dosierung, tritt der von vielen Frauen gefürchtete Stau-Effekt ein: Die Füße schwellen an, die Brüste spannen mitunter sehr schmerzhaft und in den Fingern lagert sich Wasser ein.

Auf die richtige Dosierung kommt es an

Aber schon sehr oft werden diese als äußerst unangenehm empfundenen und teilweise auch sehr schmerzhaften Symptome durch eine richtig dosierte Gelbkörperhormongabe schlagartig beseitigt. Wie beim Östrogen kommt es aber auch beim Progesteron auf die exakt richtige Dosierung an. Ein Zuviel dieses Hormons bewirkt an Gesäß und Oberschenkeln eine Fetteinlagerung – und somit das genaue Gegenteil der beabsichtigten Umfangsverminderung. Im Zusammenwirken mit dem Östrogen kann diese Fettbildung zum ernsten Gewichtsproblem werden.

Wird hingegen das Gelbkörperhormon richtig dosiert verabreicht, bessern sich die Verhältnisse wieder. Das Gewicht wird normalisiert und die Fettablagerungen lösen sich kontinuierlich auf.

Das Progesteron beugt also durch seinen schützenden Effekt auf Nerven und Kollagen manchen Alterungsprozessen vor. Dennoch gibt es gerade bei Verabreichung dieses Hormons ein Problem, das beispielsweise beim Östrogen nicht auftritt. Dieses kann nämlich dem Körper leicht durch den Mund zugeführt werden, ohne daß dessen Wirkung beeinträchtigt würde. Das Gelbkörperhormon hingegen wird im Magen-Darm-Trakt so schnell zersetzt, daß es in den meisten Fällen seine Wirkung gar nicht entfalten kann. Die Pharmazie war daher gefordert. Sie mußte Produkte entwickeln, die dem Progesteron ähnlich sind, die aber nach oraler Einnahme dem vorzeitigen Abbau im Magen widerstehen.

Diese Entwicklung eines künstlichen Progesterons ist weitgehend, aber leider nicht vollständig gelungen. Die geschaffenen Ersatzverbindungen heißen Gestagene. Wie das Progesteron bewirken auch sie einen Schutz der Gebärmutterschleimhaut. Leider haben sie aber auf Nerven und Venen nicht immer die gleiche Wirkung wie das originale Gelbkörperhormon. Diese Gestagene gibt es seit kurzem zwar auch in Pillenform – allerdings müssen in der Wirkungsweise gegenüber dem im Eierstock gebildeten Original-Progesteron Abstriche hingenommen werden: Die Leber bemächtigt sich sofort der Progesteron-Pille und produziert Abbauprodukte, die beim originalen Gelbkörperhormon nicht entstehen.

Hormonersatz ist noch nicht völlig ausgereift

Das Problem wurde lange untersucht, ehe von der Pharmazie in Zusammenarbeit mit der medizinischen Wissenschaft ein brauchbarer Kompromiß erzielt werden konnte: das intravaginale Zäpfchen. Dieses ist die wirksamste Progesteron-Form für Nervenzellen, Venen und Wasserausscheidungen.

Eine brauchbare Alternative: das intravaginale Zäpfchen

Dieses Zäpfchen wird am Abend in die Scheide eingeführt, wodurch es dem direkt einwirkenden Abbaumechanismus der Leberzellen entgeht, indem es an der Magen-Darm-Passage vorbeigeschleust wird. Davon abgesehen werden durch die Form der Progesteron-Zufuhr über die Scheide die natürlichen Verhältnisse am ehesten nachgeahmt.

Organspezifische Verwendungsformen

Wie das Östrogen kann aber auch das Progesteron organspezifisch gegeben werden. Denn beim Progesteron-Mangel können die effektiv vorhandenen Beschwerden mitunter auch nur einzelne Organe erfassen. Manchmal führt die Wassereinlagerung nur zum Spannen der Brüste, ohne daß auch andere Beschwerden auftreten. In diesem Fall kann das Gelbkörperhormon als Gel direkt auf die Brust aufgetragen werden, womit in den meisten Fällen die Spannung der Brust beseitigt werden kann. Das Progesteron-Gel hilft auch bei Venenschmerzen, die durch Östrogen ausgelöst werden. Bei depressiven Verstimmungen dagegen und/oder Wassereinlagerungen im ganzen Körper ist naturgemäß die intravaginale Progesteron-Zufuhr, mit der man jede Zelle des Körpers erreicht, der lokalen Verabreichung vorzuziehen.

Anwendungsformen: Gel – gegen oberflächliche Spannungen und Venenschmerzen; Zäpfchen gegen Wasserstau und Depressionen

Zusammenfassend ist daher festzustellen, daß jedem Hormondefizit die spezifische Behandlungsform zugeordnet werden sollte. Um den Hormonhaushalt unter Kontrolle zu halten, ist der dezentralen Anwendung Vorrang vor der zentralen einzuräumen.

Das Libidohormon – die Androgene

„Männliche Hormone" – für Frauen

Man nennt Testosteron und Androstendion – die Androgene – auch „männliche Hormone". Zu Unrecht. Auch die Frau produziert sie, und zwar im Eierstock. Sie sind im weiblichen Körper 1000fach mehr vorhanden als das Östrogen, das immerhin als das typisch „weibliche Hormon" schlechthin gilt.

Es ist aber eine Tatsache, daß auch die männlichen Hormone für den weiblichen Organismus unverzichtbar und von großer Bedeutung sind. Und das in zweifacher Hinsicht. Zum einen sind sie „Präkursoren" (engl. Precursor = Vorläufer) – Ausgangsstoffe, die für die Synthese von Östrogenen herangezogen werden. Zum andern wirken sie auch selbständig. Zu allererst wirken diese männlichen Hormone auf Libido und Sexualität – die wohl bekanntesten all ihrer Wirkungskreise.

Libido und Sexualität hängen grundsätzlich von vielen Faktoren ab, auch von solchen, die nicht nur auf Hormonveränderungen zurückzuführen sind. Die männlichen Hormone können aber dabei eine grundlegend entscheidende Rollen spielen. Sinken sie nämlich ab, so büßt die Frau oft ihr sexuelles Desive (Verlangen) ein. Mitunter berichten Patientinnen in den Sprechstunden über ihre völlig intakte Partnerschaft, daß sie aber dennoch eine Aversion gegen jede sexuelle Betätigung empfänden. Tritt dieser Zustand in Lebenssituationen auf, die grundsätzlich mit einem niedrigen Androgen-Spiegel verbunden sind, dann muß auch eine Androgen-Mangelsituation für die weitere Therapie ins Auge gefaßt werden.

Libido und Sexualität

Für das Fettgewebe ist das Hormon Testosteron zuständig. Dieser Botenstoff hat allein durch seine Existenz schon einen Verjüngungseffekt. Im Bauchbereich stehen nämlich die Fettzellen unter Kuratel der männlichen Hormone. Fehlen diese, gelingt es den Stresshormonen nicht, aus den Fettzellen die energiereichen Fettsäuren freizusetzen. Die Androgen-arme Frau „verhungert" quasi bei vollen Töpfen. Sie holt sich daher ihren Energiebedarf aus dem Kohlenhydratstoffwechsel (aus Zucker, Mehl etc.). Die männlichen Hormone vermehren nun die Rezeptoren für jene Verbindungen, die aus den Fettzellen das Fett freisetzen. Bei einem Androgen-Mangel sinkt also nicht nur die

Die Fettzellen stehen unter Kuratel der Androgene

Androgenmangel verändert die Körpersilhouette

Leistungsfähigkeit der Frau, es verändert sich auch ihre Körpersilhouette ins Negative.

Es ist eine Laune der Natur, daß man das Altern eines Menschen oft schon von der Ferne an der Silhouette erkennen kann. Mehr noch: Sie läßt auch Rückschlüsse auf die hormonelle Situation dieses Menschen zu. Ein Östrogen- und Progesteronüberschuß läßt die Oberschenkel und das Gesäß wachsen. Ein Mangel an Testosteron und Androstendion bewirkt einen Fettansatz im Bauchbereich – das Fettgewebe bildet einen schwimmreifenförmigen Ring um die Taille der Frau.

Energieverarmung

Der Androgen-Mangel führt aber mitunter auch zum „chronic fatigue syndrome" (CFS, chronisches Erschöpfungssyndrom) – einer Art Energieverarmung. Für Arbeiten, die früher viel schneller von der Hand gingen, benötigen betroffene Frauen nun viel länger. Überwindungshandlungen sind dabei mit größeren Kraftanstrengungen verbunden, banale Tätigkeiten des Alltags führen zur fast völligen Erschöpfung. Wobei dieses CFS fast ein Widerspruch in sich selbst ist: Der Androgen-Mangel führt einerseits zur Vergrößerung der Fettzellen im Bauchbereich, gleichzeitig aber auch zur Energieverarmung.

Alterungssymptome bei Androgenmangel:

- Libidoverlust
- Gewichtsprobleme
- Bindegewebsschwäche

Bindegewebsschwäche

Aber auch die Bindegewebsschwäche ist manchmal das Symptom eines Androgen-Mangels. Meist beginnt das Malheur an Oberarmen und Oberschenkeln, wenn das Fettgewebe locker wird, die Muskeln zu „pendeln" beginnen und deren Verankerung bei weitem lockerer wird als in früheren Jahren. Alle Forschungen deuten darauf hin, daß bei vielen dieser Symptome Androgene mitbeteiligt sind. Sie steigern die Bildung von Adhäsionsproteinen (d.s. kleine Moleküle, die den Verband von Zellen untereinander stärken).

Cellulite

Cellulite – der Alptraum jeder schönheitsbewußten Frau. Das auch „Matratzen-Phänomen" genannte Erscheinungsbild ist eine besondere Bindegewebsschwäche, die bevorzugt bei Frauen auftritt. Männer leiden kaum darunter, es sei denn, sie sind orchektomiert (es wurden die Hoden entfernt) und entwickeln dadurch einen Androgen-Mangel. Aber das unterstreicht die Bedeutung der männlichen Hormone für die Cellulite-Entstehung. Das unter der Haut gelegene Fettgewebe wird von Bindegewebsscheidewänden unterteilt, die – geschlechtshormonabhängig – unterschiedliche Formen aufweisen können. Unter dem Einfluß der Androgene verzahnen sich diese Scheidewände (Septen genannt) und verhindern in den Fettarealen, daß sich diese auf der Hautoberfläche (einem „Matratzen"-Abdruck ähnlich) abbilden. Fehlen die männlichen Hormone, so ändert sich das Bausystem der Fettkammern: Sie bilden parallel angeordnete Räume, die senkrecht zur Oberfläche stehen. Bei Druck von der Seite spiegeln sie sich an der Hautoberfläche wider.

Die Cellulite ist entstanden.

Durch ihren Effekt auf die Körpersilhouette, vor allem aber durch den Einfluß der männlichen Hormone auf die Energieverarbeitung, haben also auch die Androgene eine den Alterungsprozeß hinauszögernde Wirkung. Unser gesamter Organismus kann die Fülle seiner Aufgaben nur dann bewältigen, wenn er jederzeit die erforderlichen Energiereserven mobilisieren kann. Und genau dazu sind die männlichen Hormone notwendig.

Androgene wirken dem Alterungsprozeß entgegen

Aber auch der spezielle Einfluß, den das Testosteron auf Körpersilhouette und Festigkeit des Bindegewebes ausübt, zeichnet es als günstigen Wirkstoff gegen den Alterungsprozeß aus.

Angst vor „Vermännlichung"

Die Medizin hat lange Zeit übersehen (und mißachtet), daß der weibliche Eierstock dem Organismus nicht nur das Östrogen und das Gelbkörperhormon zur Verfügung stellt, sondern daß er auch Androgene bildet. Diese werden in den Keimdrüsen der Frau in höherem Ausmaß gebildet als das 17-Beta-Östradiol. Daß die Zufuhr männlicher Hormone noch nicht so akzeptiert ist wie der Einsatz des Östrogens und des Progesterons, hängt möglicherweise mit einer diffusen Angst vor Überdosierung zusammen. Eine überdosierte Androgensubstitution würde zu einer Vermännlichung der Frau führen. Auch hier ist die richtige Dosierung das Maß aller Dinge: Bleibt man in jenem Bereich, den die Natur normalerweise vorgibt, ist mit keinen negativen Nebenwirkungen zu rechnen.

Die richtige Androgen-Dosierung wird durch die Natur vorgegeben

Normalerweise liegt der Testosteron-Spiegel nicht höher als 1ng/ml – eine Grenze, die auch bei der Androgen-Ersatztherapie nicht überschritten werden soll.

Männliche Hormone werden nicht nur im Eierstock, sondern auch in der Nebenniere gebildet. Diese stellt das Dehydroepiandrosteron (DHEA) her, aus dem sich ebenfalls das im Eierstock gebildete Testosteron und das Androstendion herleiten läßt.

Bildet der Eierstock zu wenig Androgene, dann kann die Nebenniere aushelfen. Reduzieren beide Drüsen ihre Aktivitäten, so zeigen sich die Symptome des Androgen-Mangels.

Tabletten, Kristalle, Salben

Zugeführt werden die männlichen Hormone als Tabletten, als Kristalle und über die Haut als Salbe. In diesen Verabreichungsformen sind sie den anderen Geschlechtshormonen (vor allem den Östrogenen) sehr ähnlich.

„Bei einer Östrogenbehandlung muß Broccoli auf den Speiseplan"

Broccoli beeinflußt in günstiger Weise den Östrogenabbau.

⑥ Auch Männer werden älter ...

PROSTATA, BLUTHOCHDRUCK, BAUCHSPECK, GLATZE UND MIDLIFE-CRISIS

Auch Männer altern – aber anders. Ihnen setzt zwar kein Klimakterium zu, dafür schlittern sie voll hinein in die Midlife-Crisis. Sie leiden nicht unter der Cellulite, wohl aber unter Glatzenbildung und Tränensäcken. Ihr Problem sind die vergrößerte Prostata, die Herz-Kreislauferkrankung und der Altersspeck.

Männer altern anders als Frauen

Auch Männer werden also im Alter das Opfer einer veränderten Hormonsituation. Ob sie es wahrnehmen wollen oder nicht: Die zweite Lebenshälfte und das letzte Lebensdrittel sind auch bei ihnen von mehr oder weniger starken Ausfallserscheinungen geprägt.

Auch Männer sind Opfer veränderter Hormonsituationen

Bei Patientinnen feiert die verantwortungsvoll durchgeführte Hormonersatztherapie längst große Triumphe. Behandlungen dieser Art verlängern – wenn sie nicht in verantwortungslos oder laienhaft herbeigeführten Hormonüberschwemmungen enden – das Lebensalter, sie verbessern die Lebensqualität und wirken sich vor allem sehr positiv auf die allgemeine Gesundheit aus. Als willkommene Nebenwirkung solcher Therapien schätzen Frauen oft auch die kosmetischen Effekte einer Hormonsubstitution.

Was aber hat die Endokrinologie dem älter werdenden Mann anzubieten? Gibt es Hormonbehandlungen auch für den männlichen Patienten?

Klare Antwort: Die Altersprobleme des Mannes sind medizinisch und pharmazeutisch zwar bei weitem noch nicht so aufgearbeitet wie die der Frau – die Altersmedizin des Mannes läuft aber mittlerweile auf der Nachholschiene schon recht flott dahin. Momentan verschließen sich ihr aber noch weitgehend die Männer – aus Scham, aus Unwissenheit oder aus welchen Gründen auch im-

Die Wissenschaft hat Nachholbedarf und die Männer sollten ihr Zögern aufgeben

Verschleiß – auch beim Mann

mer: Das männliche Geschlecht nutzt das ohnehin erst mäßige Potential der männlichen Altersforschung bei weitem nicht so intensiv aus wie dies die gleichaltrige Frau tut. Der Mann nimmt wahrscheinlich vielfach als gegeben hin, wogegen sich die Frau vehement wehrt – den altersbedingten Verschleiß. Die meisten Männer wissen auch gar nicht, daß die Folgen dieses Verschleißes durch gezielte Therapiemaßnahmen gemildert, in einigen Fällen sogar präventiv beeinflußt werden können.

Midlife-Crisis

Männer haben eine Midlife-Crisis. Nicht alle, aber recht viele. Und gar nicht wenige nehmen es auch nicht einmal richtig wahr, daß sie unter den Symptomen dieser Krise leiden. Recht viele vergleichen aber ihre Midlife-Crisis mit dem Klimakterium der Frau. Doch die Frau im Wechsel sucht – heute fast schon eine Selbstverständlichkeit – ihren Gynäkologen auf; der Mann dagegen negiert meist viel zu lange seine Prostata- und sonstigen Probleme; er gibt sich in zunehmendem Alter ergeben seiner Impotenz hin und er tut auch nichts gegen den rapiden Haarausfall.

Diese Einstellung ist unverständlich, denn für den Mann gilt das gleiche wie für die Frau: Wer sich rechtzeitig behandeln läßt, kann vielfach ohne Probleme gesund und munter ein hohes Alter erreichen. Ein dem der Frau vergleichbares Klimakterium gibt es beim Mann nicht, wohl aber gibt es idente Symptome.

Und die können behandelt werden, wenn man sie behandeln will – und das rechtzeitig.

Hormonsituation des Mannes

Die Hormonsituation des Mannes ist eine grundsätzlich andere als die der Frau. Der weibliche Eierstock beendet jedenfalls zwischen dem 50. und 55. Lebensjahr seine Östrogenproduktion. Bis zu einigen Jahren Abweichungen von diesem statistischen Altersdurchschnitt sind möglich, grundsätzlich aber fällt dieses im Ovar hergestellte Hormon bei der Frau im Wechsel aus. Der Mann dagegen produziert das entsprechende Sexualhormon – das Testosteron – im Hoden auch bis ins hohe Alter hinein weiter. Obwohl in der zweiten Lebenshälfte auch der Testosteronspiegel (manchmal stark) zu schwanken beginnt, stürzt der Mann physiologisch bei weitem nicht so steil ab, wie dies bei der Verminderung des Östradiols der Frau der Fall ist. Diese Tatsache begünstigt den Mann.

Männer produzieren männliches Sexualhormon auch noch im hohen Alter

Gleichaltrige Frauen leiden mehr. Besser: sie *erleiden* mehr, wobei von immer mehr Frauen der Wechsel gar nicht mehr als *Leiden* empfunden wird. In einer aufgeklärten Zeit wie der heutigen haben viele gelernt, selbstbewußt in einen neuen Lebensabschnitt einzutreten und der Menopause die vielen schönen Seiten der zweiten Lebenshälfte abzugewinnen.

Neben dem Hoden des Mannes und dem Eierstock der Frau gibt es im menschlichen Körper auch noch die Nebenniere, die ähnliche, teilweise sogar gleiche Hormone produziert wie die weiblichen und männlichen Keimdrüsen. Die Nebenniere synthetisiert das Cortisol, aber auch das Aldosteron – ein Hormon, das die Flüssigkeitsbalance des Körpers reguliert. Sie stellt also chemische Verbindungen her, die den Geschlechtshormonen sehr ähnlich, ja sogar verwandt sind. Der Körper von Mann und Frau kann zudem aus den in der Nebenniere produzierten Substanzen jene Wirkstoffe entwickeln, die ansonsten von Hoden und Eierstock gebildet werden.

Die Nebenniere – ein Parallelproduzent

Im übertragenen Sinne ist demnach die Nebenniere eine Art Ersatzkeimdrüse (ohne aber eine Keimdrüse zu sein). Eben nur Ersatz – und nicht das Original.

Eine Ersatzkeimdrüse

Die Nebennierenrinde (der äußere Anteil der Nebenniere) entscheidet letztlich über Fitneß und Spannkraft der Männer, also über das sogenannte „Climacterium virile" (das auch kein wirkliches Klimakterium, sondern nur ein Klimakterium-ähnlicher Zustand ist). Je nachdem, wie effizient die

Klimakterium des Mannes

Drüse arbeitet und Hormone in brauchbarer Menge produziert, sind hormonelle Probleme beim Mann mehr oder weniger stark ausgeprägt. In dieser Hinsicht unterscheiden sich die Geschlechter nicht, Defizite führen ja auch bei der Frau zu Mangelerscheinungen.

Die große Bedeutung der Nebennierenrinde zeigt sich in der Pubertät. In der Zeit der Geschlechtsreife beginnen bekanntlich die Keimdrüsen ihre Aktivitäten, indem sie den Körper mit Hormonen überschwemmen. Die Keimdrüsen schießen ihre Wirkstoffe in großen Mengen und hoher Konzentration ins Blut ein – der pubertierende Mensch explodiert förmlich (im übertragenen Sinn). In dieser Zeit werden aber auch, parallel dazu, von der Nebenniere Hormone in größeren Mengen erzeugt. Bis zum 20. Lebensjahr überfluten auch sie den Körper in einer extrem hohen Konzentration, wie das in späteren Jahren nicht mehr der Fall ist. Die Nebennierenhormone nehmen also altersbedingt ab. Bei einem 50jährigen Mann sind diese Botenstoffe mitunter schon um mehr als zwei Drittel abgesunken.

> **Nebennierenhormone nehmen im Alter ab**

Selbstverständlich verspürt der männliche Organismus ein derartiges Defizit. Eine Frau merkt auch einen hormonellen Mangel sofort – und ebenso ist es beim Mann. Der Unterschied zwischen Mann und Frau dabei ist vielleicht der, daß beim Mann hauptsächlich der Organismus auf Defizite reagiert, beim weiblichen Geschlecht aber sofort die Frau selbst. Sie geht (erfreulicherweise) sofort zum Arzt – der Mann dagegen verdrängt seine Probleme. Er nimmt sie vielleicht auch gar nicht wahr.

> **Auch der männliche Körper reagiert auf Hormondefizite**

„Beende das Mittagessen mit einer Tasse grünem Tee"

Im grünen Tee sind zahlreiche Substanzen enthalten, die den Körper bei der Verdauung entlasten

Während der Geschlechtsreife garantieren drei Hormongruppen die Fitneß der Frau: Das Östradiol, das Gelbkörperhormon und das Testosteron. Diese Hormone werden in den Keimdrüsen und auch in der Nebenniere des Mannes produziert. Allerdings nimmt diese Synthese ab dem 30. Lebensjahr ab; in der zweiten Lebenshälfte kann die Hormonproduktion mitunter so gering werden, daß sie zu Beschwerden führt.

Keimdrüsen und Nebenniere: ein Team

Das Testosteron wird im Hoden in gar nicht geringen Dosen und in der Nebennierenrinde in etwas geringerer Konzentration erzeugt. Reduziert die Nebenniere ab dem 50. Lebensjahr ihre Aktivität, können die Hoden den Ausfall wettmachen. Der männliche Organismus verfügt also über ein sehr hohes Maß an Kompensationsvermögen. Die Keimdrüsen übernehmen demnach partiell die Hormonproduktion der Nebenniere.

Es gibt allerdings Männer, deren Kompensationsfähigkeit gestört ist. Bei ihnen reicht die Aktivität der Hoden nicht aus, den Hormonmangel, der durch die verminderte Tätigkeit der Nebennierenrinden entsteht, auszugleichen.

Die Folge sind Ausfallserscheinungen. Bereits geringe hormonelle Schwankungen aber reichen bereits aus, als Befindlichkeitsstörungen wahrgenommen zu werden.

Ausfallserscheinungen

Der Mann produziert auch – und das in gar nicht geringer Menge – Östrogene, also typisch weibliche Hormone. Dies wurde von der männlich dominierten Medizin in der Vergangenheit viel zu wenig beachtet. Und so schenkte man dem Umstand lange Zeit wenig Beachtung, daß ein 35 Jahre alter Mann immerhin Östrogene in einer Konzentration erzeugt, die einem Drittel der Östrogene einer gleich alten Frau entspricht. Liegt also der Östrogenanteil der Frau bei 100%, entspräche der Östrogenanteil des gleich alten Mannes etwa 30%. Es ist also erstaunlich, welch hohen Anteil an weiblichen Hormonen auch der Mann hat.

Weibliche Hormone beim Mann

131

Die Doppelversorgung des Mannes mit weiblichen Hormonen

Der männliche Körper produziert aber nicht nur Östrogene. Auch das Gelbkörperhormon – das Progesteron des weiblichen Organismus – wird in der männlichen Nebenniere erzeugt. In zwar recht geringen Mengen, offenbar aber in jener ausreichenden Konzentration, die gewisse Funktionen ermöglicht. Bei der Frau sorgt das Progesteron für die Einnistung der befruchteten Eizelle in die Gebärmutter, beim Mann ist es ein Schutzhormon für das Gehirn. Es regt Nährzellen zwischen den Nerven an und ist auch in biochemische Vorgänge involviert, die für die Steuerung der seelischen Befindlichkeit sorgen.

Der Mann ist also mit weiblichen Hormonen doppelt versorgt.

Altern – ein hormonelles Ungleichgewicht

Gerät sein hormonelles Gleichgewicht aus der Balance, beginnt das physiologische Altern. Es kommt zu ersten Gebrechen – zu typischen Verfallserscheinungen. Dazu gehören Faltenbildung und Pigmentveränderungen sowie innere und äußere Hautalterungen. Die pharmazeutische Industrie hat in der Vergangenheit diesen Phänomenen vergleichsweise wenig Augenmerk geschenkt – erst in jüngerer Vergangenheit hat sogar die Kosmetik den Mann auch als ökonomische Größe und als Absatzmarkt entdeckt. Waren es die längste Zeit nur Rasierwässer und Deosprays, die dem Manne angeboten wurden, kommen nun in immer stärkerem Maße auch Hautkosmetika für den Mann ins Angebot. Dieser Umstand ist nun nicht einmal unangenehm, hebt er doch generell das Gesundheitsbewußtsein des männlichen Geschlechts in diesem Alter.

Glatze

Wird der Mann älter, werden die Haare schütter, die Glatzenbildung setzt ein, beginnend bei den Schläfen wird nach und nach das Haupthaar grau und schließlich auch das Barthaar.

Selbstverständlich sind am Grauwerden der Haare wieder Hormone beteiligt. Zwar sind es – zumindest mit sehr hoher Wahrscheinlichkeit, denn ganz wurden diese Vorgänge wissenschaftlich noch nicht erforscht – jene Wachstumshormone, die bei der Frau zur Entstehung der Knochenerweichung führen. Es handelt sich dabei um das Interleukin 6, das die längste Zeit schon als Stressfaktor bei Entzündungen bekannt ist und das neuerdings auch für das Grauwerden der Haare und für die Osteoporose verantwortlich gemacht wird.

Viele Männer werden zum 50. Geburtstag stereotyp mit einer Brille beschenkt – erfahrungsgemäß wird nämlich ab diesem Alter das Seh- (aber auch das Hörvermögen) des Mannes schwächer. Forschungen auf diesem Gebiet sind bei weitem noch nicht abgeschlossen, insbesondere ist auch der Einfluß der Geschlechtshormone auf die Sinnesorgane der Frau noch nicht restlos untersucht. Nach bisherigen Erkenntnissen steht aber fest, daß Frauen im geschlechtsreifen Alter die stärkeren Sinneseindrücke besitzen und über ein größeres Wahrnehmungsvermögen verfügen. Der Einfluß von Geschlechtshormonen auf Hör- und Sehvermögen gilt mittlerweile schon fast als gesichert. Beim Mann sind diese Forschungen noch nicht allzu weit fortgeschritten, allerdings kann schon jetzt mit einiger Sicherheit angenommen werden, daß auch die männlichen Sinnesorgane von den Sexualhormonen abhängig sind. Vielleicht ist es daher schon in absehbarer Zeit möglich, Hör- und/oder Sehdefizite des Mannes mit Hormongaben zu behandeln.

Sinnesschwächen

Besser erforscht ist das Gewichtsproblem des Mannes als typisches Alterungssymptom. Ähnlich wie bei der Frau verändert sich auch beim Mann die Körpersilhouette, das Muskelgewebe schwindet, der Fettanteil nimmt zu. Gewichtsprobleme bei Frauen sind zwar ungleich häufiger als bei Männern, allerdings stellen auch Männer früher oder später fest, daß ihre ungünstige Fettverteilung nicht immer die Folge falscher Ernährung ist.

Gewichtsprobleme

Tatsächlich verändern auch beim Mann Hormone die sogenannte body composition.

Herz-Kreislauf

Mit dem Gewicht explodiert beim älteren Mann auch das Risiko für Herz-Kreislauferkrankungen, für Verkalkungsprozesse und für Diabetes (Zuckerkrankheit). Männer in der zweiten Lebenshälfte klagen auch immer häufiger über schmerzhafte Gelenke – die sogenannte Osteoarthritis.

Prostata

Vor allem aber ist es eine Vergrößerung der Vorsteherdrüse – die Prostatahyperplasie –, die dem Mann ab 50 ganz signifikant beweist, daß bei ihm der Alterungsprozeß auch im Genitalbereich beginnt und daß es in dieser Region mitunter zu sehr unangenehmen Problemen kommen kann. Meist ist es der dünner werdende Harnstrahl, der auf eine vergrößerte Prostata schließen läßt; bei vielen Männern sind es auch Schmerzen im Genitalbereich, die signalisieren, daß etwas nicht in Ordnung ist. Die Prostataprobleme, denen man am effizientesten durch eine einmal jährliche Vorsorgeuntersuchung spätestens ab dem 50. Lebensjahr entgeht, können mitunter recht gefährlich werden. Wenn Zellen wachsen, vergrößern sie ihre Struktur. Wachsende Zellen können auch entgleisen. Die Folge ungehemmten Zellwachstums ist Krebs.

Im angelsächsischen Raum wird die Midlife–Crises des Mannes mit dem dort üblichen Humor mit fünf „b" charakterisiert:

- benign prostate hyperplasia (gutartige Prostatavergrößerung),
- blood pressure (Blutdruckprobleme),
- bags (Tränensäcke),
- bulges (Hüft- und Bauchspeck) sowie
- balding (Glatzenbildung).

Der männlichen Altersforschung stehen noch große Aufgaben bevor.

Die vergrößerte Prostata

Die Vorsteherdrüse wird in ganz besonderer Weise hormonell beherrscht. Verständlicherweise sind es männliche, erstaunlicherweise aber auch weibliche Hormone (Östradiol), die an die verschiedenen Teile der Prostata andocken. Entgleisen altersbedingt diese Wirkstoffe aus irgendwelchen Gründen, dann kommt es zu einer Vergrößerung des unter hormonellem Kuratel stehenden Organs.

Vorsteherdrüse unter hormonellem Kuratel

Das Hormongleichgewicht ist für die Prostata von existentieller Bedeutung. Ungleichgewicht bewirkt Veränderungen. Wird vermehrt weibliches Hormon (Östrogen) gebildet, wächst vor allem der mittlere Teil der Vorsteherdrüse (die sogenannte Pars medialis). Kommt es dagegen zu einem Überschuß der männlichen Hormone, vergrößert sich die gesamte Drüse diffus. Interessanterweise führt dabei nicht das im Hoden oder in der Nebenniere erzeugte Testosteron zum Wachsen der Prostata, sondern ein Testosteron-Abbauprodukt – nämlich das Dehydrotestosteron. Dieses stimuliert das Wachstum der Drüse in ausgesprochen negativer Weise.

Dem vorangehend sind einige andere Vorgänge, die – ungünstig kumuliert – die Drüsenvergrößerung bewirken. Zunächst wird durch ein Enzym mit dem Namen 5-Alpha-Reduktase das im Hoden und in der Nebenniere gebildete Testosteron zu Dehydrotestosteron weiterverarbeitet. Dieses koppelt nun an verschiedenen Organen an, um in ihnen eine vermännlichende Wirkung zu entfalten. Dieser Wirkstoff wird in der Haut, aber auch im Haarfollikel erzeugt und – vor allem – in der Prostata. Dehydrotestosteron bewirkt bei Mann und Frau vermehrte Talgproduktion, stärkeres Haarwachstum und Hautveränderungen. Beim Heranwachsen eines Kindes im Mutterleib (Embryogenese) sorgt dieses besonders aktive Hormon in bestimmten Phasen für die Ausbildung von Ge-

Ein Enzym wandelt ein harmloses Hormon in ein gefährliches um

hirnzentren. Es regelt aber auch Verhaltensmuster, die die Sexualität des Menschen in späteren Jahren bestimmen.

Es ist also erstaunlich, daß das Dehydrotestosteron eine biologisch wesentlich stärkere Wirkung entfaltet als seine Muttersubstanz Testosteron. Anders formuliert: Normales, „sanftes" Testosteron wird in biologisch aggressives Dehydrotestosteron umfunktioniert und aus einer vergleichsweise harmlos-wichtigen Substanz wird eine gefährlich-wichtige Substanz. Wird das Umwandlungsenzym 5-Alpha-Reduktase ausgerechnet in der Vorsteherdrüse besonders aktiv, so entsteht in der Prostata ein gefährlicher Dauerstress, der die Drüse vergrößert. Dieser Stressimpuls kann soweit gehen, daß er die Prostata mitunter auch bis zum Karzinom entarten läßt.

Biologisch agressiv

In den vergangenen Jahren hat sich die Medizin verstärkt um jene Mittel bemüht, die eine Umwandlung von Testosteron in seine aktiv-aggressive Form verhindern sollen. Entstanden sind die sogenannten 5-Alpha-Reduktase-Hemmer – Medikamente, die jenes Enzym blockieren, das für die Umwandlung des Testosteron in das Dehydrotestosteron verantwortlich ist.

Erfreulicherweise liefert aber auch die Natur Präventivstoffe gegen die Prostatavergrößerung. So ist der Extrakt der Sabalfrucht ein pflanzliches Produkt, welches die 5-Alpha-Reduktase hemmt und daher einer Prostatavergrößerung vorbeugt.

Enzym-Hemmer

Selbstverständlich hat aber auch die Pharmakologie längst Präparate entwickelt, die das besagte Enzym hemmen und damit die Prostata wieder verkleinern. Ist eine Reduktion nicht mehr möglich, verhindern diese Medikamente wenigstens deren weiteres Wachstum. Wirksam sind diese Pharmazeutika freilich aber nur dann, wenn sie rechtzeitig zum Einsatz gelangen. Ein Prostatakarzinom im letzten Stadium wird kaum noch mit Medikamenten behandelt werden können – in vielen weit fort-

Prävention ist lebensrettend

geschrittenen Fällen kommt auch sogar der Chirurg zu spät.

Da auch das Östrogen – ein weibliches Hormon – einen Teil der männlichen Prostata in Mitleidenschaft ziehen kann, forschen derzeit urologische Endokrinologen nach, ob man nicht lokal einen Wirkstoff auftragen könnte, der sowohl die Dehydrotestosteron- als auch die Östradiol-Bildung zu hemmen vermag. Entstanden ist eine Kombination aus 5-Alpha-Reduktase–Hemmer und Aromatase-Hemmer, welche vor allem die verstärkte Östrogeneinwirkung auf die Vorsteherdrüse verhindern soll. Ziel dieser Forschungen ist es, beide Substanzen im Dammbereich – also im Bereich der Vorsteherdrüse – aufzutragen und einwirken zu lassen. Theoretisch funktioniert dieses Modell, denn es handelt sich um hautgängige Substanzen, die von der Hautoberfläche bis zur Vorsteherdrüse vordringen, um dort ihre wachstumsbremsende Wirkung zu entfalten. Klinisch wird es noch erprobt. Vorteil dieser Medikation ist, daß seine Wirkung nur den Prostatabereich umfaßt, ohne daß auch der gesamte übrige Körper von Hormonblockern überschwemmt werden muß.

Lokale Anwendung

Selbstverständlich ist vor allem bei der Prostata darauf zu achten, daß entsprechende Untersuchungen nur durch den Facharzt – in diesem Fall dem Urologen – vorgenommen werden dürfen. Selbstbehandlungen und Eigendiagnosen sind lebensgefährlich – bösartige Geschwülste können vom Laien nicht erkannt werden. Die Diagnose erfolgt – neben rektaler Abtastung (Palpationsuntersuchung) – mit dem Ultraschall und mit der Bestimmung eines Antigens, dem Prostata-spezifischen Antigen (abgekürzt PSA), dessen Erhöhung im Blut ein Risiko für eine bösartige Prostatageschwulst anzeigt.

Prostatauntersuchung nur vom Facharzt

Alkohol vermehrt das Fett
und schadet der Prostata

Prostata-Symptome

Noch einmal der Hinweis: Je früher die typischen Prostatabeschwerden (Dünnerwerden des Harnstrahles, Schmerzen im Genitalbereich, Brennen der Harnröhre) den Mann zum Arzt führen, umso effizienter können sie behandelt werden.

Herz-Kreislauferkrankungen

Herzkrankheiten sind auch hormonabhängig

Mit ziemlicher Wahrscheinlichkeit sind Herz-Kreislauferkrankungen abhängig von den Geschlechtshormonen. Wissenschaftlich ist diese These nicht abgesichert, aber statistisch läßt sie diese Auslegung zu: Solche Krankheiten treten bei Männern wesentlich häufiger auf als bei Frauen. Bypass-Operationen, die vor dem 60. Lebensjahr durchgeführt werden, bestätigen die Statistik: Auf fünf operierte Männer kommt nur eine einzige operierte Frau. Der Mann ist also kardiovaskulär (Herz-Kreislauf-mäßig) eindeutig gegenüber der Frau benachteiligt.

Viele Mediziner fordern daher längst weibliches Östrogen als hormonellen Gefäßschutz für den Mann.

Ein Hormon setzt Stickstoffmonoxid frei

Bei Mann und Frau setzt das Östrogen im Blutgefäßsystem Stickstoffmonoxid frei. Dieses Gas wirkt wie ein Nitropräparat, es entspannt also die Muskelschicht der Blutgefäße und vergrößert damit deren Durchmesser. Da auch der männliche Organismus weibliche Östrogene bildet, die das männliche Kreislaufsystem schützen, gilt der Umkehrschluß, daß ein Östrogendefizit beim Mann Schäden bewirkt. Der Bluthochdruck ab dem 50. Lebensjahr, die zunehmende Gefäßverkalkung und auch die Verengung der Herzkranz- und Kreislaufgefäße sind – neben vielen anderen Ursachen – mögliche Folgen eines Östrogenmangels beim Mann. Es ist eine kuriose, aber erwiesene Tatsache, daß Alkoholiker, die an einer Leberzirrhose sterben, auffallend kalkfreie Blutgefäße aufweisen. Der Grund hiefür sind Östrogene. Denn normalerweise entsorgt die Leber des Menschen das in Eierstock

Eine kuriose Folge des Alkohols

und Nebenniere gebildete Östrogen. Ist die Leber des Mannes durch den Alkohol gestört, wird die Östrogenausscheidung behindert. Als positiven Effekt ergibt dies einen Schutzmechanismus gegen die Gefäßverkalkung.

Östrogene verhindern Verkalkung

Das ist kein Plädoyer für Alkohol. Im Gegenteil: Eine vom Alkohol zerstörte Leber akkumuliert weibliche Hormone und die wiederum führen – bei männlichen Alkoholikern ein gar nicht seltenes Phänomen – zum Wachsen von Brüsten. Der Alkoholgenuß ist der falsche Weg, um die männlichen Blutgefäße zu schützen. Denn er zerstört auf Dauer die Leber. Das Alkoholbeispiel soll nur illustrieren, warum Männer, die Östrogene einnehmen, weniger häufig an Gefäßverkalkung leiden.

Die Hormonzufuhr von Östrogenen muß freilich derzeit noch mit großer Zurückhaltung beobachtet werden. Vor allem die Wirkung des weiblichen Hormons auf die Vorsteherdrüse ist noch nicht voll erforscht. Im Extremfall kann theoretisch eine Östrogengabe zwar die Entkalkung der Blutgefäße bewirken, dafür aber die Vorsteherdrüse vergrößern. Es würde also ein gefährliches Leiden nur gegen ein anderes gefährliches eingetauscht werden. Trotzdem ruht die Wissenschaft nicht auf diesem Gebiet und sucht nach Östrogen-ähnlichen Verbindungen, die einerseits die Blutgefäße schützen und anderseits keine weiblichen oder sonstigen Körperveränderungen herbeiführen. Das 17-Alpha-Östradiol ist ein ernstzunehmender Kandidat für eine Östrogenbehandlung beim Mann. Es ist ein spiegelbildliches Medikament zum weiblichen Östrogen, dem 17-Beta-Östradiol. Es scheint nur an den Blutgefäßen, nicht aber an der Prostata oder an den männlichen Brustdrüsen zu wirken.

Östrogenzufuhr nur mit Vorsicht!

Mehrere Anzeichen deuten darauf hin, daß dieses Östrogen schon bald in der Hormontherapie des Mannes eingesetzt werden kann.

Tränensäcke

Stress, ungesundes Leben, wenig Schlaf, Überarbeitung, Nikotin und Alkohol verursachen beim Mann Tränensäcke. Vieles deutet darauf hin, daß dabei auch Hormone im Spiel sind. Von der weiblichen Haut ist ja bekannt, daß das Kollagen – die Stützkomponente der Haut – von weiblichen Geschlechtshormonen abhängig ist. Fallen sie aus oder werden sie weniger, beginnt bei der Frau eine Hautverdünnung, es entstehen Falten und in manchen Fällen auch Tränensäcke. Es liegt also nahe, daß ähnliche Vorgänge auch beim Mann die Entstehung von Tränensäcken auslösen. Wissenschaftlich ist der Zusammenhang von Bindegewebsschwäche und Tränensäcken noch nicht ganz erforscht, einiges deutet jedoch darauf hin, daß das in der Hirnanhangdrüse freigesetzte Wachstumshormon an den Vorgängen beteiligt ist. Dieses nimmt im Alter ab, was zu einer Störung des Wassergehaltes der Haut (des Turgors) führt und damit die Spannkraft des Hautbindegewebes beeinträchtigt. Möglicherweise kann durch eine Wachstumshormontherapie schon bald die Bildung von Tränensäcken verhindert werden.

Bindegewebsschwächen

Hüftspeck

Natürlich hat auch der Mann Gewichtsprobleme. Viele Männer essen und trinken zuviel – fette Nahrung und Alkohol sind Kalorienbomben. Aber es geht hier nicht um eindeutig definierte Diätfehler, sondern um Folgen einer hormonellen Irritation.

Gewichtsprobleme treffen auch den Mann, wenn auch bei weitem nicht so häufig und schwer wie die Frau. Männer leiden seltener an hormonell bedingtem Übergewicht, was – verständlicherweise – mit dem männlichen Hormonhaushalt in Zusammenhang steht.

Hormonell bedingter Fettansatz

Vor allem im Bauchbereich wird das Fett von Frau und Mann durch männliche Hormone mobilisiert. Der schwimmreifenförmige Fettansatz, wie er sehr häufig in der Menopause der Frau auftreten kann, wird im Idealfall durch die männlichen Hormone verhindert.

In der zweiten Lebenshälfte werden aber, wie bereits erwähnt, auch die männlichen Hormone defizitär – und das führt dann zu jenen Problemen, die bei vielen Menschen Beschwerden hervorrufen. Klimakterische Patientinnen beklagen in der ärztlichen Praxis sehr oft ihr Schicksal: Sie ändern ihre Lebens- und Essensgewohnheiten nicht, legen aber dennoch an Gewicht zu. Ein verständliches und erklärbares Phänomen: Ein altersbedingter Hormonmangel behindert den Fettabbau – der „Bauch" legt sich wie ein Schwimmreifen um den Körper der Frau.

Tritt beim Mann ein ähnlicher Zustand ein – unerklärliche akute Gewichtszunahme bei ungeänderten Lebens- und Essensbedingungen, reifenförmiger Fettansatz um den Bauch –, dann ist meist ein Testosteronmangel die Ursache. Wie im weiblichen Körper können nämlich die Fettzellen des Unterhautbindegewebes im Bauchbereich des Mannes nur dann verwertet werden, wenn männliche Hormone in ausreichender Menge vorhanden sind und durch sie die Zellen für die Fettsäuren geöffnet werden.

Testosteronmangel führt zu Fettansätzen

Wie bei der Frau kann auch das Bauchproblem des Mannes durch eine lokal aufgetragene Salbe oder durch ein Gelee recht effizient beseitigt werden.

Männliche Hormone brauchen nicht durch den Mund aufgenommen zu werden – sie dürfen es auch gar nicht. Über die orale Route gelangen sie nämlich in hoher Konzentration auch in die Leber – und dort entwickeln sie eine schwer kontraproduktive Wirkung. Es steigt durch sie die Sensibilität der Leberzellen für Insulin und dadurch tritt eine Zuckerkrankheit-ähnliche Veränderung auf. Die unangenehmste Folge einer oralen Testosteron-Zufuhr wäre dann, daß der Patient zwar keinen Fettbauch mehr hat, aber im Gegenzug zuckerkrank geworden ist.

Orale Testosteroneinnahme ist gefährlich

Wenn also Testosteron gegen den Fettbauch in den Kampf ziehen muß, dann nur als Salbe. Wegen der erwähnten, nicht ungefährlichen Nebenwirkungen muß mit der Zufuhr männlicher Hormone durch den Mund generell sehr vorsichtig umgegangen werden. Wird dagegen das Hormon als Gelee oder Salbe am Bauch aufgetragen, umgeht man dadurch die Leberpassage und das Insulinverhalten der Zellen bleibt unverändert. Das Bauchfett wird relativ sicher mobilisiert und zum Verschwinden gebracht.

Die Testosteron-Substitution beim Mann ist bedauerlicherweise noch weitgehend unbekannt – richtig durchgeführt, beseitigt sie ein Alterungsproblem.

Glatzenbildung

Viele Männer leiden unter dem Verlust des Kopfhaares. Bei der Frau vermindert sich die Anzahl der Kopfhaare und das ist unangenehm – beim Mann aber führt der Haarausfall sehr häufig gleich zur Glatzenbildung.

Dehydrotestosteron verursacht auch die Glatzenbildung

Der Grund für den Verlust des männlichen Kopfhaares ist der gleiche wie bei der Vergrößerung der Prostata. Es kommt zu einer Verstärkung des Enzyms 5-Alpha-Reduktase, welches das Testosteron in das Dehydrotestosteron überführt. Dieses wirkt auf die Haarwurzeln ein – und bewirkt das Ausfallen der Haare. Zunächst entstehen aber die Abgänge nur an besonderen Stellen – allen voran im Schläfenbereich („Geheimratsecken") und am Hinterkopf (Tonsur-förmige, kahle Stellen). Vor allem die Ecken zeigen ein Überangebot an Dehydrotestosteron an.

Bei Frauen kann der Haarausfall durch ein Gelee schon recht erfolgreich beseitigt werden – beim Mann gibt es bedauerlicherweise derzeit noch nicht sehr effiziente Möglichkeiten. Beim Mann wird gelegentlich das blutdrucksenkende Mittel Minoxidil angewendet, das als Nebeneffekt am Kopf auch Haare wachsen läßt. In einigen europäischen Ländern ist dieses Minoxidil auch schon als Haarnachwuchsmittel registriert. Verwendet wird es als Haarwasser, mit dem einmal täglich die Kopfhaut eingerieben wird.

Ein Mittel gegen Bluthochdruck – auch gegen Haarausfall

Aber auch das 17-Alpha-Östradiol kommt zum Einsatz. Das Hormon (mit leicht östrogener und daher positiver Wirkung auf den Kreislauf) hemmt die 5-Alpha-Reduktase. Verwendet wird es als Haarwasser, wobei es gleich zwei Wirkungen entfaltet: Einerseits stimuliert es das Haarwachstum (wie es dies übrigens jedes andere Östrogen auch tut), zum andern hemmt es die Bildung des aktiven männlichen Hormons Dehydrotestosteron.

Das Wunderkraut gegen Haarschwund ist noch nicht gewachsen

Das Allheilmittel gegen Haarausfall wurde freilich bisher noch nicht entdeckt.

In Deutschland wurde – selbstverständlich streng kontrolliert – im vergangenen Jahrzehnt überprüft, inwieweit bei älteren Männern eine Substitution mit Geschlechtshormonen überhaupt sinnvoll ist. Man ging dabei von Normalwerten für die Hormone aus – nämlich beim Mann für das Testosteron zwischen 3 und 9ng/ml, für das Östradiol zwischen 25 und 50pg und für das SH-BG (Sexualhormon-bindendes Globulin) zwischen 10 und 40nmol/l.

150 Männer im Alter von über 55 Jahren mit geringeren Werten als 25pg 17-Beta-Östradiol wurden für eine Hormonersatztherapie ausgewählt. Sie wurden zunächst täglich mit 0,5mg und dann – nach einigen Wochen – mit 1mg Östradiol-Valerat behandelt. Ziel dieser Therapie war es, den Serum-Östradiol-Wert auf einen Bereich zwischen 30 und 50pg/ml einzustellen.

Hormontests an Männern

Interessanterweise war die Verträglichkeit der Östrogen-Medikation durchwegs gut – die aus der Literatur bekannten Nebenwirkungen, wie Gynäkomastie (Wachsen der Brust) oder eine Veränderung der Genital- oder/und Brustbehaarung blieben aus. Es kam dabei auch zu keiner Größenveränderung von Hoden, Nebenhoden oder Penis.

Bei allen behandelten Männern war bezeichnend, daß sie nach der Behandlung ihre Gereiztheit und innere Unruhe verloren und daß sich ihr Selbstwertgefühl deutlich besserte. Auch die Libido nahm zu, ohne daß sie aber einen zwanghaften Charakter annahm.

Ergebnis der Tests: Hoffnung auch für Männer

Völlig überraschend war, daß bei manchen Männern nach dieser Therapie ihr Drang zum häufigen Wasserlassen (Pollakisurie) deutlich abnahm. Ein Großteil der Männer gab an, daß die zuvor bei ihnen vorhandene Tendenz zu Herzrhythmusstörungen zurückging und sich auch der erhöhte Cholesterinspiegel normalisierte.

Vor der Behandlung klagten manche Patienten über Gelenk- und Rückenschmerzen – alles Beschwerden, die durch das Östradiol eliminiert wurden. Auch die Bauchspeicheldrüse schien sich durch die Östrogengabe zu verbessern: Patienten, die zuvor über Geblähtheit und nachmittäglichen Meteorismus (verstärktes Auftreten von Gasen im Darm) klagten, fühlten sich nach der Einnahme von Östradiol-Valerat deutlich besser.

Es kam auch zu keinen Veränderungen der Prostata.

Der Schluß daraus? Möglicherweise wird es schon bald möglich sein, die männlichen Altersbeschwerden durch Behandlung mit Östrogen, Progesteron und Testosteron zu bekämpfen.

Noch ist es nicht soweit – bisherige Forschungen geben aber begründete Hoffnung.

7 Anleitungen zum Längerleben

REDEN WIR OFFEN DARÜBER – RATSCHLÄGE ZUM ÜBERWINDEN DER SCHAM

Harnverlust – ein unangenehmes Thema. Aber wer wagt es schon, ganz offen mit seinem Arzt darüber zu reden? Oder: Depressionen. Viele Menschen leiden darunter, aber nur die wenigsten tun etwas dagegen. Krampfadern, Gedächtnisverlust, und, und, und ... – die Scham macht viele Betroffene stumm.

Die Scham ist ein sinnloser Bremser bei harmlosen Behandlungen

In diesem Fall ist Stummheit Dummheit. Und völlig sinnlos ist das Schweigen noch dazu. Zumal es in der fachmedizinischen Praxis nichts gibt, was ein Patient dem Arzt verschweigen müßte, und darüber hinaus gerade das Schamgefühl dort unangebracht ist, wo der Patient vom Leiden befreit werden soll.

Vor der Ärztin oder dem Arzt ist Scham jedenfalls ein entbehrlicher Luxus – zumal es heutzutage kaum ein Leiden gibt, dem sich Wissenschaft und Forschung nicht schon längst gewidmet haben. Die Harninkontinenz (der unkontrollierte Harnverlust) beispielsweise ist für die Betroffenen nur solange peinlich, solange sie nichts dagegen tun. In der ärztlichen Praxis dagegen läßt sich dieses Problem meist schon nach relativ kurzer Zeit nachhaltig beheben. Ein kurzes Gespräch nur – und der Arzt weiß Rat und Hilfe.

Viele verschwiegene Leiden sind leicht behebbar

In fast allen Fällen sind solche Therapien schmerzfrei und ohne lästige Nebenwirkungen; und bei vielen Problemen kann mit minimalem Aufwand ein Optimum an Erfolg erzielt werden.

Die folgenden Fallbeispiele sind häufige Fälle aus der ärztlichen Praxis, die meist routinemäßig und problemlos bewältigt werden können. Verhindert ein falsches Schamgefühl deren rechtzeitige Behandlung, dann kann die Lebensdauer der betroffenen Organe eingeschränkt wer-

> Ein rechtzeitiger Arztbesuch verlängert die Lebensdauer der Organe. Das Altern wird dadurch problemloser

den. Umgekehrt führt die richtige Therapie zum richtigen (frühen) Zeitpunkt fast immer zur Verlängerung der Organlebensdauer. Das Altern wird dadurch schöner – und problemloser.

In allen Fällen sollte das Gespräch mit dem behandelnden Arzt völlig offen sein – denn je aufrichtiger die Angaben des Patienten, desto effizienter die Therapie.

Dazu einige Fallbeispiele aus der Praxis:

Die alternde Blase

> Harninkontinenz

Für Maria brach eine Welt zusammen, als sie beim Husten merkte, daß sie den Harn nicht mehr halten kann. Probleme mit der Blase waren für sie nicht grundsätzlich neu – an Entzündungen hatte sie schon in der Jugend laboriert. Jede Viertelstunde auf die Toilette, dieser unbändige Harndrang und gelegentlich auch ein unwillkürlicher, aber leichter Urinabgang – alles das kannte Maria schon seit Jahren. Die Blase sei immer ihr „schwaches Organ" gewesen, erzählte sie. Auch das Gefühl kannte sie, daß der Harndrang dann am stärksten wird, wenn sie nur mit knapper Mühe die Tür zur Toilette erreichte – an solche „Sensibilitäten" ist sie längst gewöhnt.

Dennoch war es ein Schock, als erstmals ganz plötzlich ein nur leichter Husten zum unwillkürlichen kompletten Harnabgang führte. Ein derartiger Zwischenfall stellte ja alle gesellschaftlichen Ereignisse – Reisen, Theaterbesuche, Sport – in Frage. Beim Tennisspielen wurde für Maria der Alptraum dann zur endgültigen Gewißheit: Sie parierte mit einem Sprung den gegnerischen Ball – und schon floß der Harn ungebremst. Diesmal öffentlich.

Harninkontinenz – für Maria wurde sie zum psychischen Problem. Sie sah sich in ihrem gesellschaftlichen Aktionsradius eingeschränkt, und fürchtete – noch schlimmer – ihr künftiges Leben lang Binden tragen zu müssen.

Viel zu spät vertraute sich Maria dem Arzt an.

Tatsächlich ist das Altern der Blase für viele Menschen ein großes Problem. Betroffen davon sind aber nicht nur die Bewohner von Pensionistenheimen – auch Maria, eine Frau in den besten Jahren und in der Blüte ihrer Weiblichkeit, ist davon betroffen. Viele Frauen in jüngerem Alter leiden darunter – und schweigen.

Aus Scham.

> Frauen neigen zu Blasenproblemen, scheuen sich aber, darüber mit ihrem Arzt offen zu sprechen

Frauen neigen generell zu Blasenproblemen. Sie tun dies nicht etwa deshalb, weil sie sensibler sind als Männer, sondern aus einem viel komplexeren Grund: Das Gewebe der weiblichen Blase steht stärker unter dem sich mitunter rasch ändernden Einfluß der Eierstockhormone.

Die Anfälligkeit für Blasenentzündungen ist oft nur die Folge einer Hormonstörung.

> Blasenprobleme sind sehr oft nur leichte Hormonstörungen

Aber auch beim Harnverlust selbst spielen die Hormone eine wichtige Rolle: Östrogene und Progesteron sind ins Blasengeschehen direkt oder indirekt involviert. Und Hormondefizite bewirken in den meisten Fällen unkontrollierten Harnverlust (Inkontinenz).

Diese gibt es in zwei unterschiedlichen Formen:
- *Drang-Inkontinenz:* Darunter versteht man ein fast nicht mehr beherrschbares Gefühl, die Blase entleeren zu müssen. Paradoxerweise wird dieser Zwang dann stärker, wenn man sich der „befreienden" Toilette nähert. Mitunter erreicht dieser Zwang aber auch Ausmaße, bei denen die betroffene Frau oft panikartig eine Gewißheit überkommt, die Toilette nicht mehr zeitgerecht erreichen zu können. Die Ursache für diese Art der Kontinenz ist eine vegetative Dysfunktion, die von Hormonen mitgesteuert wird, die aber – ähnlich wie die Harnblasenentzündung – in jedem Lebensalter auftreten kann und die nicht unmittelbar mit dem Alterungsprozeß zusammenhängt.

> Drang- und Stress-Inkontinenz

- *Stress-Inkontinenz:* Diese Beschwerden treten zumeist während und nach den Wechseljahren auf. Stress bedeutet in diesem Fall Harnverlust beim Husten, Niesen, Lachen, Springen oder Stiegensteigen. Die Frau verliert dabei unwillkürlich etwas Urin. Die Ursache für dieses Leiden liegt zumeist in der Änderung der weiblichen Anatomie: Durch eine Schwäche des Beckenbodens oder durch eine anatomische Veränderung des Blasenausganges wird der Verschlußapparat der Harnblase geschwächt. Damit kann die Frau den Urin nicht mehr halten. Durch äußeren Druck – wie er durch (schon leichte) Erschütterungen oder beim Niesen entsteht – tritt der Harnverlust ein.

Geburt und schwere Körperarbeit sind nicht Ursache für den Harnverlust

In früheren Jahren vertrat die Medizin noch die Meinung, daß schwere körperliche Arbeit, aber auch die Geburt selbst für die Schwäche des Beckenbodens und damit für den Harnverlust verantwortlich sei.

Heute weiß man längst, daß die Situation wesentlich komplizierter ist. Biochemische Scheren (wie sie schon früher beschrieben wurden) nämlich, die in unserem Körper für den Abbau von Kollagenfasern bestimmt sind, verirren sich mitunter in den Beckenboden und zerkleinern dort jene Stützfasern, die für die volle Leistungsfähigkeit der Beckenmuskeln – den Halteapparat der Blase – verantwortlich sind.

Diese biochemischen Scheren stehen unter dem Einfluß der Eierstockhormone. Es ist also überwiegend eine Hormonstörung, die in zunehmendem Alter für die Inkontinenz und den Harnverlust verantwortlich ist.

Maßnahmen gegen die Blasenalterung
- Anregung der Kollagensynthese mit Östrogenen und Androgenen
- Hemmung des Kollagenabbaus mit Progesteron
- Blasentraining

Vorbeugende *Maßnahmen gegen die Alterung der Blase* sind vor allem Gymnastik und eine Korrektur der Hormonstörung. Mit diesen biologischen Pfeilern kann der Alterungsprozeß der Blase in den meisten Fällen verhindert bzw. hinausgeschoben werden. Die Unversehrtheit des Beckenbodens ist dabei die Voraussetzung für die normale Funktion der Blase.

Ähnlich wie in der Haut wird auch im Beckengewebe das Kollagen – das ist das Stützelement unserer Weichteile – ständig auf- und abgebaut. Dieser Prozeß der permanenten Erneuerung und des permanenten Abbaus wird von den Östrogenen, vom Gelbkörperhormon und den männlichen Hormonen mitgesteuert. Östrogene und Androgene garantieren dabei, daß das Kollagen dem Beckengewebe in ausreichender Menge zur Verfügung gestellt wird.

In Zeiten des Östrogenmangels wird allerdings das weibliche Becken nicht ausreichend mit Kollagenfasern versorgt. Ein mechanischer Schwächezustand tritt auf. Dadurch ist klar, daß die Kollagenbildung durch Östrogene und auch durch androgene Hormone angeregt wird. Naturgemäß macht sich vor allem in der Menopause der Östrogenmangel bemerkbar – weshalb die Symptome des Harnverlustes auch unmittelbar vor bzw. während und nach den Wechseljahren verstärkt auftreten.

Um die Kollagenproduktion anzukurbeln, ist in vielen Fällen nicht einmal eine Östrogentablette erforderlich. Meist genügt es, mit einer örtlichen Östrogen- und Androgenanwendung das Problem aus der Welt zu schaffen. Durch diese, am Ort des Geschehens stattfindende Behandlung, kann in vielen Fällen der Harnverlust vermieden und der Alterungsprozeß der Blase hinausgeschoben werden. Wobei die Verabreichung der geringen Hormondosis besonders einfach ist: Durch ihre Nähe zur weiblichen Scheide wird die Blase über die Vagina mit Östrogenen versorgt, die in Zäpfchen verpackt sind. Diese Scheidenzäpfchen, die man täg-

Hormonstörung beheben und Gymnastik

Lokale Hormongaben beheben in den meisten Fällen den Mangel

Zäpfchen versorgen die Blase mit Östrogenen

lich am Abend einführt, lassen das darin enthaltene Östrogen bis zur Blase wandern und vermehren dort das Stützgewebe.

Reichen die Östrogene zur Behebung der Inkontinenz nicht aus, kann man zusätzlich männliche Hormone verwenden, die ergänzend einen stark anregenden Belebungseffekt auf das kollagene Stützgewebe haben.

Aber nicht nur Östrogen- und Androgenmangel sind für das Kollagendefizit – und somit für die Blasenschwäche – verantwortlich; auch das Gelbkörperhormon Progesteron spielt eine nicht unerhebliche Rolle.

Progesteron für Fälle schwerer Inkontinenz

Bei Frauen mit ausgeprägtem Harnverlust wurde erst kürzlich entdeckt, daß es weniger der Kollagenaufbau ist, der verzögert oder verringert ist, sondern daß der Kollagenabbau (seine Degraduierung) allzuschnell abläuft. Das Progesteron ist aber – wie mittlerweile nachgewiesen wurde – in der Lage, den Zerschneidungsprozeß des Kollagens zu stoppen. Dieses Hormon hemmt die biochemischen Scheren, die das Kollagen in Stücke zerschneiden. Darüber hinaus kann das Progesteron auch noch zur Verbesserung des Blasenstützgewebes herangezogen werden.

Auch dieses Hormon kann als Vaginalsuppositorium (Scheidenzäpfchen) zugeführt werden, denn es erreicht wegen der unmittelbaren Nähe der Scheide durch Durchwanderung des Gewebes relativ problemlos die Blase.

Besonders wichtig: die Beckengymnastik

Bekannt ist der Trainingseffekt bei Muskeln. Wird ein Muskel ausreichend trainiert, dann bleibt er funktionsfähig. Das trifft auch auf das Beckengewebe zu. Beckenbodengymnastik ist daher ebenfalls von entscheidender Bedeutung für den intakten Funktionszustand der weiblichen Harnblase.

Die ersten wichtigen Hinweise auf einen Hormonmangel bzw. eine Hormonstörung können chronische Blasenentzündungen sein. Der Grund:

Die Widerstandsfähigkeit der Blasenschleimhaut wird von den Eierstockhormonen gesteuert. Nehmen sie ab, so sinkt auch die Dicke der Blasenschleimhaut – und sie wird anfälliger für Infekte.

Vorbeugend wirken, neben Hormonen, auch Preiselbeeren. Diese Früchte des Waldes wirken präventiv gegen chronische Blasenentzündungen, denn sie erzeugen im Urin die sogenannte Hippursäure, die den pH-Wert reduziert, also den Harn sauer macht, und damit auch die in der Blase vorhandenen Bakterien tötet. Ein tägliches Glas Preiselbeersaft reduziert bei Frauen, die zu chronischer Harnblasenentzündung neigen, die Entzündungsanfälligkeit.

Früchte des Waldes gegen Blasenentzündungen

Und noch etwas schützt vor chronischer Blasenentzündung: Reichliche Zufuhr von Flüssigkeit sowie eine oftmalige Entleerung der Blase. Denn dadurch wird es den Bakterien schlicht und einfach unmöglich, sich ununterbrochen zu vermehren. Die „Durchspülung" der Blase ist ein wichtiges Präventivrezept gegen chronische Blasenentzündungen.

Durch ausreichende Flüssigkeitszufuhr werden Entzündungen „weggespült"

Weitere natürliche Abwehrmittel: Birkenblätter- und Eibischtee – beide wirken sich beruhigend auf die Harnwege aus. Der Eibischtee säuert darüber hinaus auch noch den Urin an und verdrängt damit die Bakterien.

Strategien gegen das Altern der Blase – in Stichworten (alles nach ärztlicher Anleitung):
- Beckenbodengymnastik
- vaginales Östrogen
- vaginales Testosteron
- vaginales Progesteron
- Preiselbeeren
- Birkenblättertee
- Eibischtee
- Meiden von Zitrusfrüchten

Strategien gegen das Altern der Blase – in Stichworten

Das Altern der Prostata

Prostataleiden

Das Prostataleiden von Herrn Martin entwickelte sich langsam. Der Urinstrahl hatte nicht mehr jene Kraft, die Martin von früher gewohnt war. Außerdem mußte er neuerdings relativ oft – jedenfalls öfter als früher – die Toilette aufsuchen. Was aber Herrn Martin besonders beunruhigte, waren die Schmerzen, die nicht nur beim Urinieren, sondern auch während des Tages auftraten. Martin vermutete eine Blasenentzündung. Bei der urologischen Untersuchung stellte der Facharzt aber die wirkliche Diagnose: Nicht die Blase war entzündet, sondern die Prostata war bereits auf das Doppelte ihrer früheren Größe angewachsen.

Der reduzierte Harnstrahl ist das erste Symptom des häufigsten Männerleidens.

Es ist erstaunlich, aber nicht zu leugnen: Obwohl das Prostatakarzinom (Krebs der Vorsteherdrüse) die häufigste bösartige Erkrankung des Mannes ist, weiß die Wissenschaft über seine Entstehung noch immer nicht endgültig Bescheid. Man weiß, daß auch an diesem Krankheitsprozeß Hormone mitbeteiligt sind und sie auf das Geschehen einen großen Einfluß ausüben. Ähnlich wie bei der Brust der Frau die weiblichen Botenstoffe zu den Risikofaktoren zählen, können auch Störungen im männlichen Hormonsystem die Prostata belasten und sogar zum Krebs führen. Viele Männer merken, daß sie meist nach Konsum von Alkohol starke Prostatabeschwerden bekommen. Dies ist ein Hinweis darauf, daß – übrigens wie auch bei der weiblichen Brust – Alkohol inaktive Hormone freisetzt und diese in aktive umwandelt. Der Alkoholkonsum ist meist auch mit verstärkter Ödembildung verbunden (die Prostata schwillt an), die – wie die Prostataprobleme generell – wahrscheinlich auf Alkohol-bedingte Hormonstörungen zurückzuführen sind.

Hormone sind involviert – Alkohol auch

> Alkohol – Gift für die Prostata

Der wichtigste Rat: Vorbeugen! Ab 50 zum Urologen

Empfehlungen *gegen das Altern der Prostata* sind einfach: Vorbeugung, Vorbeugung und nochmals Vorbeugung. Die Hälfte aller Männer über 50 leidet unter einer vergrößerten Prostata. Der präventive Besuch beim Urologen ist daher der einzig richtige Schritt, das Problem unter Kontrolle zu bekommen. Der Arzt wird versuchen, die Vergrößerung dieses Organes zu verhindern oder unter Kontrolle zu bekommen. Die Medizin kennt dafür etliche Präparate, aber auch die Natur hält einige Substanzen für die Prostata bereit.

Natürliche Wirkstoffe und Hormonbehandlung

Da gibt es beispielsweise die Chinesische Sägepalme, die einen Wirkstoff enthält, der auf die Vorsteherdrüse verkleinernd wirkt. Darüberhinaus wirkt er der Entzündung entgegen, die sehr oft mit einer Prostatavergrößerung verbunden ist. Da auch die männlichen Hormone die Prostata vergrößern können, kann man auch mit Substanzen, die auf diese Hormone einwirken, gegensteuern.

Der Vergrößerungsvorgang der Drüse wird aber nicht durch das Testosteron selbst, sondern durch das verwandte Wirkhormon Dehydrotestosteron ausgelöst. Dieses belastet die Prostata und vergrößert sie. Die Umwandlung von Testosteron in Dehydrotestosteron kann nun einerseits durch einen Extrakt der Chinesischen Sägepalme, andererseits aber auch durch das Präparat Finasterid® verhindert werden. Beide verhindern eine Vergrößerung bzw. minimieren die bereits angewachsene Drüse. Aktuelle Untersuchungen zeigen, daß Finasterid® auch hautgängig ist und nicht nur als Tablette, sondern auch als lokales Gelee wirksam ist. Kombiniert man nun das Finasterid® mit sogenannten Aromatasehemmern (Substanzen, die die Umwandlung von androgenen Hormonvorstufen in Östrogene verhindern), kann die Prostata über zwei Wege behandelt werden: Durch Reduktion der Wirkungsweise von männlichen Hormonen; und durch Schutz der Vorsteherdrüse vor Östrogenen (die sich ebenfalls negativ auf die Größe dieses Organs auswirken).

Strikter Alkoholverzicht

Ganz wichtig ist bei einer vergrößerten Prostata der Alkoholverzicht. Mit vergrößerter Drüse muß der Lebensstil grundlegend geändert werden und dazu gehört rigorose Alkoholabstinenz. Unterstützend für das Prostatagewebe wirksam sind ein Ginseng-Extrakt sowie die Aminosäuren Alanin, Glutamin und Glycin.

Strategien gegen das Altern der Prostata – in Stichworten

Strategien zum Schutz der Prostata in Stichworten (alles nach ärztlicher Anleitung):
- Sabalfrucht
- Finasterid®
- Reduktasehemmer
- Aromatasehemmer
- striktes Alkoholverbot
- Ginseng
- Alanin/Glutamin/Glycin

Das Altern der Haare

Haare sind Sexualsignale

Frau Monika ist verunsichert. Zweimal jährlich – immer im Frühling und im Herbst – zeigen sich Veränderungen an den Haaren. Zunächst fallen sie – scheinbar zufällig, jedenfalls ohne ersichtlichen Grund – aus, aber nach einiger Zeit erholen sie sich wieder. Im Gespräch mit dem Gynäkologen erinnert sich Monika an die Zeit ihrer Schwangerschaft, als die Haarpracht so schön war wie nie zuvor. Und leider auch wie nie danach. Denn unmittelbar nach der Entbindung war alles ganz anders: Die Haare fielen in dramatischen Mengen aus, Monika befürchtete gar eine totale Kahlheit. Aber der Gynäkologe beruhigte sie: In den meisten Fällen werde der Haarausfall vom Körper selbst wieder gestoppt. Es bestehe also kein Grund zur Unruhe.

Doch – der Grund bestand. Denn drei Monate nach der Entbindung war noch immer keine Besserung eingetreten. Erneut suchte sie ihren Arzt auf. Der verschrieb ihr ein Östrogenpräparat für die Kopfhaut.

Mit dieser Therapie konnte der Haarausfall tatsächlich gestoppt werden. Außerdem war das der Beweis dafür, daß der Haarausfall hormonelle Ursachen haben mußte. Wie richtig diese Erkenntnis war, zeigte sich daran, daß mit Hilfe des Östrogens nicht nur der Zustand der Haare verbessert, sondern daß auch der jahreszeitliche Ausfall gestoppt werden konnte.

Mittlerweile ist Frau Monika in den Wechseljahren. Und wieder machte sie unangenehme Erfahrungen: Ihre Haare fallen nun nicht mehr büschelweise, sondern nur im Stirnbereich aus. Es bilden sich Geheimratsecken, die sie sonst nur bei Männern kennt. Erneut besuchte Monika ihren Frauenarzt. Und der sagte ihr, daß wieder eine Hormonstörung – diesmal eine Störung der männlichen Hormone – die Ursache sei.

Zahl und Lebensphasen von Haaren werden vereinfacht nach einer „Zehnerregel" bemessen:

Der menschliche Kopf trägt etwa 100.000 Haare.

10.000 davon haben das Ende ihres Lebens erreicht und müssen erneuert werden.

Die übrigen 90.000 durchlaufen die Phase der Jugend. Sie nehmen in diesem Teil ihres Lebens – das ist die Periode der vollen Haarblüte – viel Zeit in Anspruch. Grob gerechnet werden hiefür 1000 Tage veranschlagt.

Die zweite Lebenshälfte der Haare dagegen beträgt nur 100 Tage.

Der Mensch verliert täglich etwa 100 Haare.

Pro Monat wächst die Haarlänge um einen Zentimeter – das Kopfhaar gehört also zu den am schnellsten wachsenden Teilen unseres Körpers.

Ernährungsfehler oder Vergiftungen führen dazu, daß die Haar-Wachstumsgeschwindigkeit verlangsamt wird.

Soweit also die statistischen Haar-Regeln.

Die Haar-Statistik

Zwei Haarzeiten: Haarblüte 1000 Tage, Haarausfall: 100 Tage

> „Geheimratsecken" können durch Störung der männlichen Hormone entstehen

155

Haarausfall ist für jeden unangenehm. Er hat in den meisten Fällen viele Ursachen, von denen einige wissenschaftlich untersucht wurden, andere wiederum völlig unbekannt sind.

Hormone sind mitbeteiligt

Man kann davon ausgehen, daß Hormone in irgendeiner Weise am Haarausfall beteiligt sind. Das ist wahrscheinlich – ganz hundertprozentig sicher ist es aber nicht. Ebenso wahrscheinlich (und gleichfalls nicht hundertprozentig sicher) ist, daß sowohl die männlichen als auch die weiblichen Hormone in irgendeiner Form in den Haarausfall involviert sind.

Das männliche Hormon Testosteron, das nicht nur im Hoden, sondern auch in den Eierstöcken der Frau produziert wird, beeinflußt das Kopfhaar jedenfalls in einem erheblichen Maße. Es führt die Haare schneller von der Regenerationsphase in die zweite Lebenshälfte (der Haare) hinein und bewirkt damit einen vermehrten Ausfall. Allerdings sind die Wirkungsmechanismen im Kopfbereich umgekehrt: Während die männlichen Hormone im übrigen Körper die Haare sprießen lassen, bewirken sie am Kopf einen Haarausfall. Jedenfalls werden bei Frauen, die unter dem Verlust ihrer Haarpracht leiden, überschüssige männliche Hormone festgestellt.

Androgenetische Ecken

Zeigen sich also die sogenannten „androgenetischen Ecken" – das sind die bekannten Geheimratswinkel –, so ist in den meisten Fällen eine Behandlung mit Anti-Androgenen erfolgreich.

Androgen-Überschuß und -Mangel

Kommt es aber zu einem diffusen Haarausfall, von dem das ganze Haarbett betroffen ist, liegt meist ein Östrogenmangel vor. In diesem Fall muß das Defizit medikamentös behoben werden.

Aber auch die Schilddrüse ist – und zwar nach einem ganz typischen und diagnosefreundlichen Muster – in das Haarproblem involviert. Klagen nämlich die Patienten auch über Ausfall der Augenbrauen, der Scham- und Achselbehaarung, dann ist in den meisten dieser Fälle eine Schilddrüsenunterfunktion die Ursache.

Vorbeugung *gegen das Altern der Haare* ist relativ einfach: Gesundes Leben ist der beste Schutz vor Schäden. Wobei sich der Gesundheitsbegriff in diesem Fall auch auf schädliche chemische und physikalische Einflüsse erstreckt.

Es ist eine Grundregel, daß Haare nur so oft wie nötig gewaschen werden sollen. Und wenn, sollte ein alkalifreies (neutrales) Shampoo verwendet werden. Haare nach dem Waschen zu fönen, belastet den Haarboden enorm. Viel gesünder ist es, das Haar an der Luft trocknen zu lassen.

Lufttrocknen ist gesünder als Fönen

Und noch ein ganz einfaches Rezept: Wenn keine sonstigen Probleme den Körper belasten, kann der Haarausfall ganz einfach durch Kürzung der Haarlänge gestoppt werden. Ein Haarschnitt ist die beste Prophylaxe gegen extremen Haarverlust. Eine Kurzhaarfrisur regt die Regenerationsphase des Wachstums an und das Haar wächst in vermehrtem Maße nach.

Ansonsten kann schon vom Zeitpunkt des Ausfalls auf die Ursachen desselben geschlossen werden:

- Haarausfall unmittelbar nach einer Entbindung oder später sowie zu Beginn der Menopause (des Ausbleibens der Regel Ende des vierten, Anfang des fünften Lebensjahrzehnts) – wahrscheinliche Ursache: Östrogenmangel. Der manifestiert sich knapp nach einer Geburt und zu Beginn der Wechseljahre durch den dafür typischen Haarausfall. Östrogene sind Wachstumsfaktoren für die Haare. Fehlen diese Hormone, kommt es meist zu Problemen. Eine Hormonzufuhr, also die Abdeckung des Defizits, kann den Haarausfall stoppen und die Regeneration neuer Haare beschleunigen.

Östrogen nach einer Entbindung oder zu Beginn der Menopause

Das Östrogen wird dabei in Tablettenform oder auch am Ort des Geschehens als Östrogen-Haarwasser eingesetzt. Dieses Wasser läßt sich leicht

Östrogen-Tabletten oder -Haarwasser

Gegenhormone zu männlichen Hormonen bei Geheimratsecken

Vitamine wirken sich günstig auf Wachstum der Haare aus

mit anderen Haarwachstum-beschleunigenden Medikamenten kombinieren. Minoxidil ist ein Blutdruck-senkendes Mittel, das aber auch die Durchblutung des Haarbodens nachhaltig anregt. Diese verbesserte Durchblutung wirkt sich sehr günstig auf das Wachstum aus. Werden Minoxidil und Östrogen kombiniert, sorgt das Hormon für eine volle Blüte der nachspriessenden Haare und der Blutdrucksenker für beschleunigte Nachwuchstätigkeit.

- Sind die männlichen Hormone die Ursache des Haarausfalls, dann treten die Geheimratsecken auf. Cyproteronacetat – ein Abkömmling des Gelbkörperhormons – ist momentan der stärkste Gegner männlicher Hormone. Es wird auch bei übermäßiger Behaarung und Akne erfolgreich eingesetzt. Sind also die männlichen Hormone die Ursache des Haarausfalles (aber auch der Hautalterung), so kann mit diesem Gegenhormon eine erfolgreiche Behandlung vorgenommen werden. Das Cyproteronacetat steht als Tablette in unterschiedlicher Dosierung zur Verfügung.

Aber auch Vitamine scheinen sich günstig auf das Haarwachstum auszuwirken. Vom Vitamin-B-Komplex ist es vor allem das Vitamin B_3, das Niacin. Es wird dreimal täglich in einer Dosierung von 50mg empfohlen. Die Pantothensäure, das Vitamin B_5, sollte mit einer Dosierung von 100mg dreimal täglich angewandt werden. Das Vitamin B_6 wiederum, das Pyridoxin, kommt in einer Dosis von 50mg dreimal am Tag zum Einsatz. Aber auch das Vitamin Biotin und der in allen Zellmembranen enthaltene Alkohol Inositol sind starke Stimulatoren des Haarwachstums.

Der schwefelhaltigen Aminosäure Cystin, die sich auch in großen Mengen im Proteinanteil des menschlichen Haares wiederfindet, wird eine entscheidende Rollen bei der Qualität der Haare und deren Wachstum zugebilligt. Wissenschaftlich ließen sich die Erfolgsnachweise dieser Behandlung vorerst anhand von (schon geraume Zeit zurückliegenden) Tierversuchen erbringen. Die Versuche demonstrieren jedenfalls, daß Cystin tatsächlich in der Lage ist, das Haarwachstum positiv zu beeinflussen.

In ähnlicher Weise wirkt Gelatin, ein Eiweißkörper, der aus denaturierten Kollagenen (wenn Kollagen erhitzt wird, flockt das darin enthaltene Eiweiß aus, es wird seiner Natur beraubt, „denaturiert") entsteht und der den Zustand der Haare und der Nägel verbessern kann. Frauen, deren Nägel Probleme bereiten, wird diese Substanz jedenfalls ärztlich empfohlen.

Gelatin verbessert auch den Zustand der Nägel

Strategien zum Schutz der Haare in Stichworten (alles nach ärztlicher Anleitung):
- Östradiol-Haarlotion
- Minoxidil-Haarlotion
- Cyproteronacetat
- Biotin
- Inositol
- Vitamine B_3, B_5, B_6
- Gelatin
- Cystin

Strategien gegen das Altern der Haare – in Stichworten

Das Altern der Venen

Frau Elisabeth leidet seit Jahrzehnten unter Beinschmerzen. Zunächst – meist vor der Regel – bereiteten ihr „schwere Füße" starke Schmerzen, mitunter traten auch die Venen hervor. Hochlagerung der Füße und Wechselbäder befreiten Elisabeth jedoch immer wieder von den Beschwerden. Nach dem Einsetzen der Menstruation hörten sie ebenfalls von alleine auf.

Während der Schwangerschaft hatten sich leichte Krampfadern gebildet. Nach der Entbindung verschwanden diese aber wieder. Nicht ganz, aber weitgehend. Was zurückblieb, waren ober-

Venen – Besenreiser, Krampfadern

flächliche hervortretende Venen am Oberschenkel und Besenreiser, die sich auch nach der Geburt nicht mehr zurückbildeten.

Mittlerweile ist Elisabeth in den Wechseljahren. Sie litt anfangs unter starken Wallungen, an Schlaflosigkeit und an Depressionen. Durch eine ärztlich angeordnete Hormonbehandlung mit Östrogenen wurden aber auch diese Probleme gemildert, teilweise sogar ganz zum Verschwinden gebracht.

Mit 45 unterzog sich Elisabeth einer Gebärmutteroperation. Da die Gebärmutterschleimhat nun ja nicht mehr umgewandelt werden mußte, verzichtete der Arzt auf die Verabreichung eines Gelbkörperhormons.

Sechs Monate nach Beginn jener Östrogentherapie, der die Patientin ihr neues Wohlbefinden verdankte, stellten sich aber die alten Probleme neu ein: Die Zahl der Besenreiser, die während der Schwangerschaft nur ansatzweise vorhanden waren, explodierten zahlenmäßig ganz plötzlich. Man konnte fast zusehen, wie jeden Tag am Oberschenkel neue Besenreiser auftauchten und diese weder mit Massagen noch mit Kalt-Warmspülungen oder Gymnastik in Schach gehalten werden konnten.

Frau Elisabeth ist verzweifelt. Die Wechseljahre, die sie hormonell unter Kontrolle gebracht hatte, sind für sie ganz plötzlich zum Alptraum geworden.

Typische Frauenleiden, die bei Hormonveränderungen auftreten

Venenprobleme sind ganz typische Frauenleiden. Besenreiser und Krampfadern kommen zwar auch bei Männern vor, doch sind sie bei diesen nicht nur weniger häufig, sondern zumeist auch nur schwach ausgeprägt. Ähnlich wie bei der Gebärmuttersenkung und beim unkontrollierten Harnverlust hat man lange Zeit auch für die Besenreiser Schwangerschaft und Geburt verantwortlich gemacht. Mittlerweile wurde aber diese mechanistische Anschauung durch eine molekularbiologische verdrängt.

Das weibliche Haupthormon Östrogen erzeugt in den weiblichen Blutgefäßen das Stickstoffmonoxid, das eine stark gefäßerweiternde Wirkung entfaltet. Durch dieses Gas ist die Frau zwar sehr stark vor dem Herzinfarkt geschützt, es erweitert aber auch die Venen in peripheren Körperteilen. Dadurch sorgt das Eierstockhormon also nicht nur für die Erweiterung der Herzkranzgefäße, sondern auch für Erweiterungen anderer Blutgefäße. Die Folgen sind Krampfadern und Besenreiser, die sogar zu gefährlichen Thrombosen (Gefäßverstopfungen) führen können. Denn durch die Weitstellung der venösen Gefäße verlangsamt sich die Blutzirkulation; wird die kritische Durchflußgeschwindigkeit unterschritten, gerinnt mitunter in den Venen das Blut und es kann ein Thrombus – also ein Pfropfen – entstehen.

Eierstockhormone bewirken Gefäßerweiterungen

Das ist die wohl unangenehmste, erfreulicherweise aber nur sehr seltene Nebenwirkung zu hoher Östrogendosen auf das Venensystem. In vielen Fällen bewirkt das Östrogen lediglich eine Erweiterung der oberflächlich liegenden Kapillaren und Venengeflechte, sodaß gerade eine Östrogentherapie (aber auch eine Hormonstörung, die durch hohen Östrogenspiegel bedingt ist) zu Besenreisern führt.

Dagegen wirkt das Progesteron. Interessanterweise wirkt das Gelbkörperhormon nicht nur in der Gebärmutterschleimhaut einer überstarken Östrogenwirkung entgegen – es gleicht zu hohe Östrogendosen auch in anderen Teilen des Körpers aus. Das Progesteron verhindert also eine zu starke, durch Östrogen hervorgerufene Gefäßweitstellung.

An der Entstehung der Venenschwäche ist aber auch noch ein weiteres Hormonproblem beteiligt. Denn Blutgefäße sind in einem festen Mantel aus Bindegewebe – aus Kollagenfasern – verankert. Das Kollagen der Haut stärkt auch die röhrenartigen Gefäße von Arterien und Venen. In der hor-

Kollagen schwindet und schwächt die Blutgefäße

monbedingten Menopause (Aufhören der Periode) sinkt der Kollagengehalt der oberflächlichen Haut ab. Auch in anderen Teilen des Körpers – am Beckenboden, im Muskelgewebe und auch in den Blutgefäßwänden – wird das Kollagen zu wenig. Und dieser Kollagenmangel ist mitverantwortlich für die Wandschwäche der Venen, die in letzter (und unangenehmer) Folge das Heraustreten und Entstehen von Besenreisern bewirkt.

Vorbeugende Strategien gegen Venenschwächen mit großer Aussicht auf Erfolg sind auch hier: Man muß bereits den Anfängen wehren. Bemerkt eine Frau die Zunahme von Venenschwäche oder das Auftreten von Besenreisern, sollte sofort ein Hormonstatus (Momentaufnahme der Hormonlage durch Bestimmung der Hormonblutspiegel) gemacht werden. Dabei muß geprüft werden, ob entweder ein Östrogen-Überschuß oder ein Mangel an Gelbkörperhormon vorliegt. Das Progesteron kann die Östrogen-bedingten Erweiterungen der Blutgefäße verhindern. Schon vorhandene Krampfadern und Besenreiser werden durch Progesteron zwar nicht mehr besser, sie können aber an ihrem Fortschreiten (der Progredienz) gehindert werden.

Entweder Östrogen-Überdosis oder Mangel an Gelbkörperhormon

Das Progesteron kann dabei auch als Gelee eingesetzt werden. Täglich über jenes Areal aufgetragen, an dem Krampfadern oder Besenreiser entstehen, hat es nicht nur einen angenehm kühlenden Effekt, es verhindert auch die weitere, durch Östrogen verursachte Gefäßerweiterung.

Progesteron wirkt gegen Gefäßschwächen und für Kollagenverbesserung – Bindegewebekräftigung

Das Progesteron hemmt darüber hinaus auch jene biochemischen Scheren, die das Kollagen um die Gefäßwände herum abbauen. Damit wirkt es der Wandschwäche und der Gefäßerweiterung entgegen – somit schützt es also doppelt. Außerdem wirken die männlichen Hormone, die Androgene, günstig auf den Kollagenhaushalt. Deswegen kann bei Venenbeschwerden auch männliches Hormon eingesetzt werden – als Gelee, in Ergänzung zum lokal verabreichten Progesteron. Sehr bewährt hat sich dabei ein Kombinationspräparat, bestehend aus den beiden Hormonen: Progesteron und Androgen.

Verstärkt wird die Wirkung der Hormone durch das mehrmals pro Tag konsequente Hochlagern der Beine – was einen Entlastungseffekt auf die Venen bewirkt. Auch Wassertreten, Wechselbäder und Wassergymnastik können die Venensituation erstaunlich verbessern.

Sehr zu empfehlen: Möglichst oftmaliges Hochlagern der Beine

Darüber hinaus werden bei Venenproblemen seit langem auch Kastanienextrakte erfolgreich verwendet – verabreicht als Tablette oder auch als Salbe lokal.

Strategien zum Schutz gegen das Altern der Venen in Stichworten (alles nach ärztlicher Anleitung):
- Progesteron-Venensalbe
- Androgen-Venensalbe
- Kastanienextrakte
- Meidung hoher Östrogendosen
- physikalische Therapie zur Verbesserung der Blutzirkulation in den Beinen

Strategien gegen das Altern der Venen – in Stichworten

Das Altern des Herz-Kreislaufsystems

Ein schwarzer Tag für Herrn Leopold. Schon seit Tagen machte ihm eine leichte Kurzatmigkeit zu schaffen. Seine Arbeitsleistung ließ nach und er hatte das Gefühl, als würde sich in den Füßen Wasser ansammeln. Zumindest waren sie geschwollen.

Hormone wirken auch auf Herz und Kreislauf

Ganz plötzlich wurde ihm schwarz vor den Augen. Er sackte zusammen. Herzstillstand. Erfreulicherweise nur ein kurzfristiger, denn ein zufällig in der Nähe weilender Arzt reanimierte ihn sofort sachkundig. Diese Erste Hilfe rettete sein Leben.

Die Herzuntersuchung durch den Kardiologen förderte schwerste Defekte zutage: eine Herzmuskel-

entzündung – für sich allein schon lebensgefährdend. Dazu auch noch eine teilweise Verstopfung der Herzkranzgefäße. Ebenfalls hochgefährlich – wegen drohender Infarktgefahr.

Herr Leopold war entsetzt. Er rauchte nicht, trank kaum und lebte durchschnittlich gesund. Umso mehr belastete ihn nun der Gedanke, daß die Schlagkraft des Herzens extrem stark reduziert war.

Nach der Entlassung aus dem Spital und nach mehrwöchiger Rehabilitation entschloß sich Herr Leopold dazu, sein Leben komplett zu ändern. Zusammen mit dem Kardiologen entwarf er ein tägliches Trainingsprogramm und das exekutierte er sofort mit eiserner Disziplin.

Die Konsequenz hatte Erfolg: Durch die gezielt durchgeführte sportliche Belastung stieg nicht nur die Schlagkraft des Herzmuskels an, viel überraschender waren die Veränderungen im Bereich der Herzkranzgefäße. Die hatten im teilverstopften Bereich durch den hohen Sauerstoffbedarf der Sportaktivitäten Umleitungen ausgebildet – gewissermaßen natürliche Bypässe. Neue Ersatzgefäße durchziehen nun den Herzmuskel und versorgen ihn mit ausreichend Blut und Sauerstoff.

Herr Leopold hat überlebt. Und gezielt durchgeführtes Training hat das Herz regeneriert.

Das Altern beginnt auch mit einem Altern des Herzens

Für viele Menschen beginnt das Altern des Organismus mit einer schlechteren Durchblutung des Herzens und mit einer Schwächung des Herzmuskels. Wobei das Alter unterschiedlich sein kann: Koronare Herzerkrankungen sind schon im Alter von 40 keine Seltenheit; Herzmuskelentzündungen kommen auch in noch jüngeren Jahren vor. Gefährlich sind Herzkrankheiten in jedem Alter, ganz besonders gefährlich sind sie aber in der zweiten Lebenshälfte.

Früher herrschte die Meinung vor, daß fettreiche Ernährung der größte Risikofaktor für Gefäßkrankheiten und Herzmuskelschäden sei. In den vergangenen Jahren hat aber die Medizin auf diesem Gebiet völlig neue Aspekte erforscht. Gefäßerkrankungen, meint man heute, sind Ausdruck von Zivilisationsproblemen und die reduzierte körperliche Aktivität ist ein Hauptrisikofaktor.

Und zusätzlich sind die Verkalkung und alle aus ihr resultierenden Probleme auch die Folge einer Hormonstörung. Diese tritt als Folge von Entzündungen, die ansonst unbemerkt bleiben und „schleichend" das Herz schädigen, auf. Diese Hormonstörung wiederum ist – ein ganz aktueller Aspekt der Forschung – die Folge eines Vitaminmangels.

Verkalkungen sind auch eine Folge von Hormonstörungen. Diese wiederum gehen auf einen Vitaminmangel zurück

Jeder, der unter Kreislaufproblemen leidet, wird sich künftig das Homocystein merken müssen. Diese kleine Aminosäure, die im Blut in unterschiedlicher Konzentration auftritt, kann die Gefäßinnenwand derart belasten, daß sich daraus Verkalkungsprozesse entwickeln und Verstopfungen der Blutbahnen entstehen. Vitamine können diesen Gefäßräuber unter Kontrolle halten – allen voran die Folsäure (Vitamin B_C), die auch für die Ernährung embryonaler Organe größte Bedeutung hat.

Sinkt in der Ernährung die Folsäure ab, so steigt das Homocystein an. Das aber führt zu den verheerenden Folgen am Endothel – der Blutgefäßinnenauskleidung.

Homocystein als Gefäßräuber

Es ist mittlerweile wissenschaftlich nachgewiesen, daß Herzinfarkt, Schlaganfall und Thrombosen auch Folgen eines Vitaminmangels sind.

Dazu gleich eine erfreuliche Aussicht: Dieser Vitaminmangel ist durch eine geänderte Lebensführung leicht zu beheben.

Aber auch unbemerkte, „übergangene" Infektionen spielen bei der Verkalkung eine kaum zu unterschätzende Rolle. Durch eine groß angelegte Untersuchung konnte nachgewiesen werden, daß Patienten, die vor Jahrzehnten eine (möglicherweise nicht ganz ausgeheilte oder unbemerkt gebliebene) Chlamydieninfektion (Bakterielle Infek-

Vorschäden durch Chlamydieninfektion

tion, z.B. Papageienkrankheit oder Trachom) durchgemacht hatten, häufiger einen Herzinfarkt erleiden, als ihre altersgleichen Zeitgenossen, die nie mit Chlamydien infiziert waren.

Frauen haben erst in und nach den Wechseljahren ein erhöhtes Infarktrisiko

Frauen haben vor der Menopause eher selten Kreislauferkrankungen. Ein Herzinfarkt ist – im Unterschied zum Mann – bei Frauen in jüngeren Jahren ausgesprochen selten.

Ganz anders stellt sich aber dann die Situation in den Wechseljahren dar. Nach dem Ausfall der Eierstockfunktionen ist bei Frauen die Wahrscheinlichkeit, an einer Herzkrankheit zu sterben, größer als bei Männern. Das illustriert die starke Wirkung, die Eierstockhormone auf das Kreislaufsystem der Frau haben. In jüngeren Jahren haben Östrogene den gleichen Effekt wie Nitropräparate: Sie setzen in den Blutgefäßen ein Gas frei, das Stickstoffmonoxid, das die Blutgefäße erweitert – und das schützt wiederum die Frauen vor Durchblutungsstörungen und Infarkten. Läßt die Hormonproduktion nach, erhöht sich auch für Frauen die Gefahr von Gefäßstörungen.

Der Einfluß des Östrogens auf die Gefäße übt auf Internisten eine faszinierende Wirkung aus. Derzeit wird wissenschaftlich geforscht, auch dem Mann Östrogene zu verabreichen, um dessen Herzdurchblutung zu verbessern.

Sport hat die gleiche Wirkung wie das Östrogen

Interessanterweise hat aber sportliche Aktivität die gleiche Wirkung wie das Östrogen. Die durch den Sport provozierte höhere Durchflußgeschwindigkeit des Blutes stimuliert die Gefäßwand, Stickstoffmonoxid-Gas zu synthetisieren. Das Hormon Östrogen und Sport haben damit den gleichen positiven Effekt auf das Herz-Kreislaufsystem. Allerdings kommt es auch hier auf die richtige Dosierung an: Herzpatienten, die ohne ärztliche Untersuchung und ohne Aufsicht beginnen, Sport – möglicherweise sogar Extremsport – zu betreiben, riskieren ihr Leben.

Sport muß richtig dosiert sein – dann wirkt er Wunder

Maßnahmen *gegen das Altern des Herz-Kreislaufsystems* dürfen grundsätzlich nur unter ärztlicher Aufsicht vorgenommen werden. Im Unterschied zu vielen anderen Empfehlungen ist der Rat, bei einer kardiovaskulären Belastung (Belastung des Herz-Kreislaufsystems) das Vitamin Folsäure zu konsumieren, wissenschaftlich erwiesen und von beträchtlicher klinischer Relevanz. Folsäure wird übrigens auch schwangeren Frauen zur Abwehr von Entzündungen verschrieben.

> Nur unter ärztlicher Aufsicht!

Dieses Vitamin kann als Tablette eingenommen werden oder auch als Nahrungszusatzmittel. Germ (Hefe) beispielsweise enthält Folsäure in hoher Konzentration.

Selbstverständlich müssen zu allererst Infektionen eliminiert werden, die das Blutgefäßsystem strapazieren. An erster Stelle steht dabei die Chlamydienkontamination (siehe oben), die einfach zu diagnostizieren und zu therapieren ist.

Bei Frauen ist die Behebung des Östrogendefizits der beste Schutz für Herz und Gefäße. Sogar beim Mann denkt man neuerdings daran, eine Östrogenvariante klinisch zu prüfen. Die soll einerseits das Herz schützen, darf aber andererseits keine Verweiblichungsphänomene hervorrufen.

> Der beste Schutz für Herz und Gefäße von Frauen: Behebung des Östrogenmangels

Von entscheidender Bedeutung ist bei Erkrankungen der Blutgefäße eine grundlegende Änderung des Lebens. Extrem wichtig sind der Verzicht auf Nikotin und Alkohol, eine kalorien-, fettarme und balaststoffreiche Kost, vor allem aber ausreichend Sport und andere körperliche Betätigungen, und alles das verbunden mit ausreichend Schlaf, um dem Körper die Möglichkeit zur Regeneration zu geben. Alles das sind eiserne Säulen zur Wiederherstellung des Gefäßsystems.

> Grundsätzlich: Sport – Änderung des Lebens – richtige Nahrung

Magnesium und Kalzium unterstützen den Herzmuskel. Sie befreien darüberhinaus die Blutgefäße von einer Verkrampfung, welche bis zum Verschluß führen kann. Auch Fettsäuren, wie sie im Borretsch-Öl (kalt gepreßtes Öl aus dem Küchen-

Ganz besonders wichtig: Vitamin E und Knoblauch

kraut Borretsch) vorkommen, haben auf das Kreislaufsystem einen sehr positiven Einfluß.

Selbstverständlich sind die Radikal-Fänger Ascorbinsäure, Selen und Tocopherol (Vitamin E) wichtige Bausteine für ein gesundes Herz-Kreislaufsystem.

Ganz besonders wichtig ist der gute alte Knoblauch: Er hat eine gefäßreinigende Wirkung, senkt den Blutdruck und verhindert darüber hinaus die Ablagerung von Fetten in den Gefäßwänden.

Strategien gegen Herz-Kreislaufkrankheiten – in Stichworten

Der Schutz gegen Schäden am Herz-Kreislaufsystem in Stichworten (alles nach ärztlicher Anordnung):
- Veränderungen des Lebensstils
- Folsäure-Substitution
- Chlamydienausschluß
- Östrogenersatz
- Magnesium
- Selen
- Borretsch-Öl
- Knoblauch

Das Altern der Stimmung

Auch an der Stimmung merkt man den Hormonmangel

Frau Dinas Stimmungen waren seit langem zyklusabhängig. Die Schwankungen reichten von Himmel-hoch-jauchzend bis zu-Tode-betrübt. Vor der Regel traten depressive Verstimmungen auf, Dina klagte über Verdauungsprobleme und Gewichtszunahme. Nach der Regel war alles ganz anders. Die Verdauung funktionierte wieder, das Übergewicht schwand. Und die Welt war wieder heil und in Ordnung.

Knapp nach Dinas 45. Geburtstag wurde die Menstruationsblutung unregelmäßig – nach einigen Monaten hörte sie ganz auf.

Für Dina brach die Welt zusammen. War sie zuvor – zumindest phasenweise – eine lebenslustige, fröhliche Frau gewesen, so wurde sie jetzt mehrmals am Tag von Weinkrämpfen überwältigt. Kleinigkeiten, die früher locker weggesteckt werden konnten, uferten zu komplizierten Problemen aus. Und das Verhältnis zur Familie wurde gespannt. Jeder hatte Angst, daß ein unbedachtes Wort eine Katastrophe auslösen könnte – und Dina selbst spürte, daß sie als stimmungsschwankende Zeitbombe zur Belastung ihrer Umgebung wurde.

Frau Dina kommt aus geordneten sozialen Verhältnissen. Die Familie ist intakt, die Partnerschaft normal. Sie hat zwei wohlerzogene, problemlose Kinder. Es gibt keine finanziellen Probleme.

Vor allem aber gibt es keinen erkennbaren Grund für jene massiven Depressionen, die mit fast schicksalhafter Härte das Leben von Dina überschatten.

Statistisch läßt sich das Problem signifikant festmachen: Der Verbrauch an stimmungsaufhellenden Psychopharmaka explodiert zwischen dem 45. und 50. Lebensjahr der Frau auf ein Vielfaches. Bis vor geraumer Zeit hatte die Wissenschaft dafür eine lapidare Erklärung: In diesem Alter funktioniert die Partnerschaft nicht mehr – die Kinder werden selbständig und es stellt sich neben dem generellen Frust dieses Lebensjahrzehnts das bekannte „Leere-Nest-Syndrom" ein.

Die Zeit vor dem Wechsel ist gekennzeichnet durch das „Leere-Nest-Syndrom"

So logisch diese Erklärungen auch scheinen – durch die aktuellen Forschungsergebnisse werden sie widerlegt. Neuerdings weiß man, daß die Stimmungslabilitäten von Frauen um das fünfte Lebensjahrzehnt die Folgen von Hormonstörungen sind. Und die wiederum sind eine Folge des Alterungsprozesses.

Unmittelbar vor der Menopause tritt in vielen Fällen – üblicherweise noch vor den klassischen Wechselbeschwerden – ein Progesterondefizit auf. Das führt zu Ödembildungen (Wasserstau), Ge-

Hormonstörungen um das fünfte Lebensjahrzehnt herum

wichtszunahmen und – vor allem – depressiven Verstimmungen.

Bestimmend ist das Gelbkörperhormon Progesteron: Es entfaltet auch eine Wirkung im Gehirn und ist in seiner Funktion ähnlich dem Diazepam, das ein Hauptbestandteil sehr vieler Psychopharmaka ist. Das Progesteron „besetzt" den sogenannten GABA-Rezeptor, der im Nervensystem für Beruhigung sorgt und für psychische Ausgeglichenheit verantwortlich ist.

Seit kurzem wissen die Mediziner, daß das Gelbkörperhormon auch eine regenerierende Wirkung auf manche Nervenzellen hat. Was man bis vor nicht allzulanger Zeit noch für unmöglich gehalten hat, gilt mittlerweile als gesichert: Das Progesteron kann die Schwannschen Zellen erneuern und bekommt damit auch eine Bedeutung für die Behandlung bestimmter neurologischer Erkrankungen. Das Hormon wirkt also zweifach: Es hebt die Stimmung und übt eine Schutzfunktion auf Nervenfasern aus.

Progesteron übt eine Schutzfunktion auf Nervenfasern aus

Vorbeugende Therapiestrategien beschränken sich auf die Zeit vor dem Eintritt der Wechseljahre. Treten in dieser Zeit Depressionen auf, ist eine Beratung mit dem Facharzt empfehlenswert. In vielen Fällen ist eine Behandlung mit reinem Gelbkörperhormon sehr erfolgreich. Oral eingenommenes Progesteron (also in Tablettenform) führt allerdings nicht immer zum Erfolg, da sich in der Leber Umbaustoffe bilden, die nicht den gewünschten beruhigenden, sondern einen gegenteiligen – also aufputschenden – Effekt haben können.

Antidepressiva werden vaginal verabreicht

Zu empfehlen ist in diesem Fall die Progesteron-Zuführung als Vaginalsuppositorium (Scheidenzäpfchen). Zehn Tage im Monat in die Scheide eingeführt, führt es zur deutlichen Besserung der Stimmungslage. Durch die direkte Einbringung in die Scheide umgeht man jene Abbauprodukte, die in der Leber entstehen und die depressive oder aggressive Psychozustände mitunter sogar noch verstärken.

Bei depressiven Verstimmungen sind aber auch noch mehrere andere Substanzen mitbestimmend. Etwa das Tyrosin (ein lebenswichtiger Eiweißbaustein). Das Tyrosin ist ein Neurotransmitter, der den zentralen Adrenalin- und Dopamin-Haushalt regelt. Tyrosin-Defizit kann zu Stimmungsschwankungen und depressiven Zuständen führen. Treten diese in Stress-Situationen auf, ist der Zusatz dieser Aminosäure sinnvoll. Aber auch das chemische Element Selen hat einen stimmungsaufhellenden Effekt – es reduziert die in den Wechseljahren so oft anzutreffenden Ängste und depressiven Stimmungen. Da in manchen Gegenden Europas ein natürlicher Selen-Mangel herrscht, sollten depressive Patienten aus diesen Regionen auch mit Selen-Zufuhr behandelt werden.

Selen und Aminosäuren wirken stimmungsaufhellend

Seit langem ist auch bekannt, daß Sport die Stimmungslage beträchtlich verbessern kann. Biochemische Untersuchungen des Nervensystems der vergangenen Jahre haben die Ursache des „Aufputschmittels Sport" zutage gebracht: Körperliche Anstrengungen heben den endogenen Morphiumspiegel (der physiologisch, also normal vorhanden ist) und die im Gehirn gebildeten Endorphine (Morphin-ähnliche, Schmerz und negative Stimmung hemmende körpereigene Stoffe) steigen an. Sie verursachen ein regelrechtes Hochgefühl und verdrängen dabei die tristen Stimmungslagen. Sport ist somit ein Antidepressivum und ein natürlicher Hormonspender. Vom Joggen und intensiven Radfahren ist ja bekannt, daß Sportler nach einer gewissen Trainingszeit und nach Überwinden des „toten Punktes" ein inneres Hochgefühl erleben und daß sie nach dieser Art der körperlichen Herausforderung fast süchtig werden. Depressive Menschen sollten sich daher zu einer regelmäßigen Sportaktivität zwingen – sie werden überrascht sein über den Erfolg.

Einmal mehr ist Sport das beste Mittel, die Stimmung zu verbessern

Die heilende Kraft der Musik

Allgemein bekannt ist auch die heilende Kraft der Musik auf Depressionen. Die Art der Musik, deren Intensität und Wirkungsdauer hängt von den individuellen Umständen ab – als temporär und schnell wirkendes Therapeutikum ist sie jedenfalls zu empfehlen. Dabei kann Nützliches mit Angenehmem verbunden werden.

Strategien gegen das Altern der Stimmung und gegen Depressionen – in Stichworten

Der Schutz gegen das Altern der Stimmung und gegen Depressionen in Stichworten:
- Progesteronsuppositorien
- L-Tyrosin
- Selen
- sportliche Aktivitäten, die endogene (im Körper gebildete) Opiate freisetzen
- Musiktherapie

Das Altern des Gedächtnisses

Gedächtnisschwächen

In der Schule war Doris Musterschülerin. Das Gedächtnis war besser als das ihrer Mitschüler. Sie brauchte den Text einer Seite nur einmal durchzulesen und schon hatte sie ihn gespeichert. Auch im Beruf hatte sie dank ihrer überdurchschnittlichen Merkleistungen großen Erfolg.

Dann aber wurden bei einer gynäkologischen Untersuchung Myome (Geschwulst der Gebärmuttermuskulatur) und Zysten (mit Flüssigkeit gefüllte, raumfordernde Hohlräume) am Eierstock entdeckt. Aus Sicherheitsgründen wurden – über Ratschlag des Gynäkologen – die Gebärmutter und die zystenreichen Ovarien entfernt. Die Operation verlief problemlos – Frau Doris konnte schon eine Woche später wieder das Spital verlassen.

Aber nach drei Monaten spürte sie ein deutliches Nachlassen ihres bis dahin famosen Gedächtnisses. Sie mußte sich Telefonnummern, die sie zuvor auswendig wußte, aufschreiben, und oft waren ihr die zuvor allgegenwärtigen Namen von Personen, denen sie gerade begegnete, nicht mehr präsent. Vor allem litt sie enorm unter dem spontanen Verlust ihres Kurzzeitgedächtnisses – innerhalb von Minuten vergaß sie, wohin sie gerade Schlüssel, Brille oder Lippenstift gelegt hatte. Doris geriet in Panik, fürchtete sie doch, an der Alzheimerschen Krankheit zu leiden.

Zu alledem setzten Hitzewallungen und Schlaflosigkeit ein – die typischen Symptome eines Östrogenmangelzustandes. Der Arzt verschrieb ihr daher Hormongaben. Und schon nach kürzester Zeit zeigten sie Wirkung: Wallungen und Schlaflosigkeit ließen nach und die Gedächtniskraft kehrte langsam wieder zurück.

Heute noch ist Doris stolz auf ihre Merkfähigkeit – auch wenn sie selbst schon an dieser gezweifelt hatte.

Östrogene wirken vielfältig: in den Blutgefäßen, aber auch im Gehirn. Nicht nur in den Blutgefäßen, auch in den Nervenzellen setzen sie das Stickstoffmonoxid frei – ein Gas, das schnell und leicht durch Zellwände tritt und dadurch für den Bau von Gedächtnisbrücken von großer physiologischer Bedeutung ist. Im Zusammenspiel mit dem Östrogen wirkt das Stickstoffmonoxid also nicht nur gegen Herzinfarkt, sondern steuert auch dem Gedächtnisverlust entgegen. Östrogene stimulieren, wie allerjüngste Forschungsergebnisse beweisen, Wachstumsfaktoren, die für die anatomische Vernetzung von Neuronen verantwortlich sind. Damit wirkt das Östradiol nicht nur über das Stickstoffmonoxid, sondern direkt über einen Wachstumsfaktor auf die Einschaltung von Neuronengruppen und auf die anatomische Ausbildung von Assoziationsbrücken.

Östrogene wirken indirekt positiv auf die Merkleistung

Östrogene festigen also die Kraft des Gedächtnisses.

Östrogen steuert dem Gedächtnisverlust entgegen

Gedächtnisverlust – möglicher Hormonmangel!

Behebung des Hormondefizits behebt auch Gedächtnismängel

Vorbeugende Strategien *gegen den Gedächtnisverlust* sind vielfältig. Nimmt die Gedächtnisleistung während eines Hormonmangels ab, ist dieser Umstand besonders ernst zu nehmen. Durch Ausgleichen der hormonellen Situation – Behebung des Hormondefizits – kann nämlich die Gedächtniskraft in vielen Fällen wieder hergestellt und darüber hinaus einem künftigen Verlust vorgebeugt werden.

Aber auch das sogenannte Cholin (eine körpereigene Aminoverbindung) ist für die Hirnfunktion wichtig. Es erhöht den Spiegel des wichtigen Neurotransmitters Acetylcholin, der die mentalen Fähigkeiten verbessert und dem Gedächtnisverlust vorbeugt.

Auch das chemische Element Mangan wirkt in ähnlicher Weise, denn es optimiert die Nutzung von Cholin. Somit ist es ein besonders wichtiges Spurenelement für Nervenzellen und Gehirn. Weitere wichtige Wirkstoffe sind die Mitglieder der Vitamin-B-Familie – nämlich die Pantothensäure (das Vitamin B_5), das Niacin (das Vitamin B_3), das Vitamin B_6 (das Pyridoxin). Das Dimethylglycin (eine Aminosäure) erhöht darüber hinaus auch noch die Sauerstoffzufuhr des Gehirns und wirkt damit auf einer weiteren Ebene dem Gedächtnisverlust entgegen. Als additive Substanz kann auch Ginkgo biloba verabreicht werden, das den Blutfluß des Gehirns verbessert und damit das zentrale Nervensystem mit zusätzlichem Sauerstoff versorgt.

Vitamin-B-Familie als wichtige Wirkstoffe

Auch das DHEA regeneriert Nervenzellen

Einmal mehr beweist das im Gehirn gebildete Dehydroepiandrosteron (DHEA) seine Wichtigkeit für die Nervenzellen. Nach jüngsten Forschungserkenntnissen wirkt es nicht nur als Neurotransmitter, sondern auch als Funktionsmotor und Regenerator der Nervenzellen. Künftig wird bei Patientinnen, die über Gedächtnisverlust klagen, auch der Serumspiegel von DHEA untersucht werden müssen. Möglicherweise – klinisch ist das noch nicht abgetestet – wirkt auch eine DHEA-Zufuhr dem Gedächtnisschwund entgegen.

Was einmal mehr beweist, wieviele Forschungsbereiche noch offen sind. Die Bedeutung des Wachstumshormons für die Gedächtnisleistung wird derzeit noch untersucht. Schon jetzt mehren sich die Hinweise darauf, daß dieses Hormon für die Nervenzellen und deren Funktion sehr bedeutsam ist.

> Der Schutz gegen das Altern des Gedächtnisses in Stichworten (unter ärztlicher Anleitung):
> - Östrogene
> - Cholin
> - Mangan
> - Vitamin B_3, B_5, B_6
> - Dimethylglycin
> - Ginkgo biloba

Strategien gegen Gedächtnisschwund – in Stichworten

Das Altern des Auges

Frau Helga war beunruhigt. Ihr war bekannt, daß Frauen im Laufe ihres Lebens mit den Augen mehr Probleme haben als Männer; daß aber ausgerechnet ihr „so etwas" passieren mußte, hat sie dann doch recht hart getroffen. Der Schmerz war sehr diffus und es war auch nicht der Augapfel direkt. Es war das Lid, das „irgendwie zog"; so, als hätte ihr der Wind ein Sandkorn ins Auge geweht. Jeder Lidschlag war mit Stichen verbunden, das Auge rötete sich und tränte – und die Beschwerden vergingen nicht.

Helga dachte zunächst an einen Fremdkörper und untersuchte sich selbst im Spiegel. Aber weder sie noch der später zugezogene Augenarzt konnte die Ursache des Schmerzes erkennen. Der Arzt stellte nur die Diagnose „trockenes Auge".

Das kam ihr bekannt vor. Erst vor kurzem hatte Helga in einem Gespräch mit ihrem Gynäkologen über eine trockene Scheide geklagt. Dieses Gefühl der „Trockenheit" im Geschlechtsorgan war nicht

Fehlen die Eierstockhormone, so leiden die Sinne

ganz so schmerzhaft und auch nicht wirklich beharrlich. Der Gynäkologe verordnete eine Östrogensalbe – und das Gefühl der Trockenheit war beseitigt.

„Also, versuchen wir es mit einer Östrogen-haltigen Salbe", meinte der Augenarzt, als ihm Frau Helga die Diagnose des Gynäkologen mitteilte.

Die Therapie wirkte tatsächlich: Kaum hatte Helga das Lid mit der Salbe eingeschmiert, verschwanden die stechenden Schmerzen und bald danach war auch das Fremdkörpergefühl weg.

<small>Die Eierstockhormone nehmen auch Einfluß auf das Auge</small>

Die Assoziationen sind zwar verblüffend, aber die Wissenschaft konnte an ihnen nicht vorbei: Vor kurzem hat die gynäkologische Altersforschung auch das Auge entdeckt. Konkret wurde nachgewiesen, daß die Hormone des Eierstockes auch auf dieses Sinnesorgan Einfluß nehmen.

„Conjunctivitis sicca" – „Trockenes Auge": Diese Diagnosen werden nicht nur während der Wechseljahre gestellt, sie treffen sehr oft auch auf Kontaktlinsenträgerinnen, auf Frauen unter der Pille oder in Phasen eines Östrogenmangels zu. Verständlich, denn ähnlich den anderen Schleimhäuten versorgt das Östrogen auch die Bindehaut des Auges mit der nötigen Sekretion. Diese ermöglicht den Lidschlag und garantiert die Funktionsfähigkeit der Verbindungsfläche zwischen Hornhaut und Bindehaut.

<small>Östrogene versorgen die Schleimhäute mehrerer Organe mit der nötigen Sekretion</small>

Diese „Gleitfläche" ähnelt den Gleitflächen, die zwischen Gelenken ein reibungsloses Funktionieren ermöglichen. Da wie dort, also im Auge und im Gelenk, sorgt das Östrogen für die erforderliche „Schmierung" – die Sekretion.

<small>Während der Wechseljahre trocknen Augen manchmal aus</small>

Während der Wechseljahre bemerken manche Frauen den Östrogenmangel auch in der Bindehaut. Bei Hormonmangel tritt das „Trockene Augen"-Syndrom auf. Wird Östrogen über eine Salbe direkt dem Auge zugeführt, werden die Bindehäute neu aktiviert – und die Sekretion funktioniert wieder.

Es gibt aber auch noch andere, wesentlich gefährlichere Augenleiden, die mit der Alterung in Zusammenhang stehen. Etwa die Trübung des Glaskörpers – eine Krankheit, die einerseits durch freie Radikale und andererseits durch eine irreversible Bindung von Proteinen an Zucker ausgelöst wird. Wobei das Werk von Elektronen auch hier zerstörend wirken kann: Während des Tages dringt gebündeltes Licht der Sonne durch Glaskörper und Linse ins Auge, wodurch die Linse den freien Elektronen des Lichtes extrem ausgesetzt wird. Üblicherweise ist das Organ gegen solche Attacken gewappnet. Das Auge verfügt über hoch konzentrierte Enzyme, die unter normalen Umständen die freien Elektronen abfangen bzw. schon eingetretene Elektronenschäden reparieren. Diese Enzyme wirken als Radikal-Fangmechanismen dem Elektronenfluß entgegen.

Trübung des Glaskörpers

Auch die Östrogene entfalten eine Radikal-Schutzwirkung, die sich aus der Zusammensetzung dieses Hormons ergibt. Im Phenolring des Östrogenmoleküls können nämlich freie Radikale versteckt und inaktiviert werden. Das Östrogen wirkt demnach also wie das Vitamin C oder das Vitamin E. Da bei Frauen unmittelbar nach Beginn der Menopause ein Östrogendefizit auftritt, erklärt dies das Phänomen, daß Patientinnen in diesem Alter besonders oft unter Glaskörpertrübungen leiden. Es ist dies ein typischer Alterseffekt, dessen Behebung durch eine allfällige Östrogenverabreichung möglich, dies wissenschaftlich aber noch nicht voll erforscht ist.

Östrogene gegen Radikale – eine Wirkung, wie durch Vitamine

Sicher dagegen ist, daß das Haupthormon des Eierstockes – das 17-Beta-Östradiol – den Augendruck senkt. Früher glaubte man, daß an Glaukom-Patientinnen kein Östrogen abgegeben werden dürfe. Inzwischen ist diese Meinung revidiert worden: Man weiß heute, daß der Abfluß des Kammerwassers durch das Östrogen angeregt wird. Wie sich Blutgefäße unter Östrogen-Einfluß weiten, geschieht dies auch am sogenannten „Schlemm-

Glaskörpertrübung entsteht durch ein Hormondefizit – ein Altersleiden

schen Kanal", über den das Kammerwasser des Auges abgeleitet wird. Dadurch sinkt der Augendruck, was die Gefahr einer Grauen-Star-Erkrankung deutlich reduziert. Tritt das Glaukom zum Zeitpunkt eines Östrogendefizits auf, wird man künftig eine Hormongabe in die Therapie miteinbeziehen.

Im Gegensatz zu früheren Meinungen ist heute ein hoher Augendruck kein Grund mehr, eine Östrogenbehandlung abzusetzen. Mitunter kann das Glaukom durch eine Hormonbehandlung sogar gebessert werden.

Östrogensalbe lindert das Leiden

Vorbeugende Strategien gegen das „trockene Auge" sollten sich – zumindest während einer Phase des Östrogenmangels – lokal auf die Augenbindehaut konzentrieren. Mit einer Östrogensalbe kann das Leiden behoben werden.

Ob mit einer Hormonbehandlung die Linsentrübung (der Graue Star oder Katarakt) hinausgeschoben werden kann, ist zwar nicht auszuschließen, aber wissenschaftlich noch nicht ganz abgesichert.

Medikamente gegen Glaskörpertrübungen – sehr wichtig ist auch Selen

Für das Auge zusätzlich von großer Bedeutung sind Beta-Carotin (Vorstufe von Vitamin A) und Vitamin A. Aber auch Kupfer (Dosierung: 3mg) und Mangan (10mg pro Tag) werden gegen Glaskörpertrübungen präventiv verschrieben.

Besonders wichtig sind Radikal-Fänger – allen voran das Selen, das die im Auge enthaltenen Radikal-fangenden Enzyme stimulieren kann. Heute gilt dieses Spurenelement als wichtiger Schutz des Auges.

Weintraubenkur

Neuerdings weiß man auch, daß in Weintrauben ein Radikal-Fänger enthalten ist, der – neben seiner positiven Wirkung auch auf andere Zellen des Körpers – besonders im Auge eine protektive Wirkung entfaltet. Wobei kein Mißverständnis in die Welt gesetzt werden soll: Was in Weintrauben Wirkung zeigt, kann bei Alkohol kontraproduktiv sein.

Häufige Augenentzündungen – Östrogenmangel?

Der Schutz gegen das Altern des Auges in Stichworten (unter ärztlicher Anleitung):
- Östrogen-Augensalbe
- Beta-Carotin
- Vitamin A
- Kupfer 3mg
- Mangan 10mg
- Weintraubenkur
- Selen

Strategien gegen das Altern des Auges – in Stichworten

Das Altern der Haut

Trude ist 50. Und sie betrachtet sich seit einiger Zeit genauer im Spiegel. Nicht verborgen bleiben ihr dabei, daß die Lachfalten seitlich der Augen stärker strukturiert werden. Rauchte sie in der Vergangenheit – ohnehin nur gelegentlich – eine Zigarette, nahmen die Falten rund um die Augen zu. Sie wurden aber nicht nur mehr, sondern auch stärker. Verzichtete sie auf Nikotin, gingen in früheren Jahren auch die Falten zurück. Das Rauchen schien also kein gravierendes Problem zu sein.

Jetzt, seit dem 50. Lebensjahr, sind die Falten von einst wieder da – neuerdings kommen sie auch ohne Zigarettenkonsum. Zusätzlich tauchen an den Wangen Pigmentflecken auf, wie sie vorher – aber nur vereinzelt – auch am Handrücken feststellbar waren. Nunmehr lassen sich diese Flecken aber auch durch eine Fruchtsäurebehandlung nicht mehr entfernen. Die Haut altert sichtlich.

Frau Trude spürt und sieht dieses Altern am eigenen Körper: Die Haut wird, zusätzlich zu den Falten, immer dünner und immer trockener. Die handelsüblichen Trockenheitscremes, laut Werbung „gegen das Altern und die Trockenheit der Haut" angeboten, bleiben unwirksam.

„Irgendwie habe ich den Eindruck, daß das Altern meiner Haut von innen heraus kommt", ver-

Hautschäden

traut Frau Trude einigermaßen verzweifelt ihrem Arzt an.

Die Haut steht unter dem Regime der Keimdrüsen

Die Haut ist das größte Organ unseres Körpers. Mehr noch: Sie ist eigentlich ein sekundäres Geschlechtsmerkmal, denn sie wird sehr stark von den Hormonen unserer Keimdrüsen beeinflußt.

Die Frau unterliegt darüber hinaus einer weiteren Beeinflussung, ist doch auch die Zellteilungsgeschwindigkeit der Hornhaut eine Funktion des Östrogenspiegels. Ist dieser niedrig, verlangsamt sich die Teilungsrate der Hautzellen – die Regeneration läuft also langsamer ab. Ist er hoch, geht alles viel schneller vor sich.

Hautschäden sind eine Folge von Östrogenmangel

Aber auch der Kollagengehalt der mittleren Hautschicht und die für die Spannkraft der Haut verantwortliche Hyaluronsäure stehen unter dem Kuratel der Sexualhormone. Es bestehen Parallelen zum Knochenbau des Körpers: Wird das Östrogen in den Wechseljahren defizitär, entleert sich der Mineralgehalt des Skeletts. Ähnlich nimmt in den Wechseljahren das Kollagen der Haut ab. Führt man dagegen das Östrogen wieder zu, werden Kollagen und Hyaluronsäure wieder aufgebaut, im Knochen wird der Mineralverlust gestoppt.

Lapidar vermerkt, hat das Östrogen die Wirkung teurer Kosmetika, deren Aufgabe es ist, den Kollagengehalt der Haut zu vermehren.

Multifunktionales Progesteron

Das Kollagen des Beckenbodens hat ebenfalls eine Ähnlichkeit zur Haut. Sinkt das Östrogen ab, wird auch das Kollagen abgebaut und die Stützfunktion der Haut nimmt ab. Das Progesteron kann jene biochemischen Scheren blockieren, die das Kollagen abbauen. Damit kann das Stützgewebe geschützt werden.

Das Progesteron konzentriert außerdem (und bisher viel zu wenig beachtet) Immunzellen in der Haut, womit die Abwehrkraft gegen eindringende Keime gestärkt wird.

Vorbeugende *Strategien gegen das vorzeitige Altern der Haut* sollten tatsächlich vorbeugend und vorzeitig angewendet werden. Wobei die stärksten Waffen zum Schutz des größten Organes Zufriedenheit und ein gesundes, geordnetes Leben sind. Die Haut ist – wie auch das Auge – ein Fenster der Seele. Und alles, was der Seele guttut, nutzt auch in besonderem Maße der Haut.

Die Haut ist ein Fenster der Seele

Die größten Feinde der Haut sind Alkohol und Nikotin. Tabak erzeugt die berüchtigten „Wrinkles" – jene typischen Falten, an denen man die Raucher sofort erkennt.

Die Feinde der Haut: Nikotin und Alkohol

Ein besonderer Balsam für die Haut ist der Sport. Durch geordnete und nicht extreme sportliche Betätigung werden die Blutgefäße weitgestellt. Dadurch werden über den Schweiß lebenswichtige Proteine an die Oberfläche gebracht, wodurch sich nicht nur die Haut besonders gut regeneriert, sondern sie auch noch vor fremden Keimen geschützt wird.

Sport – Balsam für die Haut

Zur Regeneration der Haut bestens geeignet ist auch die Fruchtsäure, durch welche Hautschichten abgeschilfert werden. Fruchtsäure in Kombination mit einer Hormonbehandlung erhöht deren Wirkung.

Weintrauben enthalten Fruchtsäure und Kollagen. Darüber hinaus sind in dieser Frucht auch Radikal-Fangmoleküle enthalten, was den Alterungsprozeß der Haut verlangsamt. Mit einer Weintraubenmaske können Fruchtsäuren selbständig hergestellt werden.

Weintrauben als Wundermittel

Weitere Substanzen, die den Alterungsprozeß verlangsamen und sich positiv auf die Haut auswirken, sind Allantoin, Aloe vera, Arnika und das mit Östrogenen (Genistein) aus dem Pflanzenreich angereicherte Soja (das auch als Kosmetikum verwendet werden kann).

Östrogenmangelzuständen, die einen Hautalterungsschub auslösen, wird am effektivsten durch

Östrogen-Gesichtscremes und Progesteron entgegengewirkt.

Strategien gegen das Altern der Haut – in Stichworten

> Der Schutz gegen das Altern der Haut in Stichworten (unter ärztlicher Anleitung):
> - UV-Bestrahlung vermeiden
> - Nikotin- und Alkoholverzicht
> - Fruchtsäuretherapie
> - Weintraubenmaske
> - Allantoin
> - Aloe vera
> - Arnika
> - Östrogen-Gesichtssalbe
> - Progesteron-Gesichtssalbe
> - Soja-Gesichtssalbe

Das Altern der Brust

Weibliche Brust

Frau Lore stand vor dem Spiegel und bemerkte Unregelmäßigkeiten an der Silhouette ihrer linken Brust. Sie war an einer Stelle breiter als auf der anderen Seite und wirkte geschwollen. Lore tastete die Stelle ab und bemerkte eine Unebenheit im Gewebe. Frau Lore hatte schon öfter kleine Knoten in der Brust bemerkt, diesen aber keine weitere Aufmerksamkeit geschenkt, denn sie verschwanden nach der Regel wieder. Es bestand also kein Grund zur Beunruhigung, fühlte Lore doch niemals irgendwelche Schmerzen.

Diesmal war es aber anders als in den Jahren zuvor. Der Knoten in der Brust verschwand nach der Regel nicht. Mit Entsetzen dachte Lore an ihre Tante, deren Brustknoten sich seinerzeit letztlich als bösartige Geschwulst entpuppt hatten. Also suchte sie – vernünftigerweise – sofort ihren Gynäkologen auf, der ihr eine röntgenologische Untersuchung der Brust, eine Mammographie, empfahl. Bei der wurde tatsächlich ein kleiner Herd in der Brust fest-

gestellt. Ihr Arzt teilte ihr mit, daß jedes verdächtige Areal aus einer Brust chirurgisch entfernt werden muß. Also überwies er sie ins Krankenhaus, wo man sie über das weitere Vorgehen aufklärte: Im Rahmen einer kleinen Operation wird der Knoten entfernt und noch intraoperativ histologisch untersucht, das heißt, daß eine Probe des Knotengewebes im Labor untersucht wird, solange die Operationswunde noch offen ist. Ist kein bösartiges Gewebe enthalten, wird die Operation beendet. Finden sich entartete Krebszellen, werden das Gewebe um den Tumor sowie die Lymphknoten in der Achselhöhle entfernt.

Lore hatte Glück: Der Knoten war nicht bösartig – sie hatte rechtzeitig den Arzt aufgesucht. Denn auch ein gutartiger Tumor kann sich in einen bösartigen verwandeln.

Der Brustkrebs ist das häufigste Karzinom der Frau. Statistisch nimmt er ständig zu. Derzeit erkranken in Europa durchschnittlich 7 von 100 Frauen an diesem Malignom (bösartigen Tumor). In den USA sind es bereits 12% aller Frauen. Auffallend dabei ist, daß in manchen Gegenden Asiens die Wahrscheinlichkeit gering ist, an diesem Tumor zu erkranken – nur 1–2 von 100 Frauen leiden dort an Brustkrebs.

Der Brustkrebs ist das häufigste Karzinom der Frau

Das Mammakarzinom (der Brustkrebs) ist eine sehr ernste Sache. Dieser Krebs ist vererbbar – sind also nahe Verwandte (etwa Mutter, Tante oder Schwester) daran erkrankt, so ist dieser Umstand ein dringlicher Grund für eine intensivere Vorsorge. Die Vererbung gilt somit als hoher Risikofaktor.

Das Mammakarzinom ist vererbbar

Ein weiterer ist der Alkohol. Regelmäßiger Alkoholkonsum kann die Wahrscheinlichkeit einer Brustkrebserkrankung um bis zu 40% erhöhen. Der Grund dafür hängt möglicherweise mit dem Abbau des Eierstockhormons Östrogen zusammen. Zu hoch konzentriertes Östrogen kann das Brustgewebe besonders zu An- und Abbau anregen, sodaß daraus möglicherweise einige Zellreihen „entglei-

Alkohol und Übergewicht – die wesentlichsten Risikofaktoren

sen" und eine bösartige (maligne Entartung) – ein Krebs – entsteht. Alkohol hemmt den Abbau des Östrogens bzw. erhöht die Konzentration dieses Hormons im Gewebe. Das könnte den Zusammenhang zwischen Brustkrebs und Alkohol erklären. Statistisch ist anhand der Lebensgewohnheiten von Brustkrebs-Patientinnen nachweisbar, daß bereits ein Viertel Wein, täglich genossen, den inneren Östrogenspiegel erhöht.

Weitere, sehr ernst zu nehmende Risikofaktoren sind Übergewicht und fettreiche Nahrung. Auch diese beiden Kriterien können einen zu hohen Gewebs-Östrogenspiegel erklären. Denn das Fettgewebe ist – dem Eierstock ähnlich – in der Lage, Östrogene herzustellen. Verfügt also der weibliche Organismus über zu viele Fettzellen, so ist die innere Östrogen-Konzentration höher als bei schlanken Frauen. Übergewichtige Patientinnen – neigen aber nicht nur in höherem Maß zu Brustkrebs, sondern auch verstärkt zum Gebärmutterkrebs. Auch

Entstehung von Krebs kann hormonabhängig sein

der ist ein hormonabhängiges Karzinom. Unklar ist vorerst aber noch, ob tierisches Fett ein Risikofaktor für den Brustkrebs ist und pflanzliches keiner. Jedenfalls nimmt die Frau über fettreiche Nahrung Umweltöstrogene zu sich, die hormonabhängige Organe – Brust und Gebärmutter – belasten.

Hormonelle Umstellungen bergen Risiken

Eine ganz besondere Belastung für die Brust sind generell alle hormonellen Umstellungen des Körpers, die zu einer starken Östrogen-Exposition führen. Tritt beispielsweise die Pubertät vor dem 10. Lebensjahr auf, dann ist das für die Brust eine Belastung. Tritt die erste Schwangeschaft nach dem 40. Lebensjahr ein, dann kann dieser Umstand – nach neuesten wissenschaftlichen Erkenntnissen – zwar das Leben verlängern, andererseits aber auch die Hormonsituation der Brust sehr stark belasten.

Sind also Hormone – in diesem Fall das Östrogen – schuld an Brust- und Gebärmutterkrebs?

Nach derzeitigem Wissensstand lautet die Antwort nein. Nicht die Hormone und speziell nicht das Östrogen lösen Karzinome aus, sondern Hormonstörungen oder falsche Hormonersatztherapien. Wenn diese nämlich zu hoch dosiert werden, kommt es zu einem Hormonüberschuß und somit zum erhöhten Risiko. Was für jedes andere Hormon, jedes Medikament und jede Behandlung gilt, hat natürlich auch für das Östrogen volle Gültigkeit: Die Dosis entscheidet, ob eine Substanz Heilmittel ist oder Gift.

Nicht die Hormone sind gefährlich, sondern die Hormonstörungen

Generell gilt, daß die frühe Entdeckung des Brustkrebses maßgeblich ist für dessen Heilung. Zwischen dem 40. und 50. Lebensjahr sollte jede Frau regelmäßig in zwei- bis dreijährigen Abständen eine Mammographie (eine röntgenologische Untersuchung der Brust) vornehmen lassen. Fast noch wichtiger aber ist die tägliche Selbstuntersuchung: In der Badewanne, sonstwo unter Wasser und überall dort, wo die Schwerkraft nur reduziert wirkt, sollte die Brust eingehend betastet werden. Naturgemäß weist das Brustgewebe zahlreiche Inhomogenitäten (Gewebsunterschiede) auf, die vorerst nicht genau zugeordnet werden können. Aber das wiederholte Abtasten unter Wasser macht jede Frau schon nach kürzester Zeit mit ihrem Brustgewebe vertraut und gestattet ihr dann auch, neu hinzugekommene Unregelmäßigkeiten zu erkennen.

Besonders wichtig: Vorsorgeuntersuchung und Eigenbeobachtung

Selbstverständlich ist dann sofort der Frauenarzt aufzusuchen.

Vorbeugung beim Mammakarzinom ist ein heikles Thema. Um es realistischer zu formulieren: Die Wissenschaft kennt die Risikofaktoren, aber sie kennt noch keine Methoden, mit denen sich dieser Krebs prophylaktisch behandeln ließe. Und wenn eine Frau erstmals einen ihr bis dahin unbekannten Knoten in der Brust ertastet, ist es meist noch nicht zu spät – im Gegenteil: je früher, umso größer sind die Heilungschancen –, aber der Knoten ist bereits vorhanden.

Umso wichtiger ist es also, den Hinweisen zur Vorbeugung dieser Krankheit akkurat nachzugehen.

Wichtig: Alle Risikofaktoren ausschalten, Alkohol vor allem

Allen voran sollte jede Frau ihren Lebensstil so ändern, daß sie selbst möglichst viele Risikofaktoren ausschließt. Konkret sollten gefährdete Frauen jeden Alkohol meiden. Wein, vor allem aber harte Getränke und sogar das übermäßig genossene Bier erhöhen den Östrogengehalt der verschiedenen Körperteile. Alkohol stimuliert alle hormonsensiblen Gewebe. Ganz besonders zu beherzigen ist dieser Ratschlag dann, wenn die Risikopatientin gleichzeitig Hormone nimmt – etwa die Pille oder Präparate zur Beseitigung von Wechselbeschwerden.

Gemüsesorten als Zellentlaster und Hormon-Dekonzentrator

Die Reduktion des Gewebs-Östrogenspiegels ist ein sinnvoller Weg zur Krebsvorbeugung. Dabei haben erstaunlicherweise zwei Gemüsearten eine ganz besondere Qualifikation: Broccoli und Kohl. Beide verhindern Anreicherungen von Hormonen in Zellen und reduzieren Östrogenabbauprodukte, die – angehäuft – Zellbelastungen darstellen können. Vor einigen Jahren wurde Broccoli – nicht ohne Grund – von der John Hopkins-Universität, einer der bedeutendsten Universitäten in den USA, zum Gemüse des Jahres gewählt.

In zahlreichen wissenschaftlichen Untersuchungen hat sich ballastreiche Nahrung ebenfalls als Mittel entpuppt, mit dem der Östrogenspiegel in den Zellen abgesenkt werden kann.

Radikal-Fänger minimieren das Krebsrisiko

Aber auch freie Radikale sind wahrscheinlich an der Entstehung des Brustkrebses beteiligt. Also haben auch Radikal-Fänger bei der Entstehung des Mammakarzinoms präventive Wirkung. Das Beta-Carotin, das in Karotten und gelben/roten Gemüsesorten enthalten ist, hat wahrscheinlich auch eine krebsvorbeugende Wirkung. Ebenso das Vitamin E und das Spurenelement Selen. Der Körper ist auch eine Entgiftungsmaschine, die bei Wohlfunktionieren freie Radikale abbindet. Diese Maschine bedarf für den allergünstigsten Wirkungsgrad allerdings des Spurenelementes Selen, das leider in manchen europäischen Böden nur in zu niedriger Konzentration enthalten ist.

Selen – das effiziente Spurenelement

Natürlich senkt auch der Sport das Brustkrebsrisiko. Das angesehene „New England Journal of Medicine" hat eine groß angelegte Untersuchung publiziert, die bewies, daß sportliche Betätigung die Brustkrebsgefahr deutlich reduziert. Die wahrscheinliche Ursache für dieses Phänomen: Sport und alle anderen körperlichen Anstrengungen wandeln das Östrogen der Zelle in eine nicht aktive Form um und und hemmen das Enzym Sulfatase, welches das Östrogen in seine hochaktive Form bringt. Sport pumpt Sauerstoff in den Körper – und der wirkt den schädlichen Hormonkonzentrationen positiv entgegen.

Sport – ein Risikoverminderer

Warum ausgerechnet in manchen asiatischen Staaten das Mammakarzinom viel seltener vorkommt als etwa in den USA oder in Europa, wird neuerdings auf eine Nahrungsgewohnheit – die verstärkte Einnahme von Soja – zurückgeführt. Soja ist in diesen Ländern Hauptnahrungsmittel. Soja enthält einen Östrogen-ähnlichen Stoff, das Genistein, das – dem Östrogen vergleichbar, aber mit diesem nicht ident – den Knochen schützt und den Cholesterinspiegel senkt. Auf die Brust übt das Genistein aber einen positiven Effekt aus, denn es wirkt als Gegenspieler des Östrogens. Es verhindert, daß Brustzellen mit schadhaften Hormonabbauprodukten überschwemmt werden. Pharmakologisch zeigt dieses Genistein eine Ähnlichkeit zu einer chemischen Substanz, die zur Behandlung des Mammakarzinoms eingesetzt wird – dem Tamoxifen. Dieses Medikament ist ein Antiöstrogen, das in Brustzellen die Türe für das weibliche Sexualhormon schließt und damit einen vermehrten An- und Abbau der Brüstdrüse behindert.

Soja – ein natürliches Wundermittel

Soja bekämpft schädliche Hormonkonzentrationen

Ein indirekter Beweis für die krebshemmende Wirkung von Soja wurde ebenfalls schon gefunden: Wechseln die Bewohner dieser asiatischen Gegenden ihren Wohnsitz, wandern sie zum Beispiel nach Hawai aus (wo völlig andere Lebens- und Ernährungsumstände gelten), so unterliegen sie plötzlich ebenfalls dem erhöhten Brustkrebsrisiko. Sie passen sich der amerikanischen Statistik innerhalb kürzester Zeit an. Dies schließt einen genetischen Unterschied zwischen Europa und Asien aus und erhärtet die Vermutung, daß es tatsächlich nur das Soja ist, das das Krebsrisiko senkt.

Neben diesen epidemiologischen Hinweisen kann aber die Medizin auch experimentelle Ergebnisse vorweisen, mit denen die Bedeutung des Sojas bzw. seines Bestandteiles Genistein bei der Krebsprophylaxe unterstrichen werden kann. Krebszellen schalten nämlich ein eigenes Signalsystem ein – die sogenannten Tyrosinkinasen –, mit deren Hilfe sie das Wuchern der einzelnen Zellen beschleunigen. Genistein blockiert dieses Nachrichtensystem und hemmt die Wirkung jener zellulären Botenstoffe, die zum Wachsen der Krebszellen notwendig sind.

Strategien gegen das Altern der Brust – in Stichworten

Der Schutz gegen die Gefährung der Brust in Stichworten (unter ärztlicher Anleitung):
- kein Alkohol
- Broccoli
- keine tierischen Fette (sicherheitshalber)
- Beta-Carotin
- Alpha-Tocopherol
- Genistein-Soja
- Sport
- Östrogenüberschuß meiden

Das Altern der Körpersilhouette

Sigrid und Peter sind seit langem miteinander verheiratet. Seit geraumer Zeit merken beide, wie Kleider und Anzüge immer enger und die Kilos auf der Badezimmerwaage immer mehr werden. Vor allem Sigrid erforscht immer wieder ihr Gewissen – und kommt zu dem Schluß, daß sie jetzt nicht mehr ißt als früher. Im Gegenteil – sie legt periodisch Diättage ein, betreibt regelmäßig Sport und Gymnastik und verzichtet außerdem auf kalorienreiches Essen. Zu ihrer großen Frustration stellt sie aber fest, daß sie bei all dem Aufwand nicht nur nicht abnimmt, sondern kontinuierlich Kilos zulegt.

Peter nimmt auch zu. Bei ihm ist es verständlich: In der Früh fehlt ihm die Zeit für ein ordentliches Frühstück, mittags stresst er sich durch den Büroalltag und am Abend stopft er – ausgehungert von der Anstrengung des Tages – viel zu viel in sich hinein. Sport betreibt er keinen – dafür fehlt ihm die Zeit. Und Bewegung macht er auch nicht – weil er meist zu müde ist.

Mit Sorge blicken daher die beiden ihrer Zukunft entgegen: Sie werden dicker und immer dicker – und dabei immer schlaffer und schlaffer. Sie sind erschöpft, ohne zu wissen, warum.

Gewichtsprobleme hatte Sigrid schon mehrmals in ihrem Leben. Nur mit größter Mühe hat sie das überschüssige Gewicht nach der Geburt ihres Kindes verloren. Die Fettpölster an den Oberschenkeln und am Gesäß hatten an Größe und Gewicht zugenommen und wollten nicht schwinden. Mit großem Gymnastikaufwand konnten damals die Gewichtsprobleme nur mühsam unter Kontrolle gebracht werden.

Mittlerweile ist Sigrid im Wechsel. Mit Entsetzen stellt sie jetzt fest, daß sich ihre gesamte Körpersilhouette nachteilig verändert. Vor allem um den Nabel herum setzen sich schwimmreifenförmige Fettanhäufungen fest. Trotz strenger Diät und diszipli-

Gewichtsprobleme

nierter Lebensweise ist das Gewichtsproblem nicht mehr zu stoppen.

Ob wohl eine Hormonstörung vorliegt, fragt sich Sigrid immer öfter?

Die Formel für das Idealgewicht

Formeln für die Berechnung des Idealgewichtes gibt es viele. Und noch mehr Ausreden gibt es fürs Übergewicht. Von „vererbter" Fettleibigkeit ist oftmals die Rede oder vom „genetisch bedingten Übergewicht". Im Bedarfsfall ist es auch der „schwere Knochenbau".

In Wirklichkeit wird das ideale Körpergewicht nur nach jener Formel berechnet, die – für die meisten Übergewichtigen äußerst unbequem – als einzige das wirklich richtige Gewicht errechnet:

Die Anzahl der Zentimeter, die man mehr als einen Meter groß ist, reduziert um 15% (bei der Frau) bzw. um 10% (beim Mann).

Daraus ergibt sich das richtige Sollgewicht eines Menschen. Mögen diverse Zeitgeistmagazine oder Broschüren auch andere Formeln verbreiten – ein darüber liegendes Ergebnis ist zuviel, ein weit darunter liegendes zuwenig. Ein Mensch, der 20% über seinem, nach dieser Formel berechneten Sollgewicht liegt, darf unter die pathologische Kategorie der Fettsüchtigkeit eingereiht werden.

Ist z. B. ein Mann 1,80m groß, dann wird davon 1 m abgezogen. Es bleiben 80cm. Davon werden 10% abgezogen (also –8), wodurch sich das Idealgewicht eines 1,80m großen Mannes mit 72kg ergibt.

Eine gleichgroße Frau zieht 20% von 80 ab, sodaß sich deren Idealgewicht mit 64kg ergibt.

Wäre dieser Mann 84kg schwer, dann müßte er als fettsüchtig eingestuft werden. Eine 77kg schwere Frau dieser Größe ebenfalls.

Tatsächlich ist das Körpergewicht eines Menschen nur eines der Beurteilungskriterien – nicht einmal das wichtigste. Viel wichtiger als das Gesamtgewicht ist der Fettanteil, der bei der Frau 25%

und beim Mann 18% des Gesamtkörpergewichtes nicht überschreiten soll. Die Fettvermessung, die nur von Fachleuten durchgeführt werden soll, erfolgt ähnlich wie die Knochendichtemessung (zum Ausschluß einer Osteoporose): Röntgenähnliche, allerdings sehr schwache Strahlen tasten den Körper ab und „zerlegen" ihn am Bild in Fett- und Muskelgewebe. Dadurch ist eine exakte Gewichtsberechnung möglich, die für das medizinische Beratungsgespräch von Nutzen ist.

Wichtiger als das Gesamtgewicht ist die Fettverteilung

Die schwerwiegendsten Gründe für Übergewicht sind falsche Ernährung, zu wenig Bewegung und ein Übermaß an zugeführten Kalorien. In den meisten Fällen ist das Übergewicht des Mannes auf folgende Ursachen zurückzuführen: Falsches wird zuviel gegessen, und Sport wird zu wenig betrieben.

Die wahren Ursachen für Übergewicht: falsche Ernährung, zu wenig Bewegung und zu viele Kalorien

Allerdings haben bei der Frau auch Hormone einen starken Einfluß auf Stoffwechsel und Figur.

Die Medizin hat zwei Fachbegriffe geprägt, die in der Altersforschung wichtig geworden sind: Körpersilhouette und „body composition". An beiden kann der Alterungsprozeß des Menschen studiert werden.

Veränderungen von body composition und Silhouette, das Verhältnis von Muskel- und Fettgewebe sowie das Gesamtgewicht sind wichtige Parameter in der Altersforschung. Mit Hilfe bestimmter Strategien können diese altersbedingten Probleme unter Kontrolle gebracht werden.

Vor allem die Körpersilhouette ist ein wichtiges Kriterium in der Altersforschung

Tritt nun bei der Frau das Übergewicht in den Jahren der Hormonumstellung auf, dann liegt tatsächlich die Vermutung nahe, daß es sich um Hormonstörungen handelt, die einen ungünstigen Einfluß auf die Fettverteilung nehmen. Die verschiedenen Regionen des weiblichen Körpers sind dabei unterschiedlichen hormonellen Reglements unterworfen:

- Die Regio gluteofemoralis bezeichnet die Fettzellen am Gesäß und am Oberschenkel,

Verschiedene Hormone beeinflussen verschiedene Fettzellen in verschiedenen Körperregionen

- und die Regio abdominis das um den Nabel unter der Haut liegende Fettgewebe, das sich bis zur Taille fortpflanzt.

Das zentrale Fett wiederum liegt nicht unter der Haut, sondern direkt im Bauch, am Gedärm – und es wird ebenfalls von Hormonen gesteuert.

In völlig unterschiedlicher Weise beeinflussen verschiedene Hormone die genannten Regionen am Körper der Frau.

Die „Geschlechtsfette" am Gesäß und Oberschenkel als Energiespender für die Milchbildung

Das Gesäß- und Oberschenkelfett steht unter dem Einfluß von Östrogen und Progesteron – den beiden Hormonen des Eierstocks, die die Fortpflanzung regeln. Man bezeichnet daher auch das Fettgewebe dieser Körperregionen als „Geschlechtsfett". Daß ausgerechnet die Fortpflanzungshormone die Fettansammlung in diesen Körperregionen des weiblichen Organismus anregen, hat eine geschlechtsspezifische Bedeutung. Das Fett des Gesäßes und der Oberschenkel dient nämlich als Energiespender für die Milchbildung unmittelbar nach der Geburt, was immerhin das Überleben der Art garantiert. Die Laktation – die Milchsynthese – ist ein hoch energetischer Vorgang, der jeder Frau große Energiemengen abverlangt. Energie ist in den Fettzellen gespeichert. Stehen keine anderen Quellen zur Verfügung, mobilisiert der Körper unmittelbar nach der Geburt Cholesterin und Triglyzeride aus dem Fett der Oberschenkel und des Gesäßes. Daraus schöpft er jene Energie, die zur Milchsynthese notwendig ist.

Diätfehler nach Gespräch mit dem Arzt beheben

Vorbeugende Beratungen übergewichtiger Patienten betreffen zu allererst strenge Disziplin bei der Nahrungsaufnahme. Oft kann schon nach einem ersten Gespräch mit dem Arzt der schwere Diätfehler aufgezeigt werden, der dafür verantwortlich ist, daß es trotz rigoroser Nahrungskarenz zu keiner – zumindest zu ungenügender – Gewichtsabnahme kommt. Sehr oft wird berichtet, daß tagsüber und abends nur wenig gegessen, ja nahezu gefastet wird, und trotz dieser Quälerei das Körpergewicht nicht weniger wird.

Aus der Sicht der Körperphysik ist dieses Phänomen verständlich. Werden nämlich dem Organismus permanent wenig Kalorien zugeführt (wie dies bei eingeschränkten Mahlzeiten während des Tages der Fall ist), dann schaltet der Körper auf ein Notprogramm um. Dabei werden Speisen, die man abends zu sich nimmt, in extrem intensiver Weise verwertet. Aus einer einzigen Semmel kann der Organismus nach Phasen des Hungerns genausoviele Kalorien herausholen wie dies sonst aus einer kompletten Mahlzeit. Im Bestreben, den Hungerzustand zu beenden, werden selbst kleinste Speisen energetisch extrem ausgebeutet. Die kleinen Häppchen am Abend, die dann letztlich den Hunger doch nicht stillen, verhindern durch deren komplette Verwertung, daß der Körper schließlich an Gewicht nicht abnimmt. Der Mensch leidet so sehr an Hungergefühl, bis er durch – eine katastrophal schädliche – Extremmahlzeit ein Übermaß zusätzlicher Kalorien zuführt.

Das kontraproduktive Notprogramm des Körpers

Der Heißhungereffekt nach falsch durchgeführter Hungerdiät

Viel effektiver wäre ein ganz anderes Management. Am besten ist es, den Körper zu überlisten. Er darf zunächst überhaupt nicht bemerken, daß er sich einer Hungerphase nähert. Zunächst sollte ein normales Frühstück und ein normales Mittagessen den Organismus mit einem minimalen, aber ausreichenden Maß an Kalorien zu versorgen. Diese Kalorienbasis macht es dem Betroffenen dann wesentlich leichter, ab dem Mittagessen ganz auf die Nahrung zu verzichten.

Dadurch steigt zunächst das Melatonin – was den Schlaf beträchtlich verbessert. Und außerdem wird durch den Entfall der Abendmahlzeit auch die Bildung des Wachstumshormons angeregt, wodurch in der Nacht mehr Fettverbrennung erfolgt und damit – unabhängig von der Nahrungsaufnahme – die Fettmenge reduziert wird.

Melatonin verbessert den Schlaf, das Wachstumshormon regt die Fettverbrennung an

Das „Dinner-Cancelling-Konzept"

Diese Vorgangsweise nennt man „Dinner-Cancelling-Konzept". Es ist nachweisbar, daß es – konsequent angewendet – den Alterungsprozeß mit größtem Erfolg verlangsamt und es darüber hinaus der effektivste Weg ist, das Körpergewicht zu normalisieren.

Auf das Abendessen zu verzichten, ist bei Mann und Frau gleichermaßen wirksam und für beide Geschlechter ein ideales Gewichtsregulativ.

Hormonelle Fettansammlungen sollen mit Hormonen behandelt werden

Selbstverständlich muß bei Frauen auch auf die hormonelle Situation Rücksicht genommen werden. Hormonelle Fettansammlungen sollten mit Hormonen behandelt werden. Nimmt eine Frau am Gesäß und an den Oberschenkeln zu, so ist immer zu prüfen, ob Östrogene nicht in zu großen Mengen produziert oder zugeführt werden. Vor allem mit der Pille oder während der Behandlung von Menopausenproblemen kann es zu hohen Dosierungen kommen. Die Konsequenzen liegen in diesen Fällen auf der Hand: Dosisreduktion bei der Pille (also Präparate mit niedriger Hormondosierung) und Verabreichung von Hormonersatzpräparaten.

Gewichtsprobleme an Oberschenkeln und am Gesäß sind mit besonderer Sorgfalt, aber sehr schwierig zu behandeln

Gewichtsproblemen an Oberschenkeln und am Gesäß muß mit besonderer Sorgfalt begegnet werden, da sich Fettreduktionen in diesen Körperregionen als extrem schwierig erweisen. Wie bereits erwähnt, kommt diesen speziellen Fettansammlungen die besonders wichtige biologische Aufgabe zu, als Energiereservoir für den Stillakt zu fungieren. Wird daher dieser Energiepolster angegriffen, schützt der weibliche Organismus in diesen Zellen das Fett vor allzu raschem Abbau. Der Körper wehrt sich also mit Vehemenz vor dem Verlust des für das Überleben der Art gedachten Energiespeichers. Des öfteren berichten Frauen, daß sie bei entsprechenden Maßnahmen überall abnehmen - aber nicht dort, wo sie eigentlich wollen, nämlich an den Oberschenkeln und am Gesäß. Da nützen weder Sport noch Diät und auch keine hormonellen Gegenstrategien – die Fettzellen bleiben wo sie sind.

In diesen – freilich nicht allzu zahlreichen – Fällen muß der Rest des Körpers auf Idealgewicht getrimmt werden. Die der Behandlung widerstrebenden Fettzellen müssen aber akzeptiert werden. Wenn etwas nicht geht, dann geht es nicht: Fettzellen, die beim besten Willen nicht abbaubar sind, sollen nicht mit Gewalt zum Verschwinden gebracht werden.

Unmögliches soll nicht erzwungen werden

Gewichtszunahmen im Bauchbereich haben andere Ursachen. Zumeist ist dafür das Fehlen der männlichen Hormone verantwortlich. Wobei auch hier die Natur eine gewisse Systematik eingeplant hat. Während also die Fettzellen des Gesäßes und des Oberschenkels als Reservoir für die Milchbildung dienen, hat das Fett des Bauches eine andere Aufgabe. Es deckt den akuten Energiebedarf im Stressfall ab, bei körperlicher Anstrengung oder in Zeiten des Hungers. Aus diesen Körperteilen kann der Organismus leicht die erforderlichen Fettsäuren mobilisieren und ihm damit in kurzer Zeit die gewünschten Energiemengen liefern. Die Natur hat daher die Fettzellen des Bauches mit einer besonderen Mobilität ausgestattet. Die Energiemengen werden schneller ausgeschleust – im Bauchbereich nimmt man daher viel schneller ab als am Gesäß oder am Oberschenkel. Zur Mobilisierung des Bauchfettes benötigt der menschliche Körper aber die männlichen Hormone. Sie sind es, die erst den Stressmediatoren (Stressbotenstoffen) – etwa dem Adrenalin – den Zugang zu den Fettzellen des Bauches ermöglichen. Im Stress, bei körperlicher Anstrengung oder beim Sport wird also das Bauchfett nur dann nachhaltig abgebaut, wenn die männlichen Hormone gleichzeitig in ausreichender Menge vorhanden sind. Ein Androgenmangel führt dazu, daß der Körper bei vollen Fettzellen verhungert, denn er kann sein Bauchfett nicht verwerten. Die Stresshormone sind dann nicht in der Lage, die Fettzellen zu öffnen, um dar-

Das Bauchfett ist das Stress-Reservoir

Bauchfett wegen Androgenmangels

Abmagern mit Salbe

aus die erforderliche Energie zu gewinnen. In diesem Fall können männliche Hormone zugeführt werden. Allerdings muß dies mit allergrößter Behutsamkeit geschehen. Dabei hat sich beim Fettansatz am Bauch die direkte Anwendungsform bewährt. Dabei werden die Androgene den Fettzellen von außen als Salbe oder als Gel angeboten. Das führt zur Mobilität der Fettzellen. Mit Sport kann der fettmobilisierende Effekt verstärkt werden. Zu den männlichen Hormonen zählt auch das Dehydroepiandrosteron (DHEA), von dem bekannt ist, daß es in die Fettverteilung sehr positiv eingreift.

Manchmal steht das Fett des Bauchraumes auch unter dem Einfluß anderer Hormone. Das Stresshormon Cortisol etwa vermehrt den Fettgehalt der inneren Fettzellen und bewirkt damit ebenfalls eine Form des Übergewichtes. Das Gelbkörperhormon Progesteron dagegen kann die Wirkung des Stresshormons Cortisol reduzieren. Es wird daher bei der Behandlung der zentralen inneren Fettsucht gelegentlich mit sehr großem Erfolg eingesetzt.

Die wichtigsten Regeln: Auf die Dosierung kommt es an – und auf eine Gewichtsreduktion

Nehmen Patientinnen in der Menopause Hormonpräparate, so fürchten sie vor allem die Gewichtszunahme. Das ist dieser unangenehme Nebeneffekt, der – ausgelöst durch einen Mangel – zu Fettzellenüberschuß führt. Nur ein einziges Faktum kann das Problem lösen: die richtige Dosierung. Bleibt man in der Dosis im unteren physiologischen Bereich, wird die Gewichtszunahme verhindert.

Generell aber ist das oberste Postulat bei einer Übergewichtsreduktion eine Veränderung der Lebensgewohnheiten. Es gibt derzeit keine Wunderdroge, die bei ungebremster Kalorienzufuhr das Körpergewicht verringert.

> Gewichtszunahme ist ein häufiges Symptom des Alterns; man kann aber etwas dagegen tun

Zur Normalisierung des Körpergewichtes sind drei wichtige Gebote zu beachten:

- Erstes und wichtigstes Gebot: Reduktion der Kalorien.
- Zweites Gebot: Ein tägliches Fitneß-Programm absolvieren.
- Drittes und mit dem Arzt im Detail abzustimmendes Gebot: additive Hilfe durch Hormonkorrektur oder Verordnung von Vitaminen und/oder Spurenelementen.

Die wichtigsten Gebote zur Normalisierung des Körpergewichts

Nochmals also: Eine Hormontherapie führt nur dann zum Erfolg, wenn gleichzeitig auch die Lebensgewohnheiten geändert werden. Ohne Sport ist eine Hormonbehandlung ebenso sinnlos wie ohne signifikante Nahrungsumstellung.

Dabei wiederum ist ein absolutes Muß der komplette Verzicht auf Alkohol, ohne den eine Kalorienreduktion unmöglich ist. Alkohol hat nämlich eine doppelt negative Wirkung aufs Körpergewicht: Er ist ein besonders hohes Kalorienreservoir und verhindert darüber hinaus auch noch die Mobilisierung der Fettsäuren aus den Zellen. Er baut also Fette auf und bremst deren Abbau. Fürs Gewicht somit eine Extrembelastung.

Ein absolutes Muß: kein Alkohol!

Wie bereits erwähnt, ist der Verzicht auf eine Mahlzeit – ideal das Abendessen – ein wunderbarer Kalorienkiller. Gesellschaftlich ist jedoch gerade dieser Verzicht ein beträchtliches Problem. Das Abendessen ist fast weltweit ein familiäres und/oder gesellschaftliches Ereignis. Nach getaner Arbeit wird der Tag – mit Freunden oder Familie – meist mit einer Abendmahlzeit beendet. In vielen Fällen ist es auch beruflich gar nicht möglich, dem Mittagstisch viel Zeit zu widmen. Der Hunger muß zwangsläufig am Abend gestillt werden.

Eine Zwangssituation also? Keineswegs. Es ist für den Körper bereits ein Gewinn, wenn man zwei- oder dreimal in der Woche auf das Abendessen verzichtet. Damit umgeht man die dogmatische Strenge der sozialen Randumstände und verwirk-

Zweimal pro Woche kein Abendessen – eine Kompromißlösung

licht gleichzeitig einen brauchbaren Kompromiß. Wer beispielsweise am Dienstag und Freitag auf das Abendessen verzichtet, ist am besten Wege, das Körpergewicht wirklich nachhaltig – und auch auf der Waage sichtbar – zu reduzieren.

Täglich 20 Minuten schwitzen – eine Notwendigkeit

Ein Fixpunkt im effizienten Gewichtsmanagement ist der Sport. Täglich 20 Minuten schwitzen – am Ergometer, beim Laufen oder bei der Gymnastik – mobilisiert das Fett und verwandelt es in Energie. Wichtig dabei ist, daß Ausdauer Vorrang vor Intensität hat. Wer beispielsweise am Rad strampelt, der idealen und herzfördernden Art der sportlichen Betätigung, sollte besser vorher den Kardiologen kontaktieren. Der wird ihm raten, daß ein langsamer Start des Trainingsaufbaues gesünder ist als ein mitunter nicht ungefährlicher Rapidstart. Der wird weiters die Meinung vertreten, daß ein längeres Radeln mit niedriger Wattzahl gesünder ist, als ein kurzes mit hoher Wattzahl und Herzschmerzen der Überanstrengung. Und weiters wird er meinen, daß die Radfahrintensität am besten sukzessive gesteigert wird. Ideal sind dreimal die Woche 20 Minuten. Noch idealer jeden Tag der Woche 20 Minuten. Und am idealsten sind tägliches Radeln in freier Natur oder am Hometrainer, das zeitmäßig in Wochenabständen gesteigert und dem vom Arzt berechneten Trainingspuls angepaßt wird.

Carnitin steigert die Effektivität des Sports

Die fettmobilisierende Wirkung des Sports kann durch einen Trick in seiner Wirkung gesteigert werden. Beispielsweise erleichtern 500mg Carnitin, täglich vor der Sportaktivität konsumiert, den Transport der Fettsäuren aus den Zellen – und damit die Gewichtsreduktion.

Kalzium, der Fettkiller und Knochenförderer

1g Kalzium pro Tag schützt den Knochen. Es kann aber auch zur Korrektur des Übergewichtes herangezogen werden. Es stimuliert nämlich jenes Enzym, das in den Fettzellen die Fettdepots aufbricht und Fettsäuren in Energie verwandelt. Das dafür verantwortliche Enzym heißt Lipase und benötigt für seine Arbeit das lebenswichtige Mineral Kalzium.

Bewußtes Essen heißt nicht fasten. Bewußtes Essen bedeutet nur den Verzicht auf Fett, weißen Zucker und eine Mahlzeit pro Tag.

Bewußtes Essen heißt nicht fasten

Beherzigt man diese Formel, kann man additive Maßnahmen in Angriff nehmen.

So etwa verhindert die Hydroxyzitridsäure aus der Fruchtrinde des Garcinia-Cambogin-Baumes die Umwandlung von Zucker in Fett, indem sie einen biochemischen Schritt reduziert, nämlich die sogenannte ATP-Zitrat-Lipase. Das ist ein Enzym, das dafür verantwortlich ist, daß Schokolade in Fett umgewandelt werden kann. Durch derartige Zusatzmaßnahmen können diätetische Nahrungsreduktionen und sportliche Aktivitäten in ihrer Wirkung auf das Fettgewebe und auf die Körpersilhouette positiv verstärkt werden.

Größte Vorsicht ist allerdings bei der Verwendung von Appetitzüglern geboten. Nicht alles was in Inseraten als Allheilmittel gegen Übergewicht gepriesen wird, ist tatsächlich ein Heilmittel – in vielen Fällen saniert sich mit ihm nur der Produzent.

Vorsicht vor Appetitzüglern

Um den manchmal unüberwindbaren Appetit zu überwinden, leistet ein warmer Kräutertee wahre Wunder. Regelmäßig jede Stunde eine Tasse davon getrunken, stillt auch das drängendste Hungerbedürfnis. Der Tee füllt den Magen – und der Appetit verschwindet. Auch Chrombicholinat hat sich bewährt. 200 µg pro Tag regulieren den Zuckerstoffwechsel und reduzieren gleichzeitig den Heißhunger nach Eßbarem.

Die dritte Waffe im Kampf gegen das Übergewicht ist die Korrektur von Hormonstörungen. Ohne Kalorienreduktion und ohne körperliche Aktivität ist diese Waffe freilich wirkungslos. Aber damit kombiniert, ist sie von beträchtlicher Effizienz.

Korrektur von Hormonstörungen

Männliche Hormone festigen das Bindegewebe, sie sind aber auch Voraussetzung für die Verwertung des Fettes – sie ermöglichen nämlich den Abtransport der Fettsäuren aus den Zellen. Vor allem bei Frauen in den Wechseljahren, mitunter auch während der Pilleneinnahme kommt es zu einem Androgenmangel, der zu einer Gewichtssteigerung führen kann. Die Substitution männlicher Hormone kann die Gewichtsprobleme wieder beheben.

Ersatz fehlender männlicher Hormone kann Gewichtsprobleme beheben

Hormongaben dürfen grundsätzlich nur vom Facharzt verschrieben werden. Sinnvoll sind sie nur dann, wenn zuvor tatsächlich ein Hormonmangel festgestellt wurde und dieser sich mit den klinischen Symptomen deckt. Männliche Hormone können durch die Haut eindringen, sie haben daher den Vorteil, daß sie als Gelee oder als Creme verabreicht werden können. Ein weiterer Vorteil ist, daß sie direkt dort aufgetragen werden können, wo das Gewichtsproblem vorherrscht. Dabei muß die Dosis genauest ausbalanciert werden, um den positiven Effekt, dessentwegen überhaupt hormonell behandelt wird, nicht durch zahlreiche negative Nebenwirkungen zu kompensieren.

Hormone als Gelee wirken dort, wo sie aufgetragen werden

Das Dehydroepiandrosteron (DHEA), ein Hormon der Nebenniere, ist ebenfalls in den Fetthaushalt involviert. Es reduziert den Fettansatz dadurch, daß es die Enzymsysteme, die den Fettanbau fördern, blockiert. Selbstverständlich ist auch die DHEA-Zufuhr (als Tablette oder Salbe) nur dann sinnvoll, wenn der Arzt zuvor einen Mangel festgestellt hat.

Das Wachstumshormon ist – unter anderem auch – für die body composition verantwortlich. Es reguliert nämlich die Fettverteilung zugunsten des Muskelgewebes. Allerdings wird das Wachstumhormon bei Übergewichtigen derzeit nur in klinischen Untersuchungen eingesetzt – eine breite Anwendung ist vorerst also noch nicht möglich. Das ist auch gar nicht notwendig, denn die Produktion des Wachstumshormons kann auch mit natürlichen Mitteln angeregt werden – durch den Verzicht auf

Wachstumshormone regulieren die Fettverteilung zugunsten des Muskelgewebes

ein Abendessen. Wird also dieses Mahl nicht eingenommen, entsteht im Körper ein Glukosemangel (Unterzuckerung), der vom Organismus sofort registriert wird. Die Hirnanhangdrüse reagiert darauf und bildet große Mengen Wachstumshormon. Dieses wird prompt über die Blutbahn in die verschiedenen Teile des Körpers geschickt.

Auf diese Weise führt der Verzicht auf ein Abendessen gleich zu mehreren Reaktionen. Zunächst reduziert man damit die Kalorienzufuhr. Weiters wird dadurch die Freisetzung des Wachstumshormons stimuliert. Das wiederum wandelt das Fettgewebe unabhängig von der Kalorienreduktion vermehrt in Muskelgewebe um. Womit wieder automatisch der Fettgehalt unseres Körpers verringert wird. Und zusätzlich werden außerdem noch die freien Radikale bekämpft.

Der Verzicht auf das Abendessen und die Folgen

Zwei Aminosäuren – Arginin und Ornithin – sind bekannt dafür, daß sie die Bildung und Freisetzung von Wachstumshormon fördern. Diese Wirkung ist gesichert für die Verabreichung als intravenöse Injektion. Ob die beiden dieselbe Wirkung auch in Tablettenform entfalten könnten, wird derzeit noch untersucht. Einige schon publizierte Berichte sprechen auch von positiven Wirkungen von Tabletten. 500mg der Aminosäuren Arginin, Ornithin und Lysin in Tablettenform auf nüchternen Magen am Abend und mit reichlich Flüssigkeit eingenommen, sind schon seit längerer Zeit zwecks Fettmobilisierung in Verwendung.

Aminosäuren regen Wachstumshormone an

Die Normalisierung des Körpergewichtes ist der wahrscheinlich wichtigste Schritt im Kampf gegen das Altern. Ehe man mit vielen anderen, zum Teil mühsamen, vielleicht auch nicht ungefährlichen Mitteln versucht, das Leben zu verlängern, sollte das Idealgewicht erreicht – noch besser: unterschritten – werden. Der verjüngende Effekt der Nahrungsentsagung kann selbst wahrgenommen und beobachtet werden: Ein morgendlicher Blick in den Spiegel wird beweisen, daß der Entfall des

Abendessens zu einer erfreulich frischen Gesichtsfarbe und zu einem gesunden Aussehen führt.

Experimentelle Daten – Erfahrungswissen

Der lebensverlängernde Effekt der Kalorienrestriktion wird durch eine Unzahl von experimentellen Daten nachgewiesen. Sowohl an Mäusen als auch an höheren Wirbeltieren wurden die folgenden Versuche wieder und immer wieder vorgenommen: Eine Tiergruppe konnte fressen, soviel sie wollte; die andere Gruppe dagegen wurde restriktiv ernährt. Die Mitglieder der kalorienrestriktiv gehaltenen Tiergruppe lebten – nicht zufällig oder „ein bißchen", sondern eindeutig – länger. Diese Experimente an Tieren können, bereichert um die wissenschaftlichen Erfahrungen und Untersuchungen, heute gesichert auch auf Menschen übertragen werden.

Wer weniger ißt, lebt länger

Die medizinischen und die biologischen Wissenschaften vertreten in uneingeschränkter Einhelligkeit heute die Meinung, daß die einzig wirklich vollwirksame Maßnahme zur Lebensverlängerung und zum Hinauszögern der Alterungsschäden die Einschränkung der Nahrung ist. Diese Erkenntnis kann ohne Übertreibung als medizinisch-biologisches Dogma angesehen werden.

Der Irrglaube an die Wunderwirkung teurer Medikamente

Freilich ist die Glaubwürdigkeit dieses Postulates von einem psychologischen Problem überschattet. Viele – nicht zuletzt auch vom Zeitgeist und einer sehr progressiven Werbung beeinflußten – Menschen von heute vertreten die irrige Meinung, daß nur teure Medikamente, möglicherweise nur solche, die man sich aus irgendeinem weit entfernten Erdteil am anderen Ende der Welt mit enormem Aufwand beschafft hat, die Gesundheit wirklich stärken und das Leben verlängern können. Niemand will zur Kenntnis nehmen, daß ausgerechnet das Mittel, das fast im wahrsten Sinne des Wortes in „unserem Schoß" liegt, das wirksamste ist. Es sind dies die Hormone im Zusammenwirken mit Nahrungskarenz. Wir müssen erst verstehen lernen, daß die einfachen Mittel der Natur die weitaus größere Hilfe für unseren Körper und für unsere Gesundheit sind als die teuersten Medikamente.

Strategien gegen Gewichtsprobleme – in Stichworten

Anleitungen gegen das Altern der Körpersilhouette in Stichworten (das meiste nach ärztlicher Anleitung):
- Dinner Cancelling – Kalorienverminderung
- sportliche Aktivität
- Meiden von weißem Zucker
- Meiden von zu viel Fett
- Optimierung der lokalen Durchblutung
- Vermeidung eines Östrogenüberschusses
- Androgen-Bindegewebssalbe

Das Altern des Bindegewebes

Bindegewebsschwäche, Cellulite

Schon unter der Pille bemerkte Frau Birgit am Oberschenkel und am Gesäß jene „ganz besonderen kleinen Areale", die ihr aus zahlreichen Frauenmagazinen wohlbekannt waren: Cellulite – auch „Matratzen-Phänomen" genannt. Beim Waschen trat die Veränderung dann ganz besonders zutage: Drückte sie die Haut ihres Oberschenkels mit zwei Fingern zusammen, entstanden unregelmäßige Gewebsstrukturen, vergleichbar der Oberfläche einer Matratze. Birgit begann daraufhin eine intensive sportliche Betätigung. Das tat ihrem Wohlbefinden sehr gut, am Bindegewebsmuster des Oberschenkels änderte sich aber gar nichts.

Nach dem Absetzen der Pille hatte Birgit den Eindruck, daß sich das Oberschenkelgewebe erfreulicherweise wieder etwas stärkte. Nach der Schwangerschaft war aber das „Matratzen-Phänomen" ganz plötzlich wieder da. Stärker als vorher. Nicht nur das – die Cellulite trat nun auch an der Vorderseite der Oberschenkel und am Gesäß auf. Auch nach und nach wurde sie beim Gehen, Liegen und

Sitzen deutlich sichtbar – was Birgit nun auch seelisch immer stärker belastete.

Mittlerweile hält sich Birgit von der Gesellschaft und der Öffentlichkeit fern. Sie besucht keine Bäder mehr, meidet Parties und lebt nur noch zurückgezogen im eigenen Haus.

Die Cellulite wird fälschlicherweise auch Zellulitis genannt. Die Endung „-itis" ließe auf eine Entzündung oder sonstige Krankheit schließen, was bei der Cellulite eindeutig nicht der Fall ist.

Diese Hautveränderung ist lediglich eine Folge des hormonellen Unterschiedes zwischen Frau und Mann. Die Cellulite ist ein geschlechtsspezifisches Ereignis, unter dem – im Regelfall – nur Frauen leiden. Dazu gibt es auch einen überzeugenden Gegenbeweis: Werden Männer, bei denen üblicherweise dieses Phänomen nicht auftritt, mit Östrogenen behandelt, oder entzieht man ihnen die männlichen Hormone, dann entwickeln auch sie innerhalb kürzester Zeit dieses typische matratzenähnliche Hautprofil.

Die Cellulite ist ein geschlechtsspezifisches Ereignis, **unter dem nur Frauen leiden**

Die Architektur des „subkutanen Fettgewebes" – jener Fettschicht, die unter der Haut liegt und für die Cellulite verantwortlich ist – steht unter dem Einfluß der Fortpflanzungshormone. Unmittelbar unter der Haut ist unser ganzer Körper von dieser Fettschicht überzogen. Diese ist, um ihre Haltbarkeit zu garantieren, in kleine Kammern geteilt. Diese Kammern sind durch Bindegewebshäutchen von einander getrennt. Die Fettzellen sind damit nicht wahllos verstreut angeordnet, sondern in Gruppen – Logen – zusammengefaßt. Spinnwebendünne Fasern von Bindegewebe trennen sie voneinander. Vergleichbar sind diese Gruppen mit kleinen Säcken, in die der Körper das Fett stopft. Der Sack entspricht dem Bindegewebe, das zahlreiche Fettzellen umgibt, und der Inhalt des Sackes sind die Fettzellen selbst.

Cellulite ist von den Fortpflanzungshormonen abhängig

> Cellulite hängt vom Hormonstatus ab

Der Unterschied zwischen dem männlichen und dem weiblichen Geschlecht liegt in der Anatomie der Fettsäcke. Genau das erklärt auch die Hormonabhängigkeit der Cellulite. Während nämlich bei der Frau die Fettzellen strukturlos in diese rundlichen Behälter eingelagert werden, sind beim Mann diese Kammern noch durch kreuz- und querlaufende Seile verstrebt. Diese „Seile" sind nichts anderes als zusätzliche Bindegewebshäutchen. Dieses „innere Gerüst" fehlt dem weiblichen Bindegewebe. Es findet nur durch die äußere Hülle des Sackes den erforderlichen Halt.

Männliche und weibliche Fettzellen

> Die unterschiedliche Bindegewebsarchitektur bewirkt die Cellulite:
>
> Unter dem Einfluß der männlichen Hormone – vor allem beim Mann – vernetzt sich das subkutane Fettgewebe, dadurch wird es straffer.
>
> Fehlen die männlichen Hormone, so weisen die Bindegewebssepten eine parallele Anordnung auf, dadurch kann das Matratzenphänomen entstehen.

Diese unterschiedlichen Bauweisen haben verständlicherweise beträchtliche Konsequenzen. Drückt man die Haut einer Frau zwischen den Fingern, wird das Unterhautfettgewebe – quer durch Horn- und Lederhaut – an der Oberfläche sichtbar und die Rundungen der einzelnen Fettsäcke bilden sich an der Hautoberfläche ab. Beim Mann dagegen wird das durch die Fettgewebeverstrebungen verhindert. Der Druck auf die männliche Haut kann die einzelnen Fettlogen nicht entrunden. An der Oberhaut präsentiert sich daher keine Hautunebenheit – sie bleibt selbst unter Druck glatt.

Männliche Haut bleibt selbst unter Druck glatt

Man könnte nun meinen, daß die Cellulite schon genetisch bedingt ist. Oder gibt es vielleicht Beweise, daß es doch die Geschlechtshormone sind, die in späteren Jahren eine Cellulite bewirken?

Cellulite ist hormonell bedingt

Dazu einige Beobachtungen. Der in der weiblichen Gebärmutter heranwachsende Embryo wird von Natur aus mit einer großen Menge an Zellgewebe beschenkt – einer Art Reservoir für die zum Leben notwendige Energie. Zunächst haben männliche und weibliche Zellen des Embryos ein gemeinsames Fettsackmuster, nämlich jenes, das man später bei einer erwachsenen Frau wiederfindet. Im siebenten Schwangerschaftsmonat beginnt aber der männliche Embryo die Struktur seiner Haut zu verändern. Er baut die für die Fettschichten des männlichen Geschlechts charakteristischen Verstrebungen im Unterhautfettgewebe auf. Er beginnt mit diesem architektonischen Umbau in dem Moment, in dem die Hoden mit der Produktion größerer Mengen an männlichen Hormonen beginnen. Diese zeitliche Übereinstimmung ist ein sehr früher Hinweis auf die Abhängigkeit des Fettgewebsaufbaues von Hormonen.

Die Natur liefert aber auch noch einen weiteren Beweis. Es gibt Knaben, die ein weibliches Chromosom in sich tragen und deshalb nicht immer Hoden entwickeln. Man nennt dieses Phänomen das „Klinefelter-Syndrom". Bilden sich bei Männern mit diesem Mangel dennoch Hoden und produzieren diese männliche Geschlechtshormone, dann ordnet sich das Fettgewebe genauso an wie bei jedem anderen Mann. Fehlt, was mitunter passiert, den Männern aber die Keimdrüse und werden aus diesem Grund auch keine männlichen Hormone erzeugt, dann bildet sich das Unterhautfettgewebe genauso aus wie das einer Frau. Was beweist, daß die für die Cellulite maßgebliche Fettgewebestruktur tatsächlich von den männlichen Botenstoffen abhängt und diese nicht genetisch bedingt ist.

Fallen die männlichen Hormone aus irgendwelchen Gründen aus, oder wird ein Mann kastriert, dann tritt bald darauf jenes Matratzen-Phänomen auf, das normalerweise nur bei Frauen zu beobachten ist. Damit ist der Zusammenhang zwischen männlichen Hormonen und Cellulite gesichert.Die gemachten Erfahrungen lassen aber den Schluß zu, daß die Geschlechtshormone auch noch im Erwachsenenalter die Unterhautstruktur mitbeeinflussen können.

Für die Schönheit der Frau sind nicht nur die Östrogene und das Gelbkörperhormon verantwortlich. Die Eierstöcke sind auch in der Lage, männliche Hormone zu erzeugen, die auf Knochen und Haut eine wichtige Wirkung ausüben. Für die Architektur des Fettgewebes ist nun das Gleichgewicht zwischen männlichen und weiblichen Hormonen ausschlaggebend. Mangelt es der Frau an männlichen Hormonen, dann ist der Hang zur Cellulite-Bildung latent (stets vorhanden).

Auch die Eierstöcke erzeugen männliche Hormone

Allerdings kann durch simples Messen des Anteils männlicher Hormone im Blut keineswegs auf ein potentielles Cellulite-Risiko geschlossen werden. Die Zusammenhänge sind doch komplizierter als vermutet. Das Fettgewebe weist nämlich auch noch die Fähigkeit auf, aus männlichen Hormonen weibliche zu synthetisieren. Damit kann das Verhältnis zwischen männlichen und weiblichen Hormonen zugunsten der weiblichen verschoben werden. Was beweist, daß das Hormonsystem im Zellverband komplexe Wirkungsmechanismen entwickelt, die meist nur vom Facharzt überblickt werden können.

Unbedingt den Arzt konsultieren

Im Klimakterium zeigt sich ein weiterer Umstand, der das klinische Bild der Cellulite verstärkt. In dieser Zeit nimmt das Kollagen in der mittleren Hautschicht ab. Besitzt die Haut genug Kollagen, gelingt es den Fettzellen nur schwer, ihr Profil durch die mittlere Hautschicht zu drücken. Im Zuge des Alterungsprozesses wird aber das Kollagen dünner. Es reduziert sich der Widerstand gegen das Fettzellenprofil. Diese Zellen „drücken sich durch" – und finden sich am Oberflächenprofil der Haut wieder.

Das wird als Cellulite wahrgenommen.

Wehre den Anfängen

Blutprobe stellt Hormonbalance fest

Vorbeugende *Strategien gegen die Cellulite* bestehen aus drei Worten: „Wehre den Anfängen". Und je früher dieser Merksatz von einer Frau beherzigt wird, desto eher läßt sich die Cellulite vermeiden. Bemerkt eine Frau die ersten Zeichen des Matratzen-Phänomens, sollte sie unverzüglich den Endokrinologen konsultieren, der mit einer Blutprobe feststellen kann, ob ein Zuviel an weiblichen und ein Mangel an männlichen Hormonen gegeben ist. Diese Unausgeglichenheit ist manchmal, aber nicht immer im Blut feststellbar. Oft tritt sie auch nur im Gewebe selbst auf. Allerdings kann die Frau durch Selbstbeobachtung dem Arzt wichtige Hinweise geben: Verändert sich das Profil der Haut in Phasen hormoneller Umstellung oder unter einer (aus anderen Gründen eingeleiteten) Hormontherapie, drängt sich ein Zusammenhang zwischen der Cellulite und endokrinen Ursachen auf. In diesem Fall wird der Arzt die weiteren Therapievorschläge ausarbeiten.

Zuerst Gewicht reduzieren, dann hormonell unterstützen

Fettzellen sind in der Lage, Östrogene herzustellen und Androgene zu reduzieren. Sie sind wie kleine, in den Körper integrierte Fabriken, die Hormone verändern können. Je größer eine Fettzelle ist, desto stärker ist ihre Fähigkeit ausgeprägt, die männlichen Hormone zu reduzieren und auf deren Kosten Östrogene herzustellen. Es ist daher von eminenter Bedeutung, die Fettzellen zu verkleinern. Denn nur durch diese Verkleinerung des Fettzellenkraftwerks ist es überhaupt möglich, den sich permanent aufschaukelnden Teufelskreis Fettzelle – Reduktion männlicher Hormone – Umwandlung in weibliche Hormone zu durchbrechen. An erster stelle jeder Cellulite-Prophylaxe stehen daher eine merkbare Gewichtsreduktion verbunden mit einer kontinuierlichen sportlichen Aktivität. Alles das kann dann allerdings sehr wirkungsvoll durch eine Hormonbehandlung ergänzt werden.

Bisher wurde eine additive Substanz, das Triacana, verwendet, der Extrakt einer Pflanze. Dieser ist ein die Schilddrüse stimulierender Stoff, der in die Fettzellen eindringt und – in Grenzen – eine Fettspaltung bewirkt. Durch den Fettabbau wirkt also Triacana der Cellulite entgegen.

Pflanzenextrakte

Ein weiterer ungefährlicher und häufig verwendeter Pflanzenextrakt stammt von der Artischocke. Dieser Extrakt ist bekannt dafür, daß er eine Cholesterin-senkende und harntreibende Wirkung hat, die sich mit hoher Wahrscheinlichkeit auch auf die Cellulite mildernd auswirkt.

Zur Behandlung des Matratzen-Phänomens wird häufig auch die Talasso-Therapie angewendet. Bei der läßt man Meerwasseralgen und Meeresschwamm auf die Haut einwirken. Primär entspricht dieses Prinzip dem einer Kneippkur, doch erhöhen die lokal angewandten Substanzen deren Wirkung. Algen besitzen reichlich Mineralstoffe und andere Substanzen mit heilender Wirkung – wodurch es aber tatsächlich zum fettminderndem Effekt kommt, ist wissenschaftlich nicht wirklich geklärt. Es steht nur fest, daß unter Infrarotlampen die Haut besser durchblutet und dadurch die Algentherapie intensiviert wird und damit erstaunliche Erfolge erzielt werden.

Meerespflanzen gegen Cellulite

Selbstverständlich ist aber auch eine hormonelle Cellulite-Prophylaxe sinnvoll. Da es sich bei diesem Erscheinungsbild um eine Wechselwirkung zwischen Unterhautfettgewebe und männlichen Hormonen handelt, ist eine ausgleichende hormonelle Behandlung durchaus anzustreben. Ziel dieser Therapie ist es, den Anteil der weiblichen Hormone in der Fettschicht möglichst gering zu halten, jenen der männlichen dagegen zu steigern. Dieses ist durch äußerlich aufgetragene Salben möglich, aber auch durch Injektionen, die unmittelbar unter die Haut verabreicht werden.

Hormonelle Behandlung

Androgen-Salben werden in der Gynäkologie dann verwendet, wenn die Haut der Schamregion dünn wird und zu schmerzen beginnt. Durch den altersbedingten Verlust der Hautdicke kann dieser Teil der Schamregion im Alter sehr oft und oft auch sehr heftig und unangenehm jucken. Seit langem wird bei diesen Symptomen Testosteron angewendet. Eine Salbe mit 3% Testosteronanteil wird auf die juckende oder schmerzende Haut aufgetragen. Dadurch wird meist schon sehr bald der Schmerz beseitigt und vor allem die Dicke der Haut vergrößert. Einmal mehr ist das der Beweis dafür, daß der Körper bereit ist, bestimmte Stoffe auch über die Haut anzunehmen, und daß er in der Lage ist, diese nur oberflächlich auf der Haut verstrichenen Stoffe auch in tiefere Hautschichten vordringen zu lassen.

Die leidende Haut der Schamgegend

Um bei einer Androgentherapie unerwünschte Nebenwirkungen zu verhindern, müssen Sicherheitsvorkehrungen getroffen werden. Dazu gehört vor allem, daß die Dosierung jenen Normbereich nicht überschreitet, der von der Natur vorgegeben wird. Ein Zuviel an männlichen Hormonen führt zwar zu keinen lebensgefährdenden oder -bedrohenden Krankheiten, es kann sich aber unreine Haut, unkontrollierte Behaarung und eine tiefere Stimme ergeben. Zu dieser veränderten Stimmlage kommt es aber nur dann, wenn das männliche Hormon über mehrere Jahre hindurch verabreicht wird. Zur Sicherheitsvorkehrung gehört auch, nur jene männlichen Hormone zu wählen, die zu keiner Veränderung der Blutfette führen. Denn bekanntlich erhöhen bestimmte Androgene den Cholesterinspiegel und sie belasten auch die Leber. Es eignet sich also nicht jedes männliche Hormon für eine orale Hormontherapie (d.h. in Tablettenform) zur Verbesserung der Haut.

Dosierung nur innerhalb des Normbereiches

Cellulite-Behandlungen auf hormoneller Basis zeigen jedenfalls immer dann die besten Erfolge, wenn sie – wie beim Übergewicht – mit Kalorieneinschränkungen und Sport kombiniert werden, und wenn sie rechtzeitig erfolgen. Eine ausgeprägte Cellulite, die am gesamten Oberschenkel und am Gesäß schon tiefe Matratzen-Furchen zeigt, ist auch mit der besten Androgen-Behandlung nur noch schwer unter Kontrolle zu bekommen. Wer

Cellulite wird am besten in Kombination mit Sport behandelt

aber vorbeugend den Arzt konsultiert, darf sich über große Erfolge freuen. Bemerkt eine Patientin also die ersten Cellulite-Symptome, dann sollte sie nicht zögern, mit ärztlicher Hilfe dem Problem unverzüglich entgegenzusteuern.

Bei extrem ausgeprägter Cellulite sind einige Punkte zu beachten. Der erste und wichtigste: Die Hoffnungen auf Behebung der Hauterscheinungen dürfen nie zu hoch geschraubt werden. Mit männlichen Hormonen kann man das Problem behandeln, doch schnelle und alle Defekte behebende Wunder zeigen sie nicht. Erforderlich ist viel Geduld und eine unerbittliche Konsequenz in der Kombination Gewichtsreduktion, Sport und Hormontherapie. Vor Beginn dieses schweren Ganges muß jede Frau darüber aufgeklärt werden, daß es fast unmöglich ist, eine schon vorhandene schwere Cellulite innerhalb weniger Wochen zu beseitigen. Anatomische Veränderungen, die einen Körper in Jahren prägen, sind nicht innerhalb kurzer Zeit umkehrbar. Darüber muß der Arzt mit der Patientin diskutieren. Und ein weiterer Punkt ist anzusprechen. Merkt nämlich eine an Cellulite leidende Frau, daß die Hormonbehandlung nach einiger Zeit tatsächlich zu wirken beginnt, unterliegt sie meist – unbewußt – der Versuchung, mit einem Mehr an Hormonen auch ein Mehr an Wirkung zu erwarten. Damit wächst die Gefahr einer Überdosierung. Deren Folgen sind schon bekannt: unreine Haut, Haarausfall, vielleicht auch Stimmveränderungen. Aber eines sicher nicht: ein Mehr an Wirkung. Darüber kann eine Frau nicht intensiv genug aufgeklärt werden.

Hoffnungen auf extreme Behandlungserfolge wären verfehlt

In schweren Fällen sind Wunder unmöglich

Nicht nur die Cellulite selbst, sondern auch die Bindegewebsschwäche ist ein Alterssymptom, das durch männliche Hormone beeinflußbar ist. Davon betroffen sind im besondern Frauen, die vor allem am Oberarm eine Schlaffheit des Bindegewebes entdecken. Häufigste Ursache für ein schwach gewordenes Bindegewebe ist eine Ver-

Schlaffes Bindegewebe am Oberarm – sehr oft nach einem Sonnenbad

dünnung der Kollagenschicht. Viele Frauen berichten auch, daß es nach intensiver Sonnenbestrahlung zu derartigen Erscheinungen kommt. Das erklärt sich aus dem Umstand, daß UV-Licht auf das Kollagen schädlich wirkt, es teilweise sogar zerstört und somit für die Bindegewebsschwäche mitverantwortlich ist. Aber auch die hormonelle Komponente kann mitwirken. Ein Mangel an männlichen Hormonen kann, ähnlich der Cellulite, eine Bindegewebsschwäche bewirken. Eine Androgen-Behandlung unter ärztlicher Aufsicht ist eine Standard-Therapie.

Strategien gegen das Altern des Bindegewebes – in Stichworten

Eine Anleitung gegen das Altern des Bindegewebes in Stichworten (unter ärztlicher Anleitung):
- Kalorienreduktion
- Optimierung der lokalen Durchblutung (Sport)
- Verhinderung und Vermeidung eines Östrogenüberschusses
- lokale Androgentherapie
- additive Phytotherapie (ergänzende Therapie mit pflanzlichen Wirkstoffen)

Das Altern des Knochensystems

Knochenschäden

Frau Regina spielte gerne Tennis. Die längste Zeit hatte sie mit ihrem Bewegungsapparat auch keine Probleme, bis ein gewagter Sprung während eines Tennisturniers zum Sturz und der Sturz zum Schenkelhalsbruch führte. Mehr als der Bruch beunruhigte Frau Regina der Befund, der nach einer Röntgenuntersuchung erhoben wurde: schwere Osteoporose – obwohl sie regelmäßig Sport betrieb. Die Angst vor dieser Knochenschwäche hatte Regina über Jahre hinweg beunruhigt. Sie selbst war starke Raucherin – alle Versuche, sich das Laster abzugewöhnen, scheiterten. Außerdem war ihre Mutter ebenfalls an Osteoporose erkrankt. Und noch ein Risikofaktor verstärkte das schwere Unbehagen vor dieser Krankheit: Im 45. Lebensjahr wurden Regina die Gebärmutter und beide Eierstöcke entfernt. Und da sie an keinen Wechselbeschwerden litt, hatte sie über eigenen Wunsch (und gegen den Rat des Arztes) auf eine Östrogenzufuhr verzichtet.

Das Knochengerüst ist ein sehr guter Indikator für das Altern. Viele Frauen leiden in der zweiten Lebenshälfte an der häufig auftretenden Knochenerweichung. Ihre Haltung wird dadurch gebückt, die Körpergröße nimmt ab. Neuerdings weiß man, daß auch das männliche Skelettsystem im Alter leidet. Der Mann kann also ebenfalls eine Osteoporose entwickeln, wenn er zuwenig Geschlechtshormone produziert. Östrogene und Androgene sind die wichtigsten Schutzkräfte für das Knochensystem. Nikotin ist dessen ärgster Feind. Sind diese beiden Hormone in ausreichender Menge vorhanden, wird das Skelett ausreichend vor einem zu raschen Abbau geschützt. Vor allem in den Wechseljahren, wenn die Hormonproduktion abnimmt, sollte eine Frau ihr Osteoporoserisiko überprüfen lassen. Ist dieses gegeben, darf auf eine Hormonzufuhr nicht verzichtet werden. Im übrigen ist – ähnlich wie beim Blutgefäßsystem – die Wirkung der Hormone auf Knochen dann am größten, wenn sie mit körperlicher Aktivität und mit gezieltem Sport oder mit Gymnastik kombiniert wird. Eine kalziumreiche Diät, frische Luft und mäßige Sonnenbestrahlung (um die Produktion von Vitamin D anzuregen) wirken einer Osteoporoseerkrankung entgegen.

Die Belastung des Knochens ist gleichzeitig sein bester Schutz. Sport, regelmäßig betrieben, stärkt nicht nur das Muskelgewebe, sondern auch das Skelett. In der zweiten Lebenshälfte muß das Knochensystem auch hormonell abgestimmt werden. Die optimalen Substanzen gegen eine Knochenerweichung sind Östrogene und männliche Hormone. Es gibt keine besseren Schutzmittel als sie. Alkohol, Koffein und Coca Cola sind Knochenräuber, die man meiden soll. Auf Nikotin muß man

Randbemerkungen:

Knochen sind Indikatoren fürs Altern

Östrogene und Androgene – die wichtigsten Schutzfaktoren fürs Knochengerüst. Nikotin – der Feind

Sport – weil Knochen belastet werden wollen

verzichten. Auch jene Gemüsesorten, die das Blut ansäuern (etwa: Spinat), sollten stark eingeschränkt werden. Magnesium ist zwar gut für das Herz-Kreislaufsystem, aber es reduziert die Wirkung des Kalziums in den Knochen. Kalzium, mit 1–2g pro Tag dosiert, ist für seine knochenstärkende Wirkung bekannt.

Nebenbemerkung: Um Muskelkater bei der Sportausübung zu vermeiden, sollte Magnesium-Brause (etwa als Magnofit® Brausetabletten einmal täglich) eingenommen werden. Überdosierungen verursachen Durchfall.

Strategien gegen das Altern der Knochen – in Stichworten

Anleitung zur Erhaltung des Knochens in Stichworten (unter ärztlicher Anleitung):
- sportliche Knochenbelastung
- Meidung saurer Gemüse (Rhabarber, Spinat)
- Kalzium
- Östrogen-Androgen-Therapie
- Meidung der Knochenräuber Koffein, Alkohol, Nikotin und Coca Cola

Das Altern der Gelenke

Gelenkschäden

Frau Rita ist zwar nicht wirklich besorgt, aber doch ein bißchen beunruhigt. Seit Tagen wacht sie mit steifen Fingergelenken auf, die immer einige Stunden Bewegung benötigen, ehe sie wieder voll einsatzfähig werden. Nur eine kleine Behinderung des Wohlbefindens zwar, aber lästig. Immerhin macht sich Frau Rita auch ihre Gedanken – hinter den Gelenkschmerzen könnte sich ja auch eine andere Krankheit verstecken. Vielleicht sogar ein ernstes Leiden.

Nun ist dieses Problem schon einige Zeitlang vorhanden. Beim Tennisspielen war es zunächst eine kleine Unsicherheit. Die Gelenke waren zeitweise nicht mehr ganz so leistungsfähig wie von früher gewohnt. Sporadische leichte Schmerzen – was soll's! Nur treten die Schmerzen in den Fingergelenken aber mittlerweile jeden Tag nach dem Aufstehen auf. Rita – 51 Jahre alt und schon im Wechsel – leidet an keinen anderen Störungen und auch nicht an den typischen Wechselbeschwerden. Nur über die Beschwerden an den Fingergelenken macht sie sich ihre Gedanken. Sie beschließt, ihren Arzt um Rat zu fragen.

Gelenke sind von einer Schutzschicht überzogen, die – wie die Schleimhäute des Auges und der Scheide – unter Kontrolle der Eierstockhormone steht. Die Gelenkflüssigkeit – vergleichbar mit einer Schmierflüssigkeit – wird ebenfalls von den östrogenen Hormonen des Eierstockes gesteuert. Es ist kaum vorstellbar, aber dennoch so: Die Funktionsfähigkeit von Gelenken spiegelt die ovarielle Aktivität wider. Beendet der Eierstock seine Tätigkeit, dann kann es auch zu Mangelerscheinungen an der Gelenkummantelung und an der Gelenkflüssigkeit kommen.

Gelenke sind Spiegelbilder der hormonellen Befindlichkeit

Viele Frauen und gelegentlich auch Ärzte verwechseln die hormonell bedingten Gelenkbeschwerden mit rheumatischen Erkrankungen. Die Zahl jener Frauen, die in den Wechseljahren irrtümlich mit Antirheumatika behandelt werden, ist Legion.

Dabei kann in vielen Fällen das einfache Hormon Östrogen die Patientin schon innerhalb kurzer Zeit von ihren Schmerzen – und Ängsten – befreien.

Östrogen hilft schnell und verläßlich

Aus der Tatsache, daß zwei Drittel der an Gelenkbeschwerden leidenden Patienten Frauen sind, läßt sich bereits die Geschlechtsabhängigkeit dieses Problems ableiten. Kommen Patientinnen mit diesen Problemen zum Gynäkologen, wird sich dieser zuerst Kenntnis über die Aktivität der Eierstöcke verschaffen. Wird ein Östrogenmangel festgestellt, sollte dieser unverzüglich ausgeglichen werden.

Eine Salbe lindert Schmerzen

Wobei die Therapie in diesen Fällen völlig problemlos ist. Die Patientin muß weder Tabletten schlucken, noch braucht sie sich vor Injektionen zu fürchten – das Hormon des weiblichen Eierstockes wird in Form einer Östrogensalbe auf die schmerzenden Fingergelenke aufgetragen. Ist tatsächlich das defizitäre Eierstockhormon Ursache der Gelenkprobleme, dann werden diese mit der Salbe rasch und problemlos beseitigt.

Um jedoch eine Wiederkehr der Beschwerden nach Absetzen der Behandlung zu vermeiden, sollten die Eßgewohnheiten dem Problem angepaßt werden. Additiv zur Östrogenbehandlung sollten verstärkt jene Nahrungsmittel genossen werden, die reich an Schwefel sind: Spargel (dieser aber nur dann, wenn die Harnsäurewerte nicht überhöht sind), Eier (nur dann, wenn die Cholesterinwerte normal sind), Knoblauch (kann generell nicht oft genug empfohlen werden, weil dieser Pflanze generell große Heilkraft zugeschrieben wird) und Zwiebel. Schwefel fördert zusätzlich den Reparaturmechanismus von Knorpelgewebe und unterstützt gleichzeitig auch die Resorption (Aufnahme) von Kalzium. Beides tut dem Skelett wohl. Aber auch Histidin-reiche Nahrung – etwa Naturreis – unterstützt den Knorpel (Histidin ist eine schwefelhältige Aminosäure); ebenso wie die im Fisch- und Borretsch-Öl enthaltene Linolensäure (eine ungesättigte Fettsäure).

Sind die Gelenke bereits entzündet, weil mit deren Behandlung zu lange zugewartet wurde, dann empfiehlt sich als unterstützende Therapie das Trinken von Ananassaft – er hat einen entzündungsmildernden Effekt.

Gerade die weitverbreiteten Gelenkschmerzen sind ein Beweis dafür, daß mit relativ geringfügigem Aufwand relativ schnell ein Maximum an Erfolg erreicht werden kann und daß es keinen Sinn macht, den Gang zum Arzt hinauszuzögern.

> **A**nleitung zur Erhaltung der Gelenke in Stichworten (unter ärztlicher Anleitung):
> - lokales Östrogen
> - Schwefel-reiche Ernährung (z. B. Spargel)
> - Histidin-reiche Nahrung (z. B. Reis)
> - Linolensäure (Fisch-, Borretsch-Öl)
> - Ananasextrakt

Strategien gegen Gelenkschäden – in Stichworten

Das Altern der Libido

Heinz und Gina sind seit vielen Jahren glücklich verheiratet. Sie reisen viel, besitzen ein schönes Haus und freuen sich über ihre beiden braven und wohlgeratenen Kinder. Es gibt also keine Probleme. Bis auf eines: Gina stellt immer öfter fest, daß ihre Libido – ihr sexuelles Verlangen – nachläßt. Niemals zuvor hatte es in der Ehe irgendwelche Schwierigkeiten gegeben. Im Gegenteil – Heinz war immer ein liebe- und rücksichtsvoller Ehepartner gewesen. Und nun entdeckt Gina öfter, daß sie eigentlich froh ist, wenn sie keinen sexuellen Kontakt haben muß.

Libidoprobleme

Gina liebt Peter – auch noch nach vielen Jahren Ehe. Umso mehr ist sie irritiert darüber, daß sie froh ist, wenn sie sexuellen Begegnungen mit ihrem Mann ausweichen kann. Mehr noch: Immer mehr wird aus dieser Gleichgültigkeit eine regelrechte Aversion gegen jeden auch nur angedeuteten sexuellen Wunsch ihres Mannes. Immer öfter leidet auch die Harmonie der Ehe unter diesem Zustand.

Heinz war zuerst verwundert, dann verstört – und jetzt ist er verärgert. Eine ernste Ehekrise bahnt sich an.

Wenn die Sexualität zur Qual und das partnerschaftliche Verlangen zur lästigen, aber immer seltener werdenden Pflicht wird, sprechen die Ärzte und Psychologen von einem Libidoverlust.

Partnerschaftsprobleme haben meist auch hormonelle Ursachen

Androgen-Ersatztherapie

Der kann viele Ursachen haben – meist sind es die verschiedensten partnerschaftlichen Probleme.

Aber auch die hormonelle Situation kann die Lust auf Sex schmälern. Ausreichende Hormone sind eine unabdingbare Voraussetzung für das sexuelle Verlangen. Die männlichen Hormone – allen voran das Testosteron – sind nicht die ausschließliche Erklärung, wohl aber die Voraussetzung für die Sexualität. Im Laufe eines weiblichen Lebens können in verschiedenen Phasen Androgendefizite auftreten, die dann zumeist auch einen Libidoverlust bewirken können. Sinnlos ist es, dieses Problem als gegeben hinzunehmen und sich dem Schicksal zu ergeben. Wo doch die Abhilfe ganz einfach ist: Mit einer Androgen-Ersatztherapie können diese sexuellen Schwierigkeiten mühelos und schnell aus der Welt geschafft werden.

Vorbeugende *Maßnahmen gegen den Libidoverlust* beginnen mit einem ärztlichen Beratungsgespräch. Durch Hormonuntersuchungen wird zunächst nach einer hormonellen Ursache des Problems gefahndet. Kann ein Hormondefizit festgestellt werden, wird eine sehr behutsam dosierte Androgenersatztherapie empfohlen. Das männliche Hormon kann dem Organismus als Tablette, als Salbe oder als Kristall zugeführt werden. In vielen Fällen wird dadurch der Libidoverlust und die generelle Lustlosigkeit nachhaltig beseitigt. In anderen Fällen werden zusätzliche Maßnahmen angeraten: Ginseng, der als Tee oder als Saft zur Verfügung steht, aber auch in Tablettenform eingenommen werden kann.

Strategien gegen das Altern der Libido – in Stichworten

Anleitungen zum Schutz der Libido in Stichworten (nach ärztlicher Anleitung):
- Androgene
- Östrogene
- Ginseng

Was tun, wenn Hormone fehlen?

SOLL MAN DIE NATUR ÜBERLISTEN? DIE ANTWORTEN AUF DELIKATE FRAGEN

Soll man oder soll man nicht? Anders gefragt: Hormon-Ersatztherapie – ja oder nein? Heikle Fragen zu heiklen Problemen. Und die Antworten?

Hormon-Ersatztherapie – Simulation der Natur

Auf komplizierte Probleme gibt es oftmals keine einfachen Lösungen. Das ganze Hormonthema ist generell zu komplex, um über den Leisten einfacher Antworten geschoren zu werden. An dieser Stelle wird dennoch versucht, die Materie zu entwirren und Rezepte dann anzubieten, wenn sie wissenschaftlich vertretbar sind. Wo es auf Fragen keine vertretbaren Antworten gibt, muß dies offen ausgesprochen werden: Wenn Hoffnungen nicht erfüllbar sind, sind Enttäuschungen umso schlimmer.

Die Endokrinologie ist die Lehre von den inneren Drüsen des Körpers, also eine exakte Wissenschaft. Die Hormone unterliegen also in ihrer Gesamtheit einer peniblen Observanz durch Wissenschaft und Forschung. Sie sind keine Spielwiese für kühne Versprechungen, sündteure Wunderkuren oder obskure Scharlatanerien. Hormone sind natürliche Wirkstoffe des Körpers, die nur dann „wirken", wenn sie in ihrem natürlichen Umfeld eingesetzt werden. Hormone sind – auch wenn manche Illustrierte dies marktschreierisch versprechen – keine Allheilmittel; und erst recht keine Versuchsmaterialien, die man solange durchprobiert, bis sie zu irgendeinem gewünschten Erfolg führen. Hormone haben erstaunliche Eigenschaften – Unmögliches oder Widernatürliches bewirken sie aber in den meisten Fällen nicht. Wem Wunder versprochen werden, dem werden sie auch zuteil – wenn der Wunderheiler die Honorarnote präsentiert.

Daher zunächst einige Grundsätze. Hormon-Replacement-Therapien (das sind Ersatztherapien)

Keine Eigenexperimente!

sind immer dann gut, wenn sie vom Arzt angeregt werden. Und sie sind grundsätzlich dann gefährlich, wenn Patienten auf den Rat guter Freunde hören und – ohne den Arzt vorher zu konsultieren – Hormone an sich selbst ausprobieren. Erfolge, die sich bei der besten Freundin einstellen, können – ohne Beiziehung des Facharztes – als Eigentherapie zur Katastrophe ausufern. Hormone sind für Laien ein generelles Tabu. Salben, Pillen, Lotionen oder Zäpfchen mögen vom besten Freundeskreis noch so harmlos eingestuft und von manchen selbsternannten Superheilern allerwärmstens („Ein bißchen teuer zwar, aber hochwirksam!") empfohlen werden – wenn endokrine Wirkstoffe im Spiel sind, muß deren Anwendung ausnahmslos dem erfahrenen Facharzt vorbehalten bleiben.

Warum?

Hormone sind extrem starke Wirkstoffe

Hormone sind extrem starke Wirkstoffe, die den genetischen Code unserer Zellen – die DNA – direkt angreifen und den biologischen Wirkungsmechanismus beeinflussen. Auf dem Spiel steht also nicht irgendein nebensächlicher Teil des Körpers, sondern die Substanz des Systems, die Erb-Substanz nämlich. Falsch verwendete Hormone, möglicherweise auch noch in falscher Dosierung, können verheerende Folgen haben. Dasselbe Medikament, vom Laien ausprobiert, kann im Extremfall Krebs verursachen; unter Anleitung des Arztes hingegen, in richtiger Dosierung verabreicht, kann es verblüffende Erfolge bewirken. Lästige und sehr unangenehme Leiden können vom Facharzt sehr rasch geheilt werden.

Das wichtigste Dogma in der Hormon-Replacement-Therapie lautet daher, daß vor deren Durchführung unter allen Umständen ein Arzt zu konsultieren ist. Dieser Grundsatz ist absolut unabänderlich, über ihn ist daher auch nicht zu diskutieren. Er ist also von unentweichlicher Apodiktik. Vor Laien muß ausdrücklich noch einmal gewarnt werden, die irgendwelche Kuren anpreisen, die alles können und alles bewirken.

> Die Hormonbehandlung
> muß maßgeschneidert sein

Dem Facharzt kommt eine sehr wichtige, zusätzliche Aufgabe zu. Viele Patientinnen werden beispielsweise eine Antwort auf die Frage verlangen, ob Geschlechtshormone in einem Alter wirklich sinnvoll sind, in dem die Fortpflanzungsfähigkeit schwindet oder überhaupt nicht mehr vorhanden ist. Ist es also legitim, dem weiblichen Körper Wirkstoffe anzubieten, die auf den ersten Blick die Fortpflanzung regulieren? Ist es also im nicht mehr geschlechtsfähigen Alter opportun, eine Frau mit – wie viele Kritiker meinen – „völlig sinnlosen" Geschlechtshormonen vollzustopfen? Macht es also Sinn, der Natur – die ja mit gutem Grund der Frau ab einem gewissen Alter die Fortpflanzungsfähigkeit aberkennt – ins Handwerk zu pfuschen?

Sind Hormonbehandlungen überhaupt sinnvoll?

Geschlechtshormone – auch im Alter?

Die Antwort: grundsätzlich ja. Wenn das Hormon einen verjüngenden Effekt bewirkt, also einen lebensverlängernden und/oder die Lebensqualität im Alter verbessernden Einfluß hat, dann ist Hormonersatz bei vorhandenem Defizit über Anleitung des Arztes sinnvoll. Aus falsch verstandenem Fundamentalismus unangenehme, zum Teil sogar schwere Leiden in Kauf zu nehmen, macht dann keinen Sinn, wenn mit natürlichen Mitteln – Hormone sind natürlich – und ohne die Gesundheit anderswie zu gefährden, das Übel beseitigt werden kann. Würde im anstehenden Fall ein Leiden durch ein anderes eingetauscht werden, sollte eine Interessensabwägung über Hormontherapie oder Nicht-Hormontherapie entscheiden. Wird durch diese Anwendung ein kleines Problem in ein großes verwandelt, dann ist davon abzuraten.

Wenn Östrogen fehlt und dadurch Beschwerden verursacht werden, soll es ersetzt werden

Das Östrogen – das Hormon der Frau schlechthin. Es ist jener Wirkstoff, der im Eierstock produziert wird und für das Wohlbefinden und die Gesundheit des Menschen von größter Wichtigkeit ist.

Eine Östrogen-Ersatztherapie bringt dann sehr viele Vorteile, wenn dieses Hormon tatsächlich fehlt. Denn auch Schilddrüse, Nebenniere oder Bauchspeicheldrüse sind innere Drüsenorgane, die - wie der Eierstock - für die menschliche Befindlichkeit wichtige Hormone erzeugen. Niemand würde beispielsweise heute eine Insulin-Ersatztherapie ernsthaft bezweifeln, wenn ein Diabetiker an diesem Hormonmangel leidet. Insulinverabreichungen in verschiedener Form – auch als Injektionen – sind heute absolut unumstritten. Sie haben einen lebensverlängernden Effekt - eine Unterlassung dieser Therapie hätte katastrophale Folgen.

Hormone sind keine politische Kategorie, deren Fehlen ist ein medizinisches Problem

Daß an die Östrogene ganz andere – vielfach sehr emotionale – Maßstäbe angelegt werden, hat verschiedene Gründe. Zum einen ist es heute schick geworden, wenn an der hormonellen Therapie quasi-fundamentalistische Kritik geäußert wird. Schließlich wird von politisch einschlägiger Seite heute auch noch die FSME-Zeckenschutzimpfung mit beispielloser Vehemenz verteufelt, obwohl die ungeimpften Opfer dieser schweren Krankheit mittlerweile schon selbst ihr Los im Fernsehen beklagen. In gleichem Atemzug aber wird von andersgerichteter politischer Seite die Nachlässigkeit der staatlichen Vorsorge gerügt, wenn etwa Jahr für Jahr Dutzende Zeckenschutzopfer als Folgen einer unterlassenen Vorsorgeimpfung zu beklagen sind. Ähnlich heftig wird über Hormone und deren Ersatz diskutiert. Zahllose Kommentare in allen Frauenzeitschriften der Welt spiegeln die einschlägigen Meinungen wider.

Warum Hormon-Ersatztherapien ins Gerede gekommen sind

Zum anderen ist gar nicht selten auch ärztliches Unvermögen dafür verantwortlich, daß betroffenen Frauen die Sinnhaftigkeit notwendiger Hormonbehandlungen oftmals nicht ausreichend dargelegt werden kann.

> Die Hormonbehandlung
> gehört in die Hand eines Facharztes

Und einen weiteren Grund liefert die Frauenheilkunde selbst. Sie hat sich – sehr kritisch sei es vermerkt – die längste Zeit nicht wirklich überzeugend bemüht, Hormonersatztherapien individuell und differenziert vorzunehmen. Internisten tun dies bei der Zucker- bzw. Schilddrüsenerkrankung seit Jahrzehnten – und sie stimmen selbstverständlich die erforderliche Insulin-Dosierung ganz genau auf den Patienten ab. Die Gynäkologie dagegen war sehr lange ein rein operatives Fach. Sie widmete sich in stets wachsender Perfektion dem Gebärmutterkrebs oder dem Mammakarzinom und hatte in all diesen Stadien des operativen Fortschrittes nur wenig Zeit, sich auch noch um die nicht nur ausschließlich handwerklichen Belange zu kümmern.

Vom Verständniswandel der Gynäkologie

Das ändert sich mittlerweile. Die Gynäkologie vertieft sich in jüngerer Zeit – wohl auch unterstützt durch erfreuliche wissenschaftliche Erkenntnisse – immer öfter auch in richtig vorgenommene Hormonbehandlungen. Zahllose Patienten sind dafür dankbar.

Das ist zweifellos auch ein Quantensprung in der Frauenheilkunde. Das mangelnde Interesse an den Hormonen erscheint vielen Ärzten nicht mehr zeitgemäß, was zurückführt zur gestellten Frage: Warum sollen Geschlechtshormone angewendet werden, wenn die Frau gar nicht mehr fortpflanzungsfähig ist?

Warum also Ersatztherapie?

Nähern wir uns der Antwort mit der Feststellung biologischer Tatsachen. Die Weitergabe des Lebens, die Fortpflanzung, die Schwangerschaft und das Erwachsenwerden der Kinder sind die höchsten Werte der Natur. Sie hat all ihre verfügbaren Kräfte mobilisiert, um die Frau mit diesen ganz besonderen Privilegien der Lebensschaffung auszustatten.

Der weibliche Körper ist gegenüber dem männlichen privilegiert

Die Frau steht seit jeher im Mittelpunkt der Weitergabe des biologischen Lebens. Die Menschheitsgeschichte ist auf Frauen aufgebaut, die Evolution

Wenn neues Leben entsteht, widersteht der weibliche Körper dem größten Verschleiß

hat sich an der Frau orientiert. Der weibliche Körper wurde daher mit ganz besonderer Gesundheit und erforderlicher Fitneß ausgestattet, um dieses Leben zu schaffen, es der Welt zu schenken und es aufzuziehen. Ein Teil dieser Privilegien fehlt dem Manne. Die Evolution hat das weibliche Geschlecht während der Zeit seiner Fortpflanzungsfähigkeit mit besonderer Großzügigkeit bedacht, die aber nicht reiner Selbstzweck ist. Die Frau soll – trotz aller Widrigkeiten der mitunter sehr problematischen Lebensumstände – die Möglichkeit haben, biologisches Leben zum Gesamtwerk zu formen. In der biologischen Menschheitsgeschichte wurde aus diesem Gesamtwerk ein Kunstwerk. Viele Millionen Gene wurden immer mehr verbessert und der Umwelt angepaßt, bis letztlich ein denkender, entscheidender und liebender Mensch mit Körper und Seele daraus wurde. Die Evolution hat unendlich viele Mechanismen ausschließlich in den Dienst dieser Fortpflanzung gestellt. Das Pro-

Hormone garantieren gesundheitliche Höchstleistung

dukt ist die Frau, die in der Zeit ihrer fruchtbaren Lebensphase besonders hochtourig und leistungsstark sein muß, denn durch ihren Körper wird ja der Geist der Schöpfung weitergetragen und den jeweils neuen Anforderungen der jeweils neuen Umstände angepaßt. In dieser Zeit der Weitergabe des Lebens widersteht der weibliche Körper den meisten Abnützungs- und Alterungsprozessen. Leben schenken – jung bleiben!

Geschlechtshormone, die in unmittelbarer Weise die Fortpflanzung steuern, sind aber gerade deshalb in zahlreiche andere biologische Systeme involviert, weil sie diese Fitneß und die geforderten gesundheitlichen Höchstleistungen allumfassend zu gewährleisten haben. Wie bereits an anderer Stelle dargestellt, ist das Geschlechtshormon ja auch in die Energieversorgung der Leber, in die Merkfähigkeit des Gehirns, in die Reaktionsfähigkeit oder die Verbesserung der Durchblutung Herzkranzgefäße und in andere biologische Sequenzen eingebunden. Nur dieser umfassende Schutz ist die

Ursache dafür, daß sich der Eierstock also nicht nur um die Einnistung des Embryos und um die frühe Schwangerschaft kümmert, sondern auch um die sonstigen Voraussetzungen der Lebensschaffung. Vereinfachend dargestellt ist also der Eierstock die zentrale Schaltstelle und die dazugehörige Infrastruktur in einem.

Dies zumindest auf die Dauer von jenen drei oder vier Jahrzehnten, in denen die Frau in gebärfähigem Alter ist. Und dies auch dann, wenn während dieser Zeit keine Absicht besteht, menschliches Leben weiterzugeben. Die von der Natur mitgegebenen Privilegien gehen der Frau bis zum Klimakterium nicht verloren.

Die Privilegien des weiblichen Körpers bleiben auch dann erhalten, wenn kein Kinderwunsch besteht

Das Phänomen des weiblichen Körpers ist naturwissenschaftlich erfaßbar.

Naturwissenschaftlich dagegen nicht zu beantworten ist die Frage, ob man die Vorteile der Eierstockhormone auch dann nützen darf oder soll, wenn kein Kinderwunsch mehr besteht. Es ist mit den Werkzeugen des Biologen auch nicht die Frage zu prüfen, ob es überhaupt gestattet ist, die Privilegien aus dem Hormon des Eierstockes dann noch zu konsumieren, wenn die Zeit der Reproduktion vorbei ist. Denn das ist letztlich eine philosophische Frage.

Wer selbst Betroffener ist, findet die Antwort schnell

Freilich fallen die Antworten all jenen Menschen leichter, die Betroffene oder Zeugen von starken Gesundheitseinbrüchen sind, deren Leidensdruck sehr oft unvorstellbare Ausmaße annimmt. Sehr oft stellen sich gravierende Gesundheitsprobleme von einem Tag auf den nächsten ein. Und gar nicht selten ist der Leidensdruck besonders groß. Und immer wieder werden die körperlichen Leiden auch noch von seelischen Qualen überlagert, die sich – in ihrer Gesamtheit dann – zur horriblen Unerträglichkeit steigern können.

Unvorstellbare Leiden

Viele Menschen, die von den quälenden Stationen dieser Lebensphase nicht – oder noch nicht – betroffen sind, ahnen oft gar nicht, welchem Druck die Patienten widerstehen müssen. Die Antworten werden dann aber viel leichter gegeben, wenn diese schweren Umstände mit Sexualhormonen beseitigt werden können. Und das nicht mit Ängsten vor Chemie und ideologischen Krämpfen, sondern mit ganz natürlichen Mitteln – mit Wirkstoffen des eigenen Körpers. Keine Frage also: Eine Therapie mit Hormonen ist philosophisch zu hinterfragen. Denn Hormonersatztherapien sind nützliche Überlistungen der Natur. Durch sie werden dem weiblichen Körper in höherem Alter die Vorteile der reproduktiven Lebensphase abverlangt und jene Privilegien eingefordert, die – obwohl kein Wille und auch keine Möglichkeit der Fortpflanzung mehr besteht – in den vergangenen jungen Jahren zur Schöpfung des Lebens aufgeboten wurden. Durch diese Therapien werden also die Produkte des Eierstockes genutzt, um Fitneß, Gesundheit, Schutz vor Degenerationsprozessen und Alterserscheinungen zu garantieren, ohne in Wirklichkeit fortpflanzend tätig sein zu wollen. In der ersten Lebensphase drückt die Natur dem Menschen den Stempel auf – in der zweiten Phase greift der Mensch in die Natur ein. Er tut das nicht zum ersten und einzigen Mal, denn der Mensch macht sich seit ewigen Zeiten die Natur untertan, sei es, um entweder Kulturleistungen zu erbringen oder sich auch lediglich vor Naturzuständen zu schützen.

Die große Frage des Menschseins war und ist dabei immer, ob der Nutzen größer ist als ein allfälliger Nachteil. Das „Nil nocere" ist ein wichtiger Grundsatz.

Hormonersatztherapien sind nützliche Überlistungen der Natur

Abwägungen

„Nil nocere" – nur nicht schaden

> Hormone sollen nur zugeführt werden, wenn dadurch Beschwerden gelindert oder Risiken eliminiert werden können.

Die Östrogen-Replacement-Therapie

Hormonbehandlungen mit Östrogenen sind grundsätzlich nur Ersatztherapien – in der Welt der medizinischen Experten hat sich der aus dem Englischen kommende Terminus „Replacement" eingebürgert. Man wendet sie also nur dann an, wenn bestimmte Stoffe – in diesem Falle die Hormone des Eierstockes – fehlen.

Östrogen-Ersatz – ein Mangel wird ausgeglichen

Ein weiteres Dogma also: Ersatztherapien dürfen nur dann angewendet werden, wenn die natürlichen Hormone, deren Fehlen ausgeglichen werden soll, auch tatsächlich nicht in ausreichender Menge vorhanden sind. „Replacement" ist keine Behandlungsart, um gewisse Neigungen zu verstärken, sondern um Mindermengen wieder bis an die durch die Natur vorgegebenen Grenzen heranzuführen.

Nicht zuviel, nicht zu wenig – sondern ausreichend! Jede andere Maxime wäre falsch.

Eine Zeitlang wurden in den Vereinigten Staaten von Amerika jeder Frau in der Menopause automatisch Östrogene verordnet. Das emsig propagierte Motto hieß damals: „Woman forever" – und weil ein Schlagwort wie dieses als Zeichen völliger Emanzipation propagiert wurde, kam es zum hormonellen Overkill. Einer Frau, der keine Hormone fehlen, Hormone zuzuführen, ist weder Selbstbefreiung, noch Gleichberechtigung, sondern nur biologischer Nonsens. Die Verabreichung von hormonellen Stoffen nach dem Automatisationsprinzip – Devise: „Jeder Frau unter 50 die Pille und über 50 das passende Hormon" – ist absolut widersinnig. Zahllose amerikanische Frauen wurden völlig unnötig mit Hormonen überflutet – die Opfer dieser Manie sind Legion. Inzwischen wurde – Gott sei Dank! – der unkorrekte Umgang mit der Natur als Irrweg erkannt, zumal schwere Nebenwirkungen und Probleme ja auch in den USA unübersehbar waren. Frauen in extremen Hormondispositionen gelten auch im Reich der großen Möglichkei-

Woman forever?

ten nicht wirklich als schick. Was nicht fehlt, braucht nicht ersetzt zu werden.

Hormonelle Nebenproduktionen

Wie ja bereits erwähnt, ist der Eierstock der Frau zwar der wichtigste, aber nicht der alleinige Produzent von Geschlechtshormonen. Diese Wirkstoffe werden in den Nebennierenrinden ebenso erzeugt wie in der Haut, in Fettzellen und im Muskelgewebe. Das menschliche Gesamtsystem ist so genial konstruiert, daß auch das Gehirn in eingeschränktem Ausmaß die gleichen Hormone bilden kann wie der Eierstock. Mit Beginn der Menopause hört das Ovar aber auf, die Geschlechtshormone zu synthetisieren. Dieses eine Organ gibt also im Alter eine – freilich sehr wichtige – Funktion auf. Die anderen – die extragenitalen – Systeme arbeiten aber weiter. Die einen mehr, die anderen weniger. Was dazu führt, daß gewisse Frauen über gar keine Wechselbeschwerden klagen, andere dagegen über sehr heftige. Dabei wird der Hormonbedarf der einen Gruppe durch andere Organe abgedeckt. Bei den Frauen der anderen Gruppe hingegen kann es mit Beendigung der Eierstockfunktion auch zu einem Versagen der Ersatzproduktion durch andere Organe kommen. Das ist auch der Grund dafür, daß es falsch ist, alle Fälle über einen Leisten zu scheren – und alle Frauen über 50 automatisch mit Hormonen zu überschwemmen. Die einen werden durch eine Ersatzproduktion ausreichend versorgt, die anderen haben einen echten Mangel.

Nicht jede Frau leidet unter Hormonmangel

Prinzip des Ersatzes: Nur was fehlt, soll ausgeglichen werden

An diesem Punkt setzt die Östrogen-Replacement-Therapie – das Prinzip des Ersatzes – ein. Sie ist ausschließlich dazu da, diese Defizite auszugleichen. Östrogen-Replacement automatisch jeder Frau im Rahmen einer Zwangsbeglückung zu verordnen, wäre nach heutigen Erkenntnissen also eine Fehlbehandlung – quasi ein ärztlicher Kunstfehler. Nur dort, wo das Hormon fehlt und das Fehlen Probleme verursacht, nur dort also – und in keinem Falle sonst – soll es richtig dosiert zugeführt, ersetzt werden. Wenn Hormonmangel keine

Probleme bereitet – was auch keine Seltenheit ist – und keine anderen wichtigen Gründe für eine Hormonzufuhr sprechen, kann auf ein Replacement verzichtet werden. Eine Frau, die sich trotz objektiven Hormonmangels subjektiv sehr wohl fühlt und deren Knochen gesund sind, sollte nicht unter den Zwang einer nicht erforderlichen Behandlung gestellt werden. Sie soll das Wohlbefinden genießen.

Die wichtigste Säule der Östrogen-Replacement-Therapie ist also die richtige Dosierung. Wie der berühmte Salzburger Arzt Paracelsus ja schon richtig vermerkte, ist es die Dosis, die ein Mittel zum Medikament oder zum Gift macht. Ob ein Stoff Fluch oder Segen bringt, hängt somit von seiner Dosierung ab. Hormone machen bei diesem Prinzip keine Ausnahme. Noch einmal drängt sich der Hinweis auf die Insulin-Ersatztherapie beim Diabetes auf. Auch bei dieser Krankheit soll nur das zugeführt werden, was fehlt. Beim Insulin ist ja hinlänglich bekannt, daß ein Übermaß schwere Nebenwirkungen hervorrufen kann. Auch Östrogene sind stark wirksame Stoffe – so stark, daß sie bei falscher Dosierung sogar in den genetischen Code unserer Zellen ungünstig eingreifen können. Zellwucherungen sind im Extremfall die Folge – und Zellwucherungen bedeuten: Krebs.

Die Dosierung – das Wichtigste in der Hormonbehandlung

Normale Östrogen-Konzentration im Blut:

50pg/ml bis 200pg/ml

Die korrekte Dosierung zählt daher zu den wichtigsten Grundsätzen der Östrogen-Replacement-Therapie. Eine routinemäßige Hormonanwendung mit starr vorgegebenen Dosierungen, wie dies in den USA der Fall war, erregt in jedem ethisch handelnden Mediziner energischen Widerspruch. Die Durchführung einer Östrogen-Therapie kann daher nur höchst individuell erfolgen. Sie muß sich der betroffenen Frau, ihrer Lebenssitua-

tion, ihren Beschwerden und ihrer Vorgeschichte anpassen. Und das gleich in dreifacher Weise:
- in der Wahl des Hormons,
- in dessen richtiger Dosierung und
- in der Wahl der Zufuhr („Applikationsweg").

Hormone müssen individuell verabreicht werden

Durch diese Kriterien ergeben sich unterschiedliche Effekte, die in der individuellen Behandlung berücksichtigt werden müssen und die im übrigen auch verständlich machen, warum sich Fachärzte einem langwierigen Studium unterziehen müssen. Laien mögen vielleicht ein fehlendes Hormon erkennen, möglicherweise sogar eine falsche Dosis erahnen. Die komplexen Wirkungsmechanismen aller Kriterien gemeinsam zu erfassen, kann aber einem Nichtmediziner nicht zugemutet werden.

Menopause-Symptome täuschen oft andere Krankheiten vor

Die häufigsten Symptome des Östrogenmangels sind auch die klassischen Symptome der Menopause: Hitzewallungen, Schlaflosigkeit und Schweißausbrüche. Nähert sich eine Frau den Wechseljahren und klagt sie über diese Probleme, muß an einen Östrogenabfall gedacht werden. Dabei sind die Erscheinungsformen der einzelnen Symptome als Kriterien der Diagnose heranzuziehen. Hitzewallungen beispielsweise kommen abrupt; meist steigen sie vom Hals zum Gesicht hoch und sie belästigen üblicherweise die Frau gerade dann, wenn sie es als unpassend empfindet: bei öffentlichen Auftritten, im Gespräch mit anderen Menschen oder während konzentrierter Arbeit.

Die berühmten Wallungen

Individuelle therapeutische Notwendigkeiten ergeben sich auch aus dem Umstand, daß solche Beschwerden auch ganz andere Ursachen haben können – etwa Schilddrüsenstörungen. Jede Frau kann aber üblicherweise selbst unterscheiden, ob sie unter Symptomen des Klimakteriums oder einer Schilddrüsenerkrankung leidet. Treten die Wallungen in der Nacht und während des Schlafes auf, so sind sie ein zuverlässiger Hinweis darauf, daß ein Östrogenmangel diese Symptome bewirkt. Andere Ursachen kommen dafür kaum in Frage. Vielen

Frauen bereitet dabei das Einschlafen keine großen Probleme, aber mitunter wachen sie schon nach wenigen Stunden schweißgebadet auf. Gelegentlich müssen sie sogar die Nachtwäsche wechseln. Das sind verläßliche Zeichen dafür, daß das Klimakterium eingetreten ist und ein Östrogenmangel vorliegt.

Diese Beschwerden fordern eine Östrogen-Replacement-Therapie geradezu heraus.

So wie in den vergangenen Jahrzehnten üblich, kann diese Behandlung in klassischer und konventioneller Weise durchgeführt werden – durch eine niedrig-dosierte Zugabe des fehlenden Östrogens. Verabreicht wird es entweder als Tablette oder auf die Haut in Form einer Salbe. Diese Therapie beendet üblicherweise die aufgetretenen Probleme schon nach wenigen Tagen. Das Östrogen kann auch als natürliches Schlafmittel bezeichnet werden. Es hat somit eine gleichgerichtete Eigenschaft und ähnliche Wirkungsweise wie das natürliche Progesteron.

Hormone könne auf verschiedenen Wegen zugeführt werden

Bessern sich die nächtlichen Hitzewallungen, ohne aber ganz zu verschwinden, dann muß die Dosis geringfügig erhöht werden. In vielen Fällen genügt es aber auch schon, den Zeitpunkt der Zufuhr zu verändern. Der Arzt wird beispielsweise empfehlen, das Östrogen erst abends einzunehmen, damit der Körper in der Nacht über genügend Hormone verfügt. Der weibliche Organismus braucht also nicht mehr über Schweißausbrüche geweckt und durch Einschlafstörungen an den fehlenden Wirkstoffmangel erinnert zu werden. Nützt die Verschiebung des Zeitpunktes noch nicht ganz, dann löst in fast allen Fällen eine ärztliche Neudosierung das Problem.

Zwischen Pille und Östrogen besteht natürlich ein himmelhoher Unterschied. In der Praxis hat sich aber gezeigt, daß der Anwendungszyklus gewisse Parallelen in der Wirkungsweise hat. Es gibt daher auch zahlreiche andere Präparate, bei denen

In der Pille sind andere, künstliche Hormone enthalten

Ist eine Hormonpause notwendig?

ein sieben Tage dauernder Anwendungsstopp empfohlen wird. Es gibt allerdings auch Frauen, deren Wallungen und Schlafstörungen während der siebentägigen Hormonpause in besonderer Weise unangenehm verstärkt werden. Die Wallungen häufen sich, die Schlaflosigkeit tritt in der Pause neuerlich ein. Die betroffenen Frauen sollten die Hormone täglich – also unter Verzicht der Pause – einnehmen. Es hat sich in diesen Fällen herausgestellt, daß der weibliche Körper solche Kalt-Warm-Zustände nicht wirklich schätzt, weil der Eierstock in jungen Jahren unter normalen Verhältnissen auch keine Pause macht. Er produziert dauernd Östrogen und da bei der Östrogen-Replacement-Therapie die natürlichen Umstände simuliert werden, sollte die permanente Hormonzufuhr die klassischen Symptome eigentlich beheben.

Um den Schlafzustand noch zusätzlich zu verbessern, kann eine einfache Aminosäure – das Tryptophan – zusätzlich eingenommen werden. Dieses Medikament steht in reiner Form zur Verfügung. Mit Hilfe des Östrogens wird es in Melatonin umgewandelt, wodurch die freien Radikale bekämpft und die Schlafzustände deutlich verbessert werden.

> Die Pille enthält ein künstliches Östrogen.
>
> Zur Behandlung von Wechselbeschwerden verwendet man natürliche Hormone.

Gelenkschmerzen – Symptome der Wechseljahre

Hitzewallungen und Schlaflosigkeit sind die bekanntesten Symptome des Östrogen-Mangels. Häufiger aber treten Gelenkschmerzen auf – zumeist in den kleinen Fingergelenken. Dieses Leiden weist auf ein Östrogen-Defizit hin. Mit Recht verursachen die Symptome Unruhe bei den Betroffenen, könnte doch eine rheumatoide Arthritis dahinter vermutet werden. Oft stellt sich das Problem auch überhaupt nur am Morgen ein. Die Fingergelenke sind steif, schmerzen, „knirschen" und benötigen oft Stunden bis zur Schmerzfreiheit.

Aber schon am nächsten Morgen stellt sich das Schmerzgefühl nach dem Aufwachen wieder ein.

Für die Wissenschaft war es lange Zeit unverständlich, warum ausgerechnet ein Östrogenmangel pathologische Gelenkzustände hervorrufen sollte. Zunächst glaubte man an eine Abart der Osteoporose (die zumindest anfänglich keine Schmerzen verursacht). Erst vor kurzem konnten die tatsächlichen Wechselwirkungen zwischen Östrogendefizit und Gelenken nachgewiesen werden. Durch den Abfall des Geschlechtshormons steigen nämlich im Gelenk und in der Gelenksflüssigkeit jene Entzündungsproteine, die vom Östrogen unterdrückt werden. Diese Proteinbomben bewirken Schwellungen, Schmerzen und Bewegungseinschränkungen. Das weibliche Geschlechtshormon dagegen wirkt im Proteinbereich wie ein Entzündungshemmer. Fehlt dieser, dann führt das zu jenen Hormonmangelbeschwerden, die sehr oft auch von erfahrenen Ärzten mit rheumatoiden Erkrankungen verwechselt werden.

Der Gelenksschmerz entsteht oft durch einen Hormonmangel

Im Gegensatz zum Rheuma ist die Östrogen-Behandlung in einem solchen Fall aber nicht besonders schwierig. Weist eine Frau als einziges Symptom nur den Gelenkschmerz auf, genügt es, das fehlende Östrogen einfach auf das Gelenk aufzutragen. Es gibt Gelees oder Cremes, mit denen am Abend und am Morgen die schmerzenden Stellen eingeschmiert werden – und schon dringt das Hormon durch die Haut ein, um ziemlich rasch als Gelenkschützer zu wirken. Allerdings dürfen zu den Gelenkbeschwerden keine weiteren Symptome – etwa Wallungen, Schlaflosigkeit oder depressive Verstimmung – kommen.

Östrogensalben schützen die Gelenke

Das Östrogen ist seiner Molekülgröße nach ein sehr kleines Hormon, das sogar durch die Haut in den Körper gelangen kann. Für die Patientin ist das aber nur dann ein Vorteil, wenn das Hormon richtig dosiert ist. Ist es überdosiert, kann sich der Vorteil sehr schnell in einen folgenschweren Nach-

„Kleines" Hormon

teil verwandeln. Das überdosierte Kleinhormon dringt dann zu schnell bis zur DNA vor und provoziert dort jene Veränderungen, die mitunter sehr ernste Folgen haben können, beispielsweise unkontrolliertes Zellwachstum – also Krebs. Das zeigt einmal mehr, wie wichtig es ist, Hormonapplikationen nur nach ärztlicher Konsultation vorzunehmen und keineswegs wohlmeinenden Freunden zu vertrauen, die bei ähnlichen Leiden mit anderen Dosierungen schnellere Erfolge erzielten.

Auch Hormonsalben können überdosiert werden

Oft unterliegen Patientinnen dem Irrglauben, daß Stoffe, die „nur" auf die Haut aufgetragen werden, nicht sehr effizient wirken können. Dies stimmt für großmolekulare Proteinverbindungen, bei den „kleinen" Geschlechtshormonen dagegen ist diese Meinung völlig falsch. Werden diese richtig dosiert und richtig appliziert, finden sie sehr schnell und zielstrebig ihren Weg. Sie sickern durch die Haut bis zu den Gelenken vor und bewirken dort ihren Heileffekt. Alles das vollzieht sich sehr akkurat und nachhaltig, sodaß an der Wirksamkeit dieser Therapie überhaupt kein Zweifel besteht. Die irrige Meinung von der Ineffizienz von Salben oder Gelees führt bedauerlicherweise auch immer wieder zur selbstverordneten Eigentherapie. Viele Patientinnen erhöhen eigenmächtig die ärztlich verordnete Dosis oder sie cremen öfter als erforderlich – und sind dann entsetzt, wenn sich unerwünschte, mitunter sogar dramatische Folgen einstellen. Viel zu spät beichten sie dann dem Arzt ihren Selbstversuch, aber sehr oft kann nur noch Schadensbegrenzung betrieben werden.

Nur der Arzt kann entscheiden, wann die Dosis oder das Medikament geändert werden soll

Es kann daher immer nur und immer wieder das absolute Credo jeder Hormontherapie verkündet werden: Behandlungen unter Verwendung derart komplexer Wirkstoffe dürfen nur unter ärztlicher Aufsicht vorgenommen werden. Das verordnete Medikament soll ohne ärztlichen Rat weder gewechselt noch umdosiert werden. Die Patientin muß wissen, daß viele ihrer Freundinnen zwar

Hormonerfahrungen haben können, daß aber nur der Facharzt im speziellen Einzelfall die richtige Therapie anordnen kann.

An anderer Stelle wurde bereits aufgezeigt, daß auch zum Auge hormonelle Wechselwirkungen bestehen können, die – ausgelöst durch einen Östrogenmangel – altersbedingte Beschwerden auslösen. So etwa ist die trockene Bindehaut sehr oft die Folge eines Östrogenmangels. Es ist erstaunlich, wie viele Frauen unter diesem Symptom leiden, ohne daß sie die Beschwerden mit einem Hormondefizit in Zusammenhang bringen. Auch Ärzte tun sich mitunter schwer, dieses Leiden auf einen Östrogenmangel zu fokussieren. Tatsache ist, daß das Problem manchmal schon während der Pilleneinnahme auftritt, während der ja die Eigenproduktion des Eierstocköstrogens ruhiggestellt wird. Vor allem Kontaktlinsenträgerinnen klagen sehr oft darüber, wie sehr ihnen das „trockene Auge" zu schaffen macht. Das Beschwerdebild ist immer gleich – und gleich typisch: Die Bindehaut schmerzt, sie rötet sich und es verstärkt sich das Gefühl, daß Sand ins Auge geraten sei. Folglich verursacht jede Lidbewegung Schmerzen, die immer ärger werden.

Trockene Augen – Ein Hormonmangelsymptom

Kontaktlinsenträgerinnen leiden besonders

Die banalste Ursache dieser Symptome mag nun tatsächlich ein Staubkörnchen sein, das sich unters Augenlid verirrt hat. Aber ganz so oft wird ein Arzt diese Diagnose nicht stellen – die meisten Patienten mit diesem Symptom leiden unter einem hormonellen Mangel. Ob das trockene Auge tatsächlich durch ein Östrogendefizit verursacht ist, kann der Facharzt anamnestisch, biochemisch und therapeutisch sehr leicht erkennen:

Tritt das Problem gleichzeitig mit dem Ausbleiben der Regel und anderen Menopausenbeschwerden auf, liegt aus der Geschichte dieser Patientin Verdacht eines Hormonmangels nahe.

Zeigt daraufhin eine Östrogenbestimmung, daß dieses Hormon defizitär ist, wird der Zusammen-

Östrogensalben für das Auge

hang bekräftigt. Bewiesen wird er allerdings erst dann, wenn durch die Östrogensalbe, die auf die Augenbindehaut appliziert wird, das Problem des trockenen Auges beseitigt ist.

Falls keine anderen Beschwerden vorliegen, ist es bei diesem einen Symptom nicht erforderlich, den gesamten Organismus mit Östrogenen zu überschwemmen. Die nur auf das Auge konzentrierte, organspezifische Zufuhr beseitigt das von einem Östrogenmangel verursachte Problem durch eine Augensalbe.

Schleimhautprobleme – das „Sicca"-Phänomen

In der Medizin wird das Trockenheitssymptom auch als „Sicca"-Phänomen bezeichet. Dieses muß sich nicht immer nur auf das Auge beschränken. Sehr oft betrifft es auch den Mund, den Rachen oder die Nasenhöhlen. Die Therapie ist zwar grundsätzlich die gleiche, allerdings wird man etwa im Rachenbereich nur sehr schwer eine Salbe aufbringen können. In diesem Fall sollte man eine Östrogen-Tablette sehr langsam im Mund zergehen lassen, um auf diese Weise alle Schleimhäute möglichst lang mit diesem Hormon in Kontakt zu bringen.

Glaukom – der Augendruck kann in den Wechseljahren steigen

Noch einmal das Auge – in einem anderen Zusammenhang. Die Erhöhung des Augendrucks – das Glaukom – ist eine typische Alterserscheinung, die ebenfalls die Folge eines Östrogenmangels sein kann. Natürlich muß zunächst ein zuständiger Facharzt konsultiert werden und ausschließen, daß andere – in diesem Fall ophthalmologische – Ursachen vorliegen. Werden diese nicht gefunden, sollte man als Beschwerdenursache an Hormonstörungen denken. Das Östrogen erweitert ja bekanntlich Blutgefäße. Es erweitert aber auch den Kanal der Augenflüssigkeit und verbessert den Abfluß des Augenkammerwassers. Dadurch sinkt der Augendruck. Fehlen die Östrogene bzw. sind sie nicht in ausreichender Menge vorhanden, verengt sich das Augensystem und der Augendruck steigt. Erhöht er sich schlagartig in den

Wechseljahren, sollte man dieses Problem mit dem Augenarzt besprechen. Man sollte fragen, ob das Klimakterium Ursache für den erhöhten Augendruck sein könnte.

> Östrogensalben für:
>
> - Augen
> - Gelenke
> - Scheide

Stichwort: Verengung der Blutgefäße. Im Alter des Menschen spielt ja bekanntlich das Herz-Kreislaufsystem eine beträchtliche Rolle. Der menschliche Organismus altert nicht zuletzt auch deswegen, weil durch die Verstopfung der Blutgefäße die Sauerstoffversorgung zahlreicher Organe reduziert und deren Funktion eingeschränkt wird. Erst seit kurzem ist bekannt, daß sich die Eierstockhormone schützend vor diesen Alterungsprozeß stellen.

Herz-Kreislaufprobleme

Daß das so ist, leitet sich aus der evolutionären Bedeutung der Sexualsteroide ab. Denn vor allem während der Schwangerschaft kommt es auf eine gute Durchblutung der Gebärmutter und des heranreifenden Kindes an. Mehr noch: In dieser Zeit muß der gesamte mütterliche Organismus diese Schwangerschaft austragen – es sind daher alle Systeme besonders gut mit Sauerstoff zu versorgen. Um die Menschwerdung optimal zu steuern, übernehmen nun dieselben Hormone, die für die Reproduktion verantwortlich sind, auch die Verbesserung der Durchblutung – und damit auch die Funktionssteigerung aller wichtigen Organe.

Gefäßverengungen wirken dem entgegen. Der Cholesterinspiegel ist zwar nicht die wichtigste Ursache der Arterienverkalkung, aber doch ein nicht zu unterschätzender Parameter. Östrogene haben nun im geschlechtsreifen Körper der Frau die Aufgabe, den Cholesterinspiegel möglichst niedrig zu halten. Mehr noch: Die Sexualhormone fördern

Das Cholesterin steigt oft in den Wechseljahren an

den Einbau des Cholesterins in verschiedene Zellen, wo es zur Bildung von neuen Hormonen und Zellmembranen herangezogen wird. Viele Frauen merken sehr oft von selbst, daß zwischen dem Cholesterin und den Eierstockhormonen ein enger Zusammenhang besteht. Denn der Blutfettspiegel steigt sehr oft in den Wechseljahren sehr stark an, ohne daß sich die Diät- oder Lebensgewohnheiten geändert hätten. Nur mit viel Mühe lassen sich diese Blutfette mit den konventionellen Cholesterin-senkenden Mitteln auf ein vertretbares Maß bringen.

Östrogene schützen vor Herzinfarkt

Das läßt auf einen Östrogenmangel schließen. Kann durch eine Hormonüberprüfung tatsächlich ein Östrogendefizit festgestellt werden, sollte Östrogen zugeführt werden. Denn das Risiko, ausgerechnet in der zweiten Lebenshälfte einem Herzinfarkt zu erliegen, ist doch sehr hoch. Bei einer derartigen Problemkonstellation wird das Hormon oral – als Tablette – zugeführt. Dadurch kommt das Östrogen zunächst in die Leber – und nimmt genau dort seine angepeilte Aufgabe wahr. Es erhöht nämlich dort die durch das Klimakterium reduzierten Cholesterinrezeptoren. Auf diese Weise wird das Blut und damit auch das Blutgefäßsystem von schädigenden Fetteinflüssen befreit. Die überflüssigen Cholesterine werden quasi über den Umweg der Leber entsorgt. Es ist mittlerweile erwiesen, daß die sogenannten „konjugierten Östrogene" in ganz besonderer Weise zur Senkung des Cholesterinspiegels geeignet sind.

Triglyzeride und Hormone

Neben dem Cholesterin belasten aber auch die Triglyzeride in besonderem Maß das Blutsystem. Beide begünstigen die Arterienverkalkung. Östrogen senkt zwar den Cholesterinspiegel, mitunter kann es aber – eine sehr unangenehme Nebenwirkung – zu einer Erhöhung der Trigylzeride kommen. Durch eine Blutabnahme können die Blutfette mühelos bestimmt werden. Leidet nun eine Patientin an einer Hypertriglyzeridämie, ist bei einer oralen Östrogenzufuhr Vorsicht geboten. In solchen Fällen ist die Applikation auf die Haut – etwa in Form eines Pflasters – sinnvoll. Denn auf diese Weise werden die Blutgefäße vor einem zu hohen Triglyzeridspiegel geschützt. Das vermeidet Zellbeschädigungen und vorzeitige Zerstörungen.

Verjüngungseffekte der Östrogene auf:	
Blutgefäße	Haut
Sinnesorgane	Knochen
Gehirn	Haare
Gelenke	

Herzflattern und unregelmäßiger Pulsschlag sind typische menopausale Symptome, über die viele Frauen – zu Unrecht – beunruhigt sind. Möglich ist, daß tatsächlich irgendein Herzfehler vorliegt. Bei Auftreten dieser Symptome sollte daher unbedingt ein Kardiologe aufgesucht werden. Eine kardiologische Untersuchung empfiehlt sich übrigens überhaupt bei Erreichen der zweiten Lebenshälfte, auch wenn keine Symptome vorliegen. Und wenn, dann erst recht.

Kardiale Probleme, Bluthochdruck

Werden kardiale, nicht hormonelle Ursachen für den unregelmäßigen Puls ausgeschlossen, dann sollte ein Hormonproblem als Symptomursache ins Auge gefaßt werden. Ist das Herz völlig gesund, so weist das zeitliche Zusammentreffen von Herzrhythmusstörungen und Beginn der Wechseljahre auf hormonelle Ursachen hin. Durch Östrogene kann die Schlagfolge des Herzens wieder normalisiert werden.

Im Klimakterium kommt es gelegentlich auch zu einer labilen Hypertonie (Bluthochdruck), die – wie die Rhythmusstörungen – durch niedrig dosiertes Östrogen beseitigt werden können. Dieses Hormon normalisiert also Frequenz, Schlagfolge und Blutdruck.

Östrogene senken den Blutdruck

Generell kann erhöhter Blutdruck viele Ursachen haben. Der Östrogenmangel ist nur eine davon. Deren Beseitigung zeigt einmal mehr die ge-

Östrogene fördern die Durchblutung

niale Fähigkeit des menschlichen Organismus, auf Wirkstoffe effizient zu reagieren. Östrogene wirken nämlich wie Kalziumantagonisten entkrampfend auf die Gefäßmuskulatur, stellen die Gefäße weiter und reduzieren dadurch den Druck im Röhrensystem. Damit wirken sie einer labilen Hypertonie entgegen. Wichtig dabei ist, daß die Östrogene niedrig dosiert werden. Denn falsche Dosierungen bewirken das genaue Gegenteil: Hohe Hormonmengen steigern die Blutdruckfaktoren der Leber. Und die senken den Druck nicht, sondern wirken in kontraproduktiver Weise steigernd.

Das Eierstockhormon hat auf die Blutgefäße also eine äußerst beruhigende Wirkung. Und die kann man auch gegen Krampfwirkungen der Herzkranzgefäße ausnützen. In diesem Fall ist die Konsultation eines Kardiologen zunächst auf jeden Fall erforderlich. Ein koronarer Krampf kann ein lebensbedrohendes Symptom sein und einen Herzinfarkt oder einen Verschluß der Herzkranzgefäße ankündigen. Nach Rücksprache mit dem Herzspezialisten kann aber das Östrogen auf natürliche Weise die Herzdurchblutung verbessern. Das Eierstockhormon setzt nämlich im Blutgefäßsystem Stickstoffmonoxid frei, das gefäßerweiternd wirkt. Es entfaltet somit den gleichen Effekt wie die Nitropräparate der Kardiologen (Nitroglycerin, als Pumpspray auf die Schleimhaut des Mundes aufgebracht, weitet fast schockartig die verengten Gefäße und kann so bei akuten Verstopfungen Leben retten). Das Östrogen stellt relativ schnell das Blutgefäßsystem weit und belebt die Durchblutung.

Östrogene wirken wie Nitropräparate

Besonders wichtig ist auch hier die Dosis: Blutdrucksenkung, Herzrhythmusstörungen und Stenokardien (Herzanfälle mit Beklemmungsgefühl und Atemnot) verlangen niedrige Östrogendosierungen. Bei Durchblutungsstörungen der Herzkranzgefäße kann das Östrogen – ähnlich den Nitropräparaten – langsam im Mund unter der Zunge aufgelöst werden. Die gefäßerweiternde Wirkung tritt vergleichsweise schnell ein, sie ist aber nicht ganz so schockartig ausgeprägt wie bei Nitropräparaten und es fehlen deren Nebenwirkungen (etwa ein akuter Druckabfall und Kopfschmerz).

Die hormonelle Behandlung kardialer Probleme ist ganz besonders heikel. Die Entscheidung über die beste Therapieform obliegt dem Kardiologen. Der wird, möglicherweise im Konsilium mit dem Frauenarzt, die bestmögliche Variante auswählen. Darauf muß noch einmal eindringlich hingewiesen werden: Eine selbstgestrickte hormonelle Eigentherapie bei Herzproblemen kann lebensgefährlich sein.

Der Verlust des Urins – die sogenannte Harninkontinenz – wurde bereits angesprochen. Dieses Leiden, das in zunehmendem Alter auftritt, wird von vielen Frauen aus verständlichen Gründen verschwiegen – obwohl Scham gerade in diesem Fall nicht erforderlich ist.

Harninkontinenz – Folge einer Hormonstörung

Das Problem ist im allgemeinen ohne größere Schwierigkeiten behebbar – allerdings kann es bei der Therapie im Detail dann zu oft recht unangenehmen Überraschungen kommen.

Behandelt wird nämlich lokal – mit Östrogen. Das Hormon läßt sich über die Scheide bis an die Blase heranführen. Die Problembewältigung wird also auf den Ort des Geschehens konzentriert. Die Pharmazie hat für diesen Zweck eigene Scheidenzäpfchen entwickelt, deren Wirkung optimal ist. Im allgemeinen – aber nicht immer.

Die Blase kann mit Hormonen gestärkt werden

Nachteil dieser Zäpfchen (Suppositorien) ist, daß sie in der Scheide quasi „zerfließen" und dabei mitunter einen unangenehmen Ausfluß bewirken können. Viele Frauen leiden nun an diesem Ausfluß an sich, aber noch mehr darunter, daß die Wirkstoffe vom Ort ihres Bedarfes wegsickern und ihre therapeutische Aufgabe gar nicht entfalten können.

Die Pharmazie hat aber auch dieses Problem gelöst und einige Östrogene entwickelt, die als ganz kleine Tabletten eingesetzt werden können. Registriert sind sie zwar für den oralen Gebrauch (also durch den Mund), genausogut können sie aber auch in die Scheide eingeführt werden. Diese Tabletten sind derart klein, daß sie sofort resorbiert (aufgesogen) werden, sodaß sie also nicht zurückfließen können. Damit wird die Blase unterstützt, ohne daß ein Ausfluß entsteht. Frauen, deren vaginales Ambiente zur Nässe tendiert, brauchen daher die Nebenwirkungen von Zäpfchen nicht zu fürchten.

Ob Suppositorium oder Tablette – in beiden Fällen ist große Umsicht geboten. Lokale Blasenbehandlungen mit Östrogen sind zwar sehr effizient, sie erfordern aber einige Aufmerksamkeit und Vorsicht. Der Grund hiefür liegt einerseits am Ort der Therapie, aber auch am Wirkstoff selbst. Hormone, die dem Körper über die Scheide zugeführt werden, passieren sehr rasch die Scheidenhaut. Damit erzeugen sie im weiblichen Organismus äußerst rasch einen sehr hohen Östrogenspiegel. Und das mit einer Schnelligkeit, die ein Laie gar nicht für möglich halten würde. Einerseits ist das sehr gut, weil dadurch ja das Problem recht rasch behoben werden kann; andererseits aber führt das gelegentlich auch zu einem unangenehmen Spannen der Brust, zu Gewichtsproblemen (fast immer eine unerklärbare schnelle Zunahme des Körpergewichtes) oder sogar zu unerwarteten Zwischenblutungen. Mitunter treten alle diese Symptome auch gleichzeitig auf, gelegentlich hintereinander – manchmal auch nur eines und – mit Pausen – danach die anderen.

Die transvaginale (über die Scheide erfolgende) Hormonbehandlung darf daher in ihrer akkuraten Effektivität nicht unterschätzt werden. Der behandelnde Arzt muß also auf die Wirkungsparameter der Patientin besondere Rücksicht nehmen.

Für die Behandlung der Blase wurde daher ein ganz spezifisches Östrogen entwickelt, das sich durch zwei besondere Eigenschaften auszeichnet: Es wirkt kurzfristig (nämlich kurzfristig optimal) und es wird gleich danach wieder rasch abgebaut.

Der Zweck dahinter: Es ist effizient, ohne gleichzeitig an anderen weiblichen Organen unerwünschte Nebenwirkungen hervorzurufen. Das Östrogen-Medikament heißt Östriol und zeichnet sich durch eine extrem kurze Halbwertszeit aus. Es hilft aber nur dort, wo es zugeführt wird – nämlich in Scheide und Blase. Breitbandwirkungen dürfen vom Östriol nicht erwartet werden; die schnelle Heilung von ganz schweren Inkontinenzfällen übrigens auch nicht. Ein eher leichter Harnverlust kann freilich mit einer derartigen – einer intravaginalen – Hormonzufuhr erstaunlich erfolgreich behoben werden. In extremen Fällen, bei denen schon eine pathologische Schädigung des Blasenapparates vorliegt, muß eine Operation überlegt werden. Wer einem derartigen Eingriff zuvorkommen will, geht rechtzeitig zum Frauenarzt und der wird mit einer intravaginalen Hormonzufuhr präventiv schadensmindernd wirken.

Östriol – effiziente, nebenwirkungsfreie Anwendung

Konkret soll Östriol in der ersten Zeit täglich eingenommen werden – am besten abends vor dem Schlafengehen. Ist – nach einigen Wochen – die erwartete Besserung eingetreten, kann die Hormonzufuhr über die Scheide auf zwei- bis dreimal pro Woche reduziert werden.

In diesem Zusammenhang soll noch ein ähnlich schambelastetes Problem angesprochen werden – die trockene Scheide. Die gleiche Behandlungsmethode der intravaginalen Hormonbeschickung eignet sich nämlich auch für dieses Leiden, das sehr vielen Frauen vor allem während der Wechseljahre zu schaffen macht. Für sie ist eine trockene Scheide ein kleines, in seiner Wirkung aber schwer belastendes Problem. Ein Mosaiksteinchen im Alterungsprozeß. Beim Geschlechtsverkehr treten Schmerzen auf, die ein normales Eheleben unmöglich machen und bis hin zu Libidofrust oder Depressionen führen können. Dabei ist dieses Leiden besonders leicht behebbar: Eine Östrogenzufuhr über die Scheide, zwei- bis dreimal pro Wo-

Trockene Scheide

che, verschafft in fast allen Fällen eine nachhaltige Heilung.

Haarwachstum

Haare und Östrogen – eine unendliche, aber keineswegs zu komplizierte Geschichte. Haare benötigen mitunter das Eierstockhormon. Meist sind sie schon zufrieden, wenn man es topisch – auf den Haarboden – aufträgt. Diese doch sehr einfache Behandlung bestärkt viele Frauen in dem Irrtum, daß Hormone, die so problemlos auf Haare appliziert werden können, deshalb nicht wirken, weil sie unmöglich so einfach in den Körper eindringen können. Viele Frauen verstärken wegen dieses Irrglaubens eigenmächtig die Dosierung, wodurch sie den Körper mit Hormonen förmlich überschwemmen – und jede Menge Gefahren heraufbeschwören.

Hormonbomben sind absoluter Nonsens. Die Wissenschaft kann längst schlüssig nachweisen, daß gerade die mit Haaren bewachsenen Hautareale (wohl wegen der tiefgreifenden Haarkanäle) die Geschlechtshormone besonders gut resorbieren und erstaunlich gute Wirkungen zeigen. Gerade bei Haarproblemen sind daher alle selbstgebastelten Zusatzdosierungen absoluter Humbug.

Die Hormonzufuhr zur Beseitigung von Haarproblemen ist mehrseitig differenzierbar. Tritt der Haarausfall etwa mit anderen menopausalen Beschwerden auf, wird sich der Arzt für Hormontabletten oder andere transdermale (auf die Haut aufzutragende) Systeme entscheiden. In den meisten Fällen bessert sich dabei auch das Haar – gewissermaßen im Nebeneffekt. Bessert es sich trotz ausreichend dosierter Tablettenzufuhr nicht, muß die Hormonbehandlung durch eine Haar-spezifische Zufuhr verstärkt werden.

Östrogene für die Kopfhaut

Wenn Frauen nur Haarprobleme haben und sonst keine Beschwerden, dann ist das Auftragen eines Östrogens direkt auf den Haarboden die beste Behandlungsvariante. Sie empfiehlt sich übrigens auch bei Frauen, die oral keine Hormone einnehmen wollen. Fürs Haar stehen zwei Östrogen-Verbindungen – das Östradiol und das Östriol – zur Verfügung, die beide (als Haarwasser verarbeitet) direkt angewandt werden können. Seit einiger Zeit gibt es zusätzlich ein drittes Östrogen gegen Haarausfall – das 17-Alpha-Östradiol. Dieses Hormon wird im weiblichen Körper nur während der Schwangerschaft gebildet. Auf die Haarwurzel hat es zwei ganz unterschiedliche Effekte:

Schwangerschaftshormon für die Haare

- Es stimuliert Haarwachstum, hält aber (wie die beiden anderen Östrogene übrigens auch) das Haar in seinem „starken" Wachstumsstadium (der Anaphase) fest.
- Es hindert die männlichen Hormone, am Haarboden anzudocken und dort ihr Zerstörungswerk – die sogenannten „Geheimratsecken" – zu beginnen.

Diese Haarwinkel sind typisch männliche Hormoneffekte. Das 17-Alpha-Östradiol verhindert nun, daß das weniger aktive Testosteron in seine Aktivform übergeführt wird. Es unterbindet also einen „vermännlichenden" Effekt.

Geheimratsecken

Die gleiche Wirkung hat übrigens auch das Fischöl, das man mit gutem Gewissen als harmlose Zusatzbehandlung empfehlen kann. Dieses Öl wird – verständlicherweise – nicht im flüssigen Zustand und wegen des Geschmacks auch nicht im Naturzustand, sondern als Kapsel angeboten. Fischölkapseln wirken auf die Blutgefäße, aber auch auf die Haarwurzeln positiv. Sind allerdings die männlichen Hormone allzu intensiv im weiblichen Körper, muß man mit Spezialpräparaten die Kraft des Testosterons etwas minimieren.

Womit eine weitere Definition des Begriffes „Hormonbehandlung" eingefügt wird: Solche Therapien umfassen nicht nur die Zufuhr von fehlenden Hormonen, sondern auch die Beseitigung des Überschusses. Zirkulieren im Blut überschüssige Androgene (männliche Hormone), dann kann das ausgesprochen kontraproduktiv wirken: Un-

Beseitigung von Hormonüberschüssen

reine Haut, Akne oder Frauenbartwuchs sind die möglichen Folgen und auch Haarausfall. Stellt also ein Fachmann Haarverlust fest, wird er nicht nur eine Östrogen-Behandlung, sondern gleichzeitig auch eine Anti-Androgentherapie durchführen. Dafür steht das Cyproteronacetat in Tabletten- oder Pillenform zur Verfügung.

Ein in diesem Zusammenhang exotisch anmutendes Medikament wird gelegentlich an die Haarfront geschickt. Das Minoxidil ist schon seit geraumer Zeit als blutdrucksenkendes Mittel im Einsatz. Vor Jahren fiel auf, daß Männer mit Herz-Kreislaufkrankheiten, denen Minoxidil verabreicht wurde, weniger über Haarausfall klagten, ja sich sogar über das Nachwachsen ihres Haupthaares freuen konnten. Da ja nicht ein Herzfehler die Ursache für die unerwartete Haarpracht sein konnte, ging man dem Phänomen intensiver nach. Dabei entdeckte man die haarwuchsfördernde Nebenwirkung des Minoxidils. Also hat man dieses blutdrucksenkende Präparat als Haarwasser hergestellt mit dem gewiß erstaunlichen Erfolg, daß es das Sprießen neuer Haare durch Belebung der Haarwurzeln anregt. Dieses Minoxidil-Haarwasser in Kombination mit lokal aufgetragenen Östrogenen ist deshalb sinnvoll, weil es die Haare zu einer ganz besonderen Blüte bringt. Die Wirkung des weiblichen Hormons kennen viele Frauen in der Schwangerschaft: In dieser Zeit sind die Haare ganz besonders schön und füllig.

Eine angenehme Nebenwirkung: Der Haarwuchs wird gefördert

Zusätzlich zur Östrogen-Therapie kann auch die Einnahme von Vitamin H – dem sogenannten „Haar-Vitamin" – empfohlen werden.

Östrogene verhindern die Hautalterung

Was für das Haar gut ist, kann für die Haut im allgemeinen nicht schlecht sein. Auch für die Haut steht das Östrogen in verschiedenen topischen Formen zur Verfügung – wobei die spezifischen Wirkstoffe des weiblichen Geschlechtshormons in vielfältiger Weise genutzt werden. Das Östrogen unterstützt in bester Weise die Zellteilung und damit auch die Regeneration in den obersten Hautschichten. Darüber hinaus erhöht es das Kollagen, was es auch zum Kosmetikum macht. Eine ganz besonders gute Wirkung auf die Haut hat die *gleichzeitige* Anwendung von Östrogen und Testosteron. Wobei es in beiden Fällen aber wieder auf die richtige Dosierung ankommt. Das männliche Hormon viel zu dick aufgetragen, führt zu Hautreizungen und anderen Problemen (im Extremfall Krebs). Richtig dosiert, also auf Hautdicke und -zustand abgestimmt, kann es die Regenerationsfähigkeit dieses großen Organes – dem größten in unserem Körper – erfreulich unterstützen.

Östrogene wirken als Kosmetika

Die Haut ist wie dafür geschaffen, mit einer Salbe behandelt zu werden. Das gilt für Östrogen und Testosteron gleichermaßen.

In der Natur kommen, wie die Wissenschaft längst weiß, in zahlreichen pflanzlichen Verbindungen Östrogen-wirkende Substanzen vor, die in optimaler Weise zur Hautbehandlung herangezogen werden können. So enthält Soja eine Östrogen-ähnliche Substanz, die Genistein heißt. Diese kann sowohl für die Haut eingesetzt werden, hat aber darüber hinaus ein weiteres Wirkungsspektrum. Wie das 17-Beta-Östradiol kann auch das Genistein den Knochen vor der Osteoporose und die Blutfette vor zu hohem Cholesterin schützen. Soja wirkt auch als Balsam auf die Haut. Die Pflanze entfaltet dort jene Östrogen-Effekte, die vom 17-Beta-Östradiol bekannt sind. Außerdem finden sich in Soja-Extrakten die sogenannten Liposome; das sind kleine Fettkügelchen, die in die Haut eindringen und diese mit lebenswichtigen Lipiden versorgen.

Soja – ein Östrogen der Natur

Das Altern der Körpersilhouette wird sehr oft mit einer Verringerung der Knochensubstanz einhergehen. Daß Östrogene die Osteoporose verhindern oder zumindest bremsen können, ist bekannt. Allerdings ist auch bei diesem klinischen Symptom auf die Details einer Östrogen-Behandlung zu ach-

Osteoporose

ten. Um jenen Veränderungen entgegenzutreten, die zur Osteoporose führen, muß der Knochen ausreichend mit Hormonen umflutet werden. Dazu aber bedarf es eines ganz bestimmten Östrogenspiegels, der mit durchschnittlich 30 bis 50 Mikrogramm pro Milliliter definiert ist. Ist eine Patientin in der Postmenopause Osteoporose-gefährdet, muß man durch die Wahl der Östrogendosierung penibel darauf achten, diesen Serumspiegel nicht zu unterschreiten. Unterdosierungen würden nämlich keinen Osteoporoseschutz gewährleisten.

Die Alterung der Knochen

Osteoporose kann mit Östrogenen behandelt werden; mehr noch: Das weibliche Sexualhormon übt vor allem auch prophylaktische Wirkungen aus. Die vorbeugende Wirkung des Östrogens ist gerade bei Osteoporose ein besonders wichtiges Anwendungskriterium. Kommt eine Frau also in die Wechseljahre, wird sich der Arzt vorher die Knochensituation genau ansehen. Bei Osteoporose-gefährdeten Frauen wird er eine Östrogenbehandlung empfehlen. Die Verabreichung des weiblichen Sexualhormons sollte im allgemeinen prophylaktisch – zur Verbeugung der Knochenerweichung – erfolgen. Zum Knochenschutz geeignet sind sowohl die orale als auch die transdermale Hormonzufuhr. Dabei kommt es – wie erwähnt – vor allem auf die Hormonkonzentration an; der Spiegel im Blut muß eine gewisse Höhe erreichen, um die Östrogenversorgung des Knochens sicherzustellen.

Östrogene beugen der Knochenerweichung vor

Besteht die Knochenerweichung bereits, so kann die Östrogenzufuhr einen weiteren Knochenabbau verhindern. Zur Behandlung der Osteoporose sind allerdings auch andere Medikamente am Markt, die unter Einbeziehung des Osteologen zusätzlich verordnet werden. Erstaunlicherweise haben sich auch männliche Hormone als wirksames Mittel einer Knochenneubildung erwiesen. Selbstverständlich müssen diese Hormone auch vom Frauenarzt verabreicht werden. Die Hintergründe der Wirkungsmechanismen sind allgemein

Osteoporose kann auch Hormon-unabhängige Ursachen haben

bekannt: Dafür, daß Männer viel seltener zur Knochenerweichung neigen als Frauen, werden Androgene verantwortlich gemacht.

Das Östrogen als prophylaktisches Mittel ist eine faszinierende Lösungsmöglichkeit für mancherlei Krankheiten. Die Knochenerweichung ist eine Indikation für Östrogene. Von der Wissenschaft wird soeben eine prophylaktische Strategie diskutiert, die vorbeugend das Ausbrechen eines Morbus Alzheimer verhindern soll. Östrogene könnten nämlich jene zellulären Ballaststücke entsorgen, die zur Degeneration von Nervenzellen führen. Bei neurodegenerativen Erkrankungen findet man immer wieder einen viel zu hohen Kalziumeinstrom in die Zellen, der ebenfalls durch Östrogene verhindert werden kann. Außerdem wirkt das 17-Beta-Östradiol als Radikal-Fänger, es schützt also die Gewebe vor jenen oxidativen Veränderungen, die mit der Entstehung des Morbus Alzheimer in Zusammenhang gebracht werden. Die Neigung gewisser Menschen zu dieser schrecklichen Krankheit kann einerseits durch anamnestische Hinweise erhoben werden, andererseits aber auch durch eine Blutuntersuchung. Bei Alzheimer-gefährdeten Patientinnen ist nämlich eine gewisse Gen-Konstellation vorhanden, aus deren Anordnung auf eine Krankheitsgefährdung geschlossen werden kann. Die wissenschaftliche Gemeinde diskutiert also derzeit sehr engagiert darüber, ob man gefährdeten Frauen, ähnlich der Osteoporose-Prophylaxe – vorbeugend – Östrogene verabreichen soll. Vieles spricht dafür; ob man sich damit für einen Vorteil andere Nachteile erkauft, wird momentan noch geprüft.

Östrogene zur Prophylaxe des Morbus Alzheimer

> Die Wissenschaft diskutiert derzeit die Möglichkeit, Östrogene vorbeugend gegen Morbus Alzheimer einzusetzen

Drei Östrogen-Arten

Der Körper produziert also drei Östrogene, die zur Östrogen-Replacement-Therapie verwendet werden können:
- Das 17-Beta-Östradiol, das von den Eierstockzellen freigesetzt wird;
- die „konjugierten" Östrogene, die während der Schwangerschaft produziert werden; und
- das Östriol. Dieses kommt ebenfalls im weiblichen Organismus vor, zeichnet sich aber durch eine kurze Halbwertszeit aus. Das Östriol ist ein Abbauprodukt des Östradiols und wird daher sehr schnell weiterverarbeitet.

Diese drei Östrogene – allesamt im Eierstock produziert – kommen unterschiedlich zum Einsatz. Je nachdem, welche Beschwerden ein Östrogenmangel verursacht, werden sie spezifisch angewendet. Therapeutischer Hauptzweck ist es, zunächst jene Probleme zu beseitigen, die Krankheitswert haben. Beabsichtigter Nebenzweck ist es aber gleichzeitig auch, das Altern zahlreicher biologischer Systeme zu verlangsamen.

Die Östrogene wirken also therapeutisch und auch präventiv.

Das 17-Beta-Östradiol und die „konjugierten" Östrogene werden immer dann verwendet, wenn der *gesamte* weibliche Körper mit Östrogen versorgt werden soll. Die dritte Form dagegen, das Östriol, kommt dort zum Einsatz, wo nur *kurzfristige* Hormonwirkungen benötigt werden. Östriol wird also beispielsweise für die Haut, am Haarboden oder bei Blasenproblemen verwendet. Für welches Östrogen sich der Frauenarzt letztlich entscheidet, hängt von einer Reihe von klinischen Konstellationen ab.

Die Dosis macht das Östrogen zum Heilmittel oder Gift

Ein ganz besonders wichtiges Kriterium ist die Dosis. Wird dem Organismus zu wenig Östrogen angeboten, dann kann der erwünschte Effekt ausbleiben. Wird überdosiert, dann treten Nebenwirkungen – Brustspannen, Thrombosen oder Beklemmungszustände – auf. Das Geheimnis einer richtig durchgeführten Hormonersatztherapie ist also im wesentlichen die ausgewogene Dosierung.

Diese ist freilich von derart vielen, im vorhinein nicht immer richtig einschätzbaren Faktoren abhängig, daß sie oftmals nicht auf Anhieb gleich richtig getroffen wird. Wie bei anderen Hormonen auch wird man in der praktischen Östrogentherapie vorerst mit der geringsten Dosis beginnen. Der Arzt muß dann klinisch beobachten, ob – und wie sehr – der weibliche Organismus damit zufrieden ist. Werden die Beschwerden schon durch kleine Östrogenmengen eliminiert, dann erübrigen sich verständlicherweise höhere Dosen. Denn ein Zuviel an Hormonzufuhren schadet mehr als es nützt. Bessern sich die Mangelsymptome, ohne aber ganz zu verschwinden, dann kann die Östrogendosis der Befindlichkeit angepaßt – „kalibriert" – werden. Mithilfe der Patientin wird sich dabei der Arzt an der Auswirkung der verordneten Dosis orientieren. Denn wie bei jedem anderen Hormon ist auch bei einer Östrogenbehandlung das Befinden der Patientin von allen Tests der wichtigste.

Mit der geringsten Dosis beginnen

Die Dosis wird der Befindlichkeit der Patientin angepaßt

Der wichtigste – aber nicht der einzige. Wie etwa bei einer Schilddrüsenhormon- oder Cortisol-Ersatztherapie, sollte auch eine parallel durchgeführte Blutuntersuchung die richtige Östrogendosis bestätigen. Mit Hilfe der Blutwerte kann (und soll) die Dosis auch noch verfeinert werden.

Darüber hinaus können aber zusätzliche Tests erforderlich werden. Bei Osteoporose-gefährdeten Patientinnen darf etwa der Östrogenspiegel nicht zu niedrig liegen. Dieser Spiegel aber kann durch die Beurteilung der Befindlichkeit allein kaum bestimmt werden. In diesem Fall muß eine zusätzliche Hormonuntersuchung durchgeführt und vom Arzt ein neuer Dosiswert eruiert werden.

Zusätzliche Tests zur objektiven Kontrolle

Umgekehrt muß man natürlich zu hohe Östrogenspiegel vermeiden. Auch für diesen Fall wird ein ärztlicher Hormontest in Form einer Blutanalyse durchgeführt, der Auskunft über das im Blut

Eine Blutanalyse ... die Wirkung der Hormone

zirkulierende Östrogen geben kann. Eine Blutanalyse hat darüber hinaus eine nicht zu unterschätzende psychologische Wirkung. Frauen, die täglich Hormone zu sich nehmen, wollen schließlich wissen, was dieser Wirkstoff in ihrem Körper bewirkt, ob er innerhalb der physiologischen Norm liegt, oder ob er korrigiert werden muß. Eine Blutanalyse objektiviert die Wirkungsmechanismen und gibt der Patientin jene Sicherheit, die sie gerade bei Hormonbehandlungen fordert.

Der Hormonstatus muß richtig interpretiert werden

Die Interpretation eines Östrogenspiegels ist natürlich nicht ganz so einfach wie die Befundung des roten Blutbildes. So etwa muß das Zeitintervall zwischen Hormonzufuhr und Blutabnahme genau berücksichtigt werden. Aber genau dafür ist der Facharzt da, dessen klinisches Studium unter anderem auch darauf ausgerichtet ist, derart komplexe Zusammenhänge richtig zu erkennen. Um einen leichter analysierbaren Befund zu erhalten, sollten zwischen Hormonzufuhr und Blutabnahme etwa zwei Stunden liegen. Dieser Zeitraum erlaubt eine ziemlich genaue Beurteilung, ob das Östrogen dem Körper in ausreichendem oder in einem zu geringen Maß zur Verfügung gestellt wurde.

Hormon-Route

Neben der Wahl der Hormonart und der Dosierung ist auch die Route der Hormonzufuhr wichtig. Östrogene können ja als Tabletten, Pflaster, Cremes, aber auch über Injektionen und als Kristalle verabreicht werden. Nach bestimmten klinischen Konstellationen wird der Arzt entscheiden, welcher Applikationsform der Vorzug zu geben ist. Frauen, die an Migräne leiden, reagieren meist besser auf transdermale Östrogen-Systeme (also auf Salben). Bei einem hohen Cholesterinspiegel dagegen sind Östrogen-Tabletten optimal. Sie werden über den Verdauungstrakt aufgenommen und senken das Cholesterin. Bei einem zu hohen Triglyzeridspiegel wiederum sollte der Weg über die Leber gemieden werden – die Applikation auf die Haut wäre auch in diesem Fall die beste.

In diesem Zusammenhang noch ein ganz besonders heikles Problem: die monatliche Blutung. Viele Frauen wären gerne bereit, die Vorteile einer Östrogentherapie in Anspruch zu nehmen, würde sie die dadurch wiederkehrende Blutung nicht davon abhalten. Zahlreiche Patientinnen sind froh darüber, daß in der Menopause die Menstruation aussetzt und das damit verbundene monatliche Handling nicht mehr notwendig ist.

Die wiederauftretende Monatsblutung – der Preis für viele Vorteile

Dazu eine grundsätzliche Feststellung. Generell ist es nicht möglich, einer Patientin eine blutungsfreie Hormonsubstitution zu garantieren. Es existieren zwar Therapieschemata, die – unter ganz bestimmten und nicht immer zutreffenden – Voraussetzungen auch eine Hormonzufuhr ohne Entzugsblutungen ermöglichen, eine garantierte Blutungsfreiheit kann aber redlicherweise nicht versprochen werden.

Jedes Östrogen läßt bei einem gewissen Wirkstoffspiegel die Gebärmutterschleimhaut wachsen – sie muß daher abgestoßen werden. Die monatliche Blutung wird dabei von vielen Frauen subjektiv zwar als Belastung empfunden, objektiv ist sie aber gleichzeitig auch ein effizienter Schutz vor bösartigen Veränderungen der Gebärmutterschleimhaut. Wird die Schleimhaut monatlich abgestoßen, dann kann sie nicht krebsig entarten. Viele Frauen wissen gar nicht, daß eine Menstruation auch diese immense Schutzfunktion besitzt.

Die Monatsblutung schützt die Gebärmutter

In den meisten – zumindest in vielen – Fällen bewirkt eine Östrogen-Ersatztherapie in der Menopause eine Rückkehr der monatlichen Blutungen. Diese Tatsache muß mit der betroffenen Frau vor Beginn einer Hormonbehandlung genau durchdiskutiert werden. Letztlich ist es immer eine Güterabwägung, ob man für die Beseitigung schwerer menopausaler Probleme eine wiederauftretende Monatsblutung in Kauf nimmt oder nicht. Die Frau wird also selber entscheiden müssen, ob sie beispielsweise bereit ist, eine Harninkontinenz gegen eine neuerliche Monatsblutung einzutauschen.

Hormonpausen

Der Arzt muß – zur Erleichterung der Entscheidung – auch die Dauer der Hormonbehandlung zur Diskussion stellen. Diese braucht nur in den seltensten Fällen bis ans Lebensende ausgedehnt zu werden. Zumeist genügen einige wenige Jahre (manchmal auch nur Monate), um die Hormonausfallssymptome zu beheben. Im Rahmen dieser Therapie wird man also zweckmäßigerweise eine vierwöchige Pause einlegen, während der eine Wiederkehr von Beschwerden abgewartet werden sollte. Kehren sie tatsächlich zurück, sollte die Hormon-Ersatztherapie fortgesetzt werden. Bleiben die menopausalen Symptome aber aus oder wurden sie auf ein erträgliches Ausmaß reduziert, kann die Frau auf die Fortsetzung dieser Behandlung verzichten oder zumindest vorläufig verzichten, um sie dann wieder aufzunehmen, wenn Beschwerden es erfordern. Die Befindlichkeit des weiblichen Organismus sollte also das Maß sein, das über die Wiederaufnahme einer Therapie oder über deren endgültige Absetzung entscheidet.

Hineinhören!

Der Mensch unterschätzt oftmals die Fähigkeiten des Körpers, Entscheidungskriterien als Maßstäbe der Selbstbeurteilung zu akzeptieren. Die Evolution spielt sich in Jahrmillionen ab. In dieser Zeit hat unser Körper Strategien etabliert, die vor allem Gesundheit und Überleben garantieren. Daneben hat der Körper gelernt, Nachrichten auszusenden, was für ihn schädlich ist oder ihm guttut. Bedauerlicherweise hat der moderne Mensch schon wieder verlernt, in sich selbst hineinzuhören und jene Nachrichten zu interpretieren, die der Körper aussendet.

Es wäre daher äußerst hilfreich, wenn Frauen wieder öfter in ihren eigenen Körper hineinhorchten. Zumindest sollten sie lernen, gewisse Symptome zu erkennen, sie zu werten – und danach zu interpretieren. Sie bekämen dabei nämlich eine

Antwort auf die Frage, ob die Fortsetzung einer Hormonbehandlung sinnvoll ist oder nicht.

Die Progesteron-Replacement-Therapie

Das Gelbkörperhormon Progesteron – ein Gegenspieler des Östrogens – ist das zweite Hormon des weiblichen Körpers. Es wird, wie das Östrogen, vom Eierstock gebildet und zeichnet sich durch ein enormes Wirkungsspektrum aus.

Gelbkörperhormon, Progesteron – erfüllt viele Aufgaben im Körper und wirkt der Alterung entgegen

Es ist noch gar nicht so lange her, daß man glaubte, das Progesteron sei ausschließlich zur Erhaltung der Schwangerschaft und zur Regulierung der Menstruationsblutung wichtig. Aber auch bei diesem Produkt des Eierstockes mußte die Medizin in den vergangenen Jahren ihre Meinung ändern. Heute ist bekannt, daß diese chemische Verbindung bis tief hinein in die Altersforschung und Regenerationsmedizin wirkt. Das Progesteron kann Teile von Nervenzellen erneuern, den Kollagengehalt unserer Zellen regulieren und den Wasserhaushalt des Gewebes steuern. Außerdem übt es beruhigende Wirkungen auf das Gehirn aus – wo es übrigens den gleichen Effekt hat wie das handelsübliche Beruhigungsmittel Diazepam.

Verjüngungseffekt des Progesterons auf:
• Gehirn
• Beckenboden
• Venen

Verständlicherweise bereitet ein Progesteronmangel dem Körper jede Menge Probleme. Diese können bis zu einer Organeinschränkung beziehungsweise -unterfunktion führen – und damit den vorzeitigen Alterungsprozeß beschleunigen.

Die Wechseljahre beginnen jedenfalls immer mit einem Progesteronmangel. In den meisten Fällen ist im weiblichen Eierstock auch nicht das Östrogen, sondern das Progesteron defizitär. In der Folge macht sich dieser Mangel auch recht unan-

Die Menopause beginnt mit einem Mangel an Gelbkörperhormon

genehm bemerkbar. Es gibt unregelmäßige Blutungen, Vergrößerungen der Gebärmutter, aber auch Störungen, die zu einer übermäßig starken, ja sogar permanenten Menstruation führen können.

Derlei Beschwerden der Wechseljahre können heute routinemäßig behandelt werden. Das Gelbkörperhormon als Replacement-Therapie hat sich dabei seit Jahren bewährt – seine Verwendung gehört mittlerweile zu den selbstverständlichen Behandlungsarten.

Um den Monatszyklus zu stabilisieren und die Regelmäßigkeit der Blutung wiederherzustellen, muß das Gelbkörperhormon keineswegs täglich eingenommen werden. Es reicht, das Hormon dem Körper zehn Tage vor der zu erwartenden Regel als Tablette zuzuführen. In den meisten Fällen stellt sich danach der normale Monatszyklus wieder ein.

Das Gelbkörperhormon wird rasch verdaut

Das Progesteron hat allerdings einen gravierenden Nachteil: Es wird von den Verdauungssäften des Darmes und des Magens so rasch absorbiert, daß es seine Wirkung verfehlt. Lange Zeit war es – im Unterschied zum 17-Beta-Östradiol – auch nicht möglich, dieses Hormon als effizient wirksame Tablette herzustellen. Viel zu rasch wurde es im Verdauungstrakt zerstört. Die pharmakologische Forschung hat das Problem aber sehr rasch erkannt und Progesteron-verwandte Präparate entwickelt, die einem allzu raschen Abbau durch die Magensäfte widerstehen. Diese Produkte heißen Gestagene und können dem Körper als Tabletten zugeführt werden. Künstliche Progesteron-Abkömmlinge reichen für die Normalisierung des Menstruationszyklus völlig aus. Die Gebärmutterschleimhaut reagiert auf sie und beseitigt die Blutungsunregelmäßigkeiten.

Verabreichungsweg: Scheide

Daß diese künstlichen Gebärmutterhormone als Tablette aufgenommen werden können, ist zweifellos ein großer Vorteil. Es gibt allerdings auch einen genau so großen Nachteil: Die Gestagene beseitigen nur ein Problem des Gelbkörpermangels, nämlich die unregelmäßige Blutung. Andere Defizit-Symptome sprechen auf diese synthetischen Hormonpräparate nicht immer an. Sie verlangen das reine – vom Eierstock gebildete – Progesteron, und das muß dem Organismus über einen Umweg angeboten werden.

Dieser Umweg ist die weibliche Scheide. Führt man dem weiblichen Organismus biologisch reines Progesteron über die Vagina zu, dann wird es nicht verdaut, sondern resorbiert. Das ist so, als würde es direkt aus dem Eierstock kommen, wo es ja unter normalen Verhältnissen auch hergestellt wird.

Dieses biologisch reine Progesteron zeigt also eine besondere Anwendungserschwernis. Es gibt daher auch viele Frauen, die es ablehnen, das Progesteron durch die Scheide aufzunehmen. Diese Verweigerung ist zwar psychologisch durchaus verständlich, in vielen Fällen aber nicht wirklich sinnvoll. Die Route über die Scheide hat nämlich bei bestimmten Hormonbeschwerden jenen Wirkungsvorteil, den künstliche Gestagene meist nicht erreichen können.

So leiden etwa viele Frauen unmittelbar vor ihrer Regel unter einem Wasserstau. Dieses Leiden ist die ganz typische Folge eines Gelbkörpermangels. Mit Hormontabletten läßt sich dieses Symptom kaum beseitigen. Aber Progesteron als Vaginalzäpfchen (200–400 mg), zehn Tage vor der erwarteten Menstruation am Abend in die Scheide eingeführt, kann viele Frauen vor dem unangenehmen Wasserstau schützen.

Wasserstau

Für diese Wasserakkumulierung im Gewebe ist übrigens das Aldosteron verantwortlich – ein Hormon der Nebenniere. Diesem Aldosteron wirkt das Progesteron erstaunlich effizient entgegen. Viele Internisten und Kardiologen verschreiben gegen Wasserausschwemmung Aldactone (oder ähnliche Präparate) – ein Medikament, das aus dem Progesteron entwickelt wurde. Das Gelbkörperhormon hat eine diuretische (wasserfördernde) Wirkung –

und die wird zugunsten wasseranfälliger Patienten therapeutisch angewendet.

Migräne – Verstimmungen

Viele Frauen klagen über prämenstruelle Migräne oder über schwere Verstimmungen unmittelbar vor der Regel. In einigen Fällen beseitigt eine Östrogen-Ersatztherapie Migräne oder Verstimmung, meist aber nicht beides. In anderen Fällen wiederum bewirken Östrogene keinen der erhofften Effekte. Über Gehirnenzyme sind Östrogene zwar stimmungsaufhellend, aber sie haben nicht die beruhigende, Wirkung des reinen Progesterons. Klagt also eine Patientin in der Menopause trotz Östrogen-Zufuhr über depressive Verstimmung, bietet sich das Gelbkörperhormon in Form eines reinen intravaginalen Progesterons als Alternativtherapie an. In der Nervenheilkunde werden Diazepame – künstliche Verbindungen mit beruhigender Wirkung – als Psychopharmaka eingesetzt. Depressive Frauen können auf natürliche Wirkmittel zurückgreifen: Das Progesteron ist nichts anderes als das natürliche Valium des weiblichen Organismus. Hervorragende Erfolge durch die Anwendung des reinen Progesterons stellen sich auch bei der Migräne ein. Bei Depressionen und Migräne wird übrigens die Kooperation mit dem Neurologen bzw. dem Psychosomatiker empfohlen.

Progesteron beruhigt

Verschiedene Formen der Progesteronzufuhr:
• Tabletten
• Salben
• Zäpfchen

Brustschmerzen

Warum Frauen unter Brustschmerzen leiden, ist wissenschaftlich nicht ganz geklärt. Bekannt ist, daß Brustspannen das Symptom eines Progesteronmangels sein kann. Wie die Zufuhr des Gelbkörperhormons die Schmerzen tatsächlich reduziert, bedarf noch weiterer Forschungen.

Wahrscheinlich sind Spannungszustände in der Brust Folgen einer Östrogen-bedingten Gefäßerweiterung. Östrogene können ja Blut-, wahrscheinlich auch Lymphgefäße erweitern, was – möglicherweise – die Schmerzen bedingt. Es steht aber fest, daß das Progesteron nicht nur in der Gebärmutter dem Östrogen entgegenwirkt, sondern auch in anderen Körpersystemen.

Das erklärt möglicherweise auch, warum das Gelbkörperhormon auf die spannende Brust eine lindernde Wirkung ausüben kann. Allerdings braucht das Progesteron dabei nicht als Tablette (als künstliches Gestagen) oder als Zäpfchen zugeführt zu werden, zur Therapie reicht vielmehr ein Progesteron-Gel. Dieses wird zweimal täglich auf die Brust aufgetragen, und bei den meisten Frauen sind die Beschwerden beseitigt. Die Mastodynie (Brustschmerzen) verschwindet wahrscheinlich durch einen kontraproduktiven Effekt. Das Östrogen verursacht die Schmerzen durch Gefäßerweiterungen; das Progesteron neutralisiert die Östrogen-Wirkung wieder. Die lokale Applikation als Gel wirkt somit hormonell schmerzlindernd. Durch Beta-Karotin oder durch Vitamin E können die Therapieeffekte verstärkt werden.

Gelbkörperhormon lindert Spannen der Brust

Was bei der Brust nützt, kann in vielen Fällen bei Venenproblemen nicht schaden. Manche Frauen produzieren wegen Hormonstörungen zu viel Östrogen. Andere wiederum klagen während einer Östrogen-Ersatztherapie nach der Hormoneinnahme über Venenprobleme. Und bei allen diesen Patientinnen erweitert wahrscheinlich der Östrogenüberschuß die Blutgefäße – somit auch die Venen.

Venenprobleme sind Hormonprobleme

In der fachärztlichen Praxis hat sich nun herausgestellt, daß mit dem Progesterongelee, das auf die schmerzende Brust aufgetragen wird, auch die Venenbeschwerden in den Beinen beseitigt werden können. Viele Frauen meinen, daß Venenschmerzen schon Symptome von Thrombosen sind. In einigen Fällen besteht diese Befürchtung zurecht, in den meisten aber nicht. Fast immer aber sind

Frauen sehr erleichtert, wenn ihre Venenbeschwerden eliminiert sind. Jedenfalls steigt durch die Beseitigung eines lokalen Leidens die generelle Akzeptanz einer Hormonersatztherapie.

Hormonelles Gleichgewicht

Yin/Yang – dieser Mechanismus aus der fernöstlichen Philosophie ist auch in der Schulmedizin seit langem bekannt. Der Gynäkologe kennt das ausgewogene Verhältnis zwischen Östrogen und Progesteron in der Gebärmutter ganz genau. Schlägt das Hormonpendel in eine Richtung mehr aus, stellen sich prompt die Beschwerden ein. Wird das hormonelle Gleichgewicht wieder hergestellt, ist es meist auch mit den Beschwerden wieder vorbei.

Yin/Yang: Dieser Grundsatz signalisiert Gleichgewicht. Nicht nur bei den Hormonen, sondern – wie neue wissenschaftliche Erkenntnisse zeigen – auch bei anderen Organen des Körpers. Das Blutgefäßsystem beispielsweise, eine der wichtigen Kommunikationseinheiten des Menschen, wird durch Östrogene erweitert und – zumindest im arteriellen Teil – durch das Progesteron wieder verengt.

Progesteron und Körpergewicht

Auch auf das Gewicht kann das Gelbkörperhormon einen – wenngleich wissenschaftlich noch nicht ganz abgeklärten – Einfluß ausüben. Dessen Reduktion vollzieht sich über den Flüssigkeitshaushalt: Östrogen-bedingt kommt es zum Wasserstau; Progesteron-bedingt sollte eine Harn-ausscheidende Wirkung eintreten. Wird bei einer Hormontherapie nicht auf die Ausgewogenheit von Östrogen und Progesteron geachtet, kann es z.B. durch einen relativen Mangel an Progesteron zum Ansteigen des Körpergewichtes um einige Kilogramm kommen.

Für viele Frauen ist aber diese Gewichtszunahme nicht akzeptabel – sie beenden daher ihre Behandlung vorzeitig. In der Folge kommt es dann wieder zu Hormonbeschwerden, derentwegen eine Ersatztherapie ja begonnen wurde. Das Körpersystem ist somit aus dem Gleichgewicht geraten. Das Problem wandert im Kreis: Beschwerden – Hormontherapie – Gewichtszunahme – Therapieabbruch – Beschwerden. Alles das muß nicht sein. Bemerken nämlich Frauen unter Östrogen-Zufuhr eine auf einen Wasserstau zurückzuführende Gewichtszunahme, dann ist die Anwendung von reinem, intravaginal zu verwendendem Progesteron sinnvoll. Dadurch wird die angestaute Flüssigkeit eliminiert, das Körpergewicht sinkt und die Östrogentherapie kann problemlos fortgesetzt werden.

In der Theorie klingt diese Hormonstrategie möglicherweise recht beängstigend. Unter fachärztlicher Anleitung kann sie in der Praxis aber relativ problemlos – und fast immer sehr erfolgreich – bewältigt werden.

Ein typisches Alterungssymptom ist die Blasensenkung. Bis vor einigen Jahren war deren Reparatur fast ausschließlich Domäne des Östrogens. Neuerdings kommt bei diesen Beschwerden aber auch dem intravaginal verabreichten Progesteron große Bedeutung zu.

Blasensenkung

Leichte Formen des durch eine Blasensenkung bedingten Harnverlustes können tatsächlich durch ein lokal angewandtes Östrogen behoben werden. Östrogen stimuliert die Kollagensynthese – es stabilisiert damit die Blase im Verband des Beckenbodens. Die Neubildung des Kollagens kann man auch im Alter durch Östrogene verbessern. Neueste wissenschaftliche Erkenntnisse zeigen aber, daß im Alter nicht nur die Neubildung des Kollagens schwächer wird, sondern auch der Kollagenabbau steigt. Dieser Abbau bewirkt eine Schwäche bei zahlreichen Strukturen – darunter auch des Beckenbodens. Die Scheidensenkung ist damit nicht nur eine Folge des zu schwach gebildeten Stützgewebes, sondern die zusätzliche Konsequenz seines gesteigerten Abbaues. Diesem Alterungsfaktor wirkt nun das Progesteron entgegen. Nach den

Progesteron schützt vor Kollagenabbau

bisher gewonnenen Erkenntnissen scheint das Progesteron diesen Abbau zu bremsen. Jene biologischen Scheren, die das Kollagen zerschneiden, werden durch das Progesteron in Schach gehalten. Sinkt das Gelbkörperhormon ab, wie das unmittelbar vor den Wechseljahren geschieht, oder besteht ein chronisches Defizit, wie das in der Postmenopause der Fall ist, dann steigt die Aktivität dieser Enzyme. Die bindegewebigen Stützstrukturen werden sozusagen „verdaut" und es zeigen sich die typischen Schwächesymptome – wie die einer Scheidensenkung.

Klinisch wird derzeit – und das mit sehr erfolgversprechenden Resultaten – der Einsatz von Progesteron, aber auch von männlichen Hormonen erprobt. Sie stärken, so die bisherigen Forschungsresultate, diese kollagenreichen Strukturen und behindern den (vorzeitigen) Alterungsprozeß.

Haut

Auch das Kollagen der Haut – ebenfalls eine Stützstruktur – wird von den gleichen biochemischen Scheren verdaut. Sogenannte Kollagenasen greifen die mittlere Hautschicht an und zerstören dort die Kollagenstrukturen. Wird die Haut zusätzlich durch Nikotin, UV-Strahlung oder starke Temperaturschwankungen belastet, so arbeiten die zerstörenden biochemischen Scheren in verstärktem Ausmaß. Das Unterhautbindegewebe wird quasi total aufgefressen – es kann nicht mehr in ausreichendem Maß nachgebildet werden. In den USA wird daher das Progesteron in seiner reinen, natürlichen Form bereits als Kosmetikum eingestuft. Als Creme kann es topisch aufgetragen werden. Wenn die Berichte stimmen, die darüber veröffentlicht werden, kann die Creme den Kollagenverlust bremsen. Die wissenschaftlichen Untersuchungen über diese Progesteron-Wirkung sind aber noch nicht abgeschlossen. Einmal mehr beweist aber auch diese Anwendung die Vielseitigkeit des Gelbkörperhormons.

Progesteron – ein Kosmetikum

Die Androgen-Replacement-Therapie

Der weibliche Eierstock produziert nicht nur Östrogen und Progesteron, sondern auch Androgene; das sind bislang als ausschließlich männliche Hormone beschriebene Substanzen (Den Sportlern, v. a. den Bodybuildern auch als Aufbaustoffe bekannt).

Androgene, Testosteron

Das Vorhandensein der männlichen Hormone im weiblichen Organismus wurde in der Hormontherapie bisher zu wenig beachtet, obwohl die Konzentration der Androgene im weiblichen Körper zehnmal höher ist als die des Östrogens. Warum dies so ist, ist eigentlich nicht wirklich nachvollziehbar. Es ist aber eine Tatsache, daß sich die Hormon-Ersatztherapien in erster Linie auf Östrogen und Progesteron konzentriert haben. Um das Testosteron, das dritte vom Eierstock produzierte Hormon, hat sich die Medizin erstaunlicherweise die längste Zeit kaum gekümmert.

Warum braucht der weibliche Körper eigentlich männliche Hormone?

Männliche Hormone für die Frau

Aus zwei Gründen: Einerseits sind sie Ausgangsprodukte für Östrogene (die sich aus den Androgenen ableiten); andererseits haben die männlichen Hormone im Organismus der Frau beachtliche Aufgaben zu erfüllen. Sie regulieren nämlich die Libido, den Bindegewebsumbau, die Fettverteilung und das Körpergewicht. Sind die männlichen Hormone defizitär, können ebensolche Probleme entstehen wie bei Mangel an Östrogenen und Progesteron.

Der Aufgabenkreis der Androgene zeigt, wie wichtig sie für das Wohlbefinden der Frauen sind. Aber ihre medizinische Anwendung erfordert ein großes Maß an Sensibilität und ärztlicher Erfahrung.

Im weiblichen Körper wurden die männlichen Hormone übersehen

Das Hauptproblem bei diesem Wirkstoff ist seine richtige Dosierung. Tatsächlich kann ein Zuviel an männlichen Hormonen unangenehme Veränderungen an der Haut (vor allem Unreinheiten), aber auch ein unkontrolliertes Haarwachstum bewirken. Bleibt man hingegen genau im richtigen Dosierungsbereich, treten diese Probleme nicht auf. „Richtig" ist die Dosierung dann, wenn man dem Körper der Frau nur soviele männliche Hormone zuführt, wie ihm fehlen. Überschreitet die Dosierung diesen „natürlichen Bereich" nicht, kommt es auch zu keinen unbeabsichtigten und unerwünschten Nebenwirkungen.

Männliche Hormone wurden lange Zeit vernachlässigt

Früher riet die Wissenschaft, die männlichen Hormone am besten überhaupt nicht anzurühren. Heute dagegen wird ein sorgsamer Umgang mit Androgenen durchaus empfohlen. Meinungsänderungen innerhalb der wissenschaftlichen Gemeinde sind nicht unüblich. In früheren Jahren wurde etwa den Blutfetten ja auch eine fast hysterische Aufmerksamkeit gewidmet. Heute mißt man ihnen hingegen nicht mehr ganz jene Bedeutung bei, die sie noch vor zehn Jahren hatten. Der Grund für diesen Meinungsumschwung liegt im erweiterten Erkenntnisprozeß über die hormonellen Zusammenhänge. Sind beispielsweise Östrogene in richtiger Menge im menschlichen Organismus präsent, aber auch männliche Hormone in ausreichendem Ausmaß, dann wird durch die Interaktion zwischen den beiden Wirkstoffen ein kleines, vertretbares Ungleichgewicht in den Blutfetten wieder kompensiert.

Womit ganz nebenbei erwähnt sei, daß Androgene auch im Blutfetthaushalt eine Rolle spielen.

Libidoverlust

Haupttherapiebereich der männlichen Hormone ist der Libidoverlust. Gleichzeitig ist diese therapeutische Richtung aber nicht ungefährlich – zumal denkmögliche Fehldiagnosen eine falsche Therapie provozieren können. Bei Behandlung des Libidoverlustes mit männlichen Hormonen ist zunächst allergrößte Vorsicht geboten. Nicht aus Angst vor einer Überdosierung, sondern aus der Möglichkeit einer falschen Indikation. Der Libidoverlust kann nämlich viele Ursachen haben – meist

ist das Fehlen männlicher Hormone gar nicht dessen Hauptursache. Die liegt in sehr vielen Fällen im partnerschaftlichen, zwischenmenschlichen Bereich. Wenn sich zwei Partner derart auseinandergelebt haben, daß beidseitig kein sexuelles Interesse mehr besteht, dann kann eine Hormonsubstitution verständlicherweise auch keine Wunder bewirken. Der hormonell bedingte Verlust der sexuellen Begehrlichkeit muß daher exakt erhoben werden. So etwa berichten viele Frauen, daß sie eine harmonische und glückliche Beziehung haben, aber trotzdem – plötzlich, von einem Monat zum nächsten – eine fast übermäßige Aversion gegen jede Art von Sexualität entwickeln. Fällt diese mentale Meinungsveränderung mit einer Hormonänderung zusammen, wobei ein veränderter Testosteron-Spiegel im Blut ganz einfach zu objektivieren ist, dann kann das fehlende männliche Hormon tatsächlich dafür verantwortlich gemacht werden.

Sexualität im Alter

In diesem Fall empfiehlt sich eine Androgen-Ersatztherapie.

Testosteron wird auf drei Arten zugeführt: als Salbe, als Vaginalsuppositorium (Scheidenzäpfchen) oder in Tablettenform. Ehe man jedoch an eine Androgen-Substitution denkt, sollte die Patientin jene Vorgänge überdenken, die sich in ihrem Körper zu bestimmten Zeiten abspielen:

Hormon-Zufuhr, Zyklusabstimmung

Zunächst steigt im normalen Zyklus der Frau der Testosteronspiegel kurz an. Dies passiert in der Zyklusmitte während der sogenannten Ovulation (dem Eisprung). Das Testosteron kann in dieser Phase bis zum Fünffachen des Normalwertes steigen.

Das Grundprinzip einer Hormonersatztherapie ist generell die Imitation der Natur. Dieser Grundsatz rechtfertigt, daß eine kurzfristige Androgen-Zufuhr auch in der Postmenopause sinnvoll ist. Bei einer voll geschlechtsfähigen Frau ist der Androgen-Spiegel während des Eisprunges nur einige wenige Tage erhöht. Im Rahmen einer Substitutionstherapie kann das Testosteron somit sieben Tage lang verabreicht werden. Dabei können 20 mg Testosteron-Propionat als Vaginalsuppositorien in ähnlicher Weise verwendet werden wie die Progesteron-Zäpfchen.

Androgenzufuhr

Im Ablauf wird aber die Hormonersatztherapie nun etwas kompliziert:
- Das Östrogen muß, dem natürlichen Zyklus entsprechend, kontinuierlich in Form einer täglichen Tablette eingenommen werden.
- Das Progesteron soll in den letzten zehn Tagen des Monats zusätzlich angewendet werden (um dem Östrogen entgegenzuwirken und die Gebärmutterschleimhaut abzustoßen).
- Und dazu kommt nun auch noch der Androgen-Ersatz. Der sollte sieben Tage lang – als intravaginales Zäpfchen appliziert – vor der Gelbkörperzufuhr erfolgen.

Diese – zugegeben etwas komplizierte – Art des Hormonersatzmanagements hat den Vorteil, daß sie ziemlich genau der Physiologie des weiblichen Zyklus entspricht. Der Grundsatz – „Imitation der Natur" – wird dabei voll gewahrt.

Es gibt auch eine einfachere Methode

Vielen Frauen ist diese Art der Therapie freilich viel zu kompliziert. Sie verlangen eine einfachere Methode. Und die ergibt sich durch eine orale Androgen-Zufuhr. Zwei- bis dreimal pro Woche kann dabei ein Testosteron-Abkömmling in Tablettenform konsumiert und so der Fehlbedarf an männlichen Hormonen aufgefüllt werden. Diese Zufuhr entspricht zwar nicht ganz der Zyklus-Physiologie, sie ist aber dafür einfacher zu handhaben.

Generell sollte freilich diskutiert werden, ob einer Patientin der simultane Gebrauch gleich dreier Hormone nicht unpraktikabel erscheint.

Dafür hat jeder Arzt sicher Verständnis. Er wird daher auf die Güterabwägung hinweisen: Ist der Libidoverlust für die betroffene Frau ein wirklich großes Problem, so wird sie zusätzlich zur normalen Östrogen-Gestagen-Therapie auch noch die Androgen-Zufuhr akzeptieren. Und sei es nur als kleineres Übel. Sind aber Frauen bereit, den Libidoverlust als Kompromiß in Kauf zu nehmen, dann können sie auch auf die Testosteron-Ersatztherapie verzichten. Sie tauschen damit eine komplizierte Therapieorganisation gegen den Verlust des sexuellen Begehrens ein.

> Bei Bindegewebsschwächen empfiehlt sich die Androgensalbe

In Großbritannien wird eine sehr einfache Form der Östrogen-Androgen-Substitution angewandt: die Kristall-Therapie. Beide Hormone werden als Kristalle unter die Haut implantiert, was eine langandauernde Hormonabgabe garantiert. Durch diese ungewöhnliche Form der Versorgung, die freilich nur Frauen ohne Gebärmutter zu empfehlen ist, erhält der Körper monatelang ausreichend Östrogen und Testosteron. Die tägliche Pilleneinnahme fällt mit dieser Methode völlig weg, die Patientin braucht sich um das tägliche Hormonmanagement nicht mehr zu kümmern. Die Implantatmethode ist einfach und praktikabel, in dieser Form als Ersatztherapie sicherlich ein Vorteil. Patientinnen berichten außerdem, daß diese Behandlungsweise günstige Auswirkungen auf Haut, Gewebe, Muskeln und Stimmung hat. Soweit es hormonell bedingt ist, wird sogar das Libidoproblem beseitigt.

Kristalle

Allerdings gibt es einen nicht zu unterschätzenden Nachteil: die Dosis-Spitze. Implantiert man nämlich die Kristalle unter die Haut, geben sie an den Körper zunächst eine hohe Hormonmenge ab. Mit diesem Spiegel muß die Frau ja schließlich sechs bis neun Monate das Auslangen finden. Nach einigen wenigen Monaten verflacht sich allerdings das Hormonpotential, der Östrogenspiegel fällt ab. Und genau dieser „Abfall" wird von manchen Patientinnen schon als „echtes" Defizit empfunden.

Androgene und Östrogene als Kristalle unter der Haut

Mißt man den Hormonspiegel nach, stellt sich heraus, daß zwar die Hormone in ausreichender Menge vorhanden, aber im Vergleich zur Zeit unmittelbar nach der Implantation relativ zu wenig sind. Was den Frauen Probleme macht, ist der „Abfall" der Konzentration – die „Verdünnung". In diesem Zustand kann es passieren, daß typische Wechselbeschwerden auftreten, obwohl im Organismus noch ausreichend hohe Hormondosen vorhanden sind.

Stoffwechsel, Blutfette

Das Testosteron moduliert auch mehrere Stoffwechselvorgänge unseres Körpers, die über die Verwertung von Zucker und Fett und über die Bildung neuer Aminosäuren entscheiden. Diese „metabolischen" Hormonwirkungen wurden in der Vergangenheit ebenfalls viel zu wenig gewürdigt.

Schwimmreifenförmiger Fettansatz

Da gibt es beispielsweise eine Krankheit, bei der sich um die mittlere Körperregion ein schwimmreifenförmiger Fettansatz – die „abdominale Adipositas" – bildet, der weder durch Sport noch durch Diät in Griff zu bekommen ist. Auch für diese Form der Gewichtsproblematik ist ein Testosteronmangel mitverantwortlich. In den körpermittigen Fettzellen sind Triglyzeride gespeichert, die über das Streßhormon Adrenalin mobilisiert werden. Diese Fettansammlung entsteht aus einer Systemabnormalität. Steigt nämlich im Stress oder beim Sport der Bedarf an Ressourcen, benötigt also der Körper viel Energie, dann löst üblicherweise das Adrenalin das Fett aus den Zellen heraus und wandelt dieses in die erforderliche Energie um. Dabei wirken die männlichen Hormone wie eine Art Türöffner: Das Testosteron „öffnet" die Fettzellen für das Adrenalin und erlaubt dabei dem Regulatorhormon der Nebenniere – dem Adrenalin – den Zugang. Fehlt das männliche Hormon, kann trotz enormen Bedarfes die Tür nicht geöffnet, also das Fett nicht mobilisiert werden. Ist es zwar vorhanden, aber nur in zu geringer Menge, dann läßt sich die Tür nur einen Spaltbreit öffnen und der Fettbauch nur in geringem Ausmaß abbauen. Das erklärt, warum bei

Testosteronmangel das Gewichtsproblem nicht in Griff zu bekommen ist.

In vielen Fällen hilft dabei die Androgen-Zufuhr mittels Tabletten. Wird ein Testosteron-Abkömmling zwei- oder dreimal pro Woche eingenommen, können die Fettzellen meist so ausreichend mobilisiert werden, daß der Fettabbau im Bauchbereich wieder in Gang kommt. Besteht beim Patienten nur dieses eine Hormonproblem, dann ist eine orale Androgen-Zufuhr (also die Einnahme der Androgene als Tabletten) aber nicht unbedingt erforderlich. Schließlich braucht ja nicht gleich der ganze Körper mit männlichen Hormonen überschwemmt zu werden, wenn lediglich der Bauch zu groß ist. Genauso wie das Östriadiol oder das Progesteron, kann auch das Testosteron in Salbenform auf die betroffenen Regionen des Körpers aufgetragen werden. Das im Gelee enthaltene Testosteron diffundiert dabei durch die Haut und öffnet die Fettzellen für das Adrenalin – und schon kann der Fettabbau beginnen.

Androgene mobilisieren Fett

Da Gymnastik und körperliche Aktivitäten Adrenalin freisetzen, ist es sinnvoll, diese energieverzehrenden Tätigkeiten mit einer Hormonbehandlung zu kombinieren. Dabei wird unmittelbar vor dem Training eine Androgen-Salbe auf den Bauch aufgebracht, so kommen noch weitere Vorgänge in Schwung. Die mobilisierten Fettsäuren müssen abtransportiert und den Mitochondrien – den Kraftwerken der Zellen – zugeführt werden. Um diesen Transportweg zu verbessern, hat sich die zusätzliche Einnahme von Carnitin bewährt. Diese Verbindung dient dabei den Fettzellen als Carrier – also als Lotse – und als Begleiter zu den Mitochondrien. Dort werden sie „verbrannt" und dabei in Energie umgewandelt.

Carnitin

Die durch die Androgen-Salbe ausgelöste Fettvernichtung wirkt übrigens erstaunlich effizient. Zu effizient sogar. Denn viele Frauen bemerken recht schnell den erfreulichen Erfolg dieser Hormonbehandlung. Um nun den Fettabbau zu beschleuni-

Androgen-Überdosierung

gen, erhöhen sie eigenmächtig die Salbendosis. Das führt meist zu keinem spektakulären Mehrerfolg, wohl aber zu einer möglichen Überdosierung. Diese Frauen haben dann zwar weniger Bauch, aber dafür umso mehr männliche Hormone im Körper. Ob eine Frau mit tiefer Stimme und plötzlich keimendem Bartansatz zufrieden sein wird, darf bezweifelt werden. Dieser Gefahr einer Überdosierung mit einer Androgen-Salbe ist daher rechtzeitig zu begegnen.

Cellulite

Wobei dieser Gefahrenhinweis schlüssigerweise zum nächsten Thema – Cellulite – überleitet. Zweifellos ist die Stärkung des Bindegewebes eine weitere Indikation der Hormonersatztherapie. Die Architektur dieses Gewebes ist hormonabhängig. Unter dem Einfluß der männlichen Hormone wird nämlich das subkutane Fett (Unterhautfettgewebe) besser verpackt – das bekannte „Matratzen-Phänomen", eine unangenehme Folge eines Androgen-Mangels am Oberschenkel mancher Frauen, verschwindet. Fehlen diese Hormone, dann kann durch topische (örtliche) Zufuhr das Bindegewebe gestärkt und die Cellulite zumindest partiell verbessert werden. Auch hier muß mit Vorsicht und Verantwortung ans Werk gegangen werden. Denn durch eine Überdosierung können Maskulinisierungserscheinungen, also „Vermännlichungen", ausgelöst werden. Vor allem sind das unreine Haut oder Kopfhaarausfall; manchmal auch beides. Diese Probleme kommen aber nicht über Nacht – sie kündigen sich langsam und zaghaft an. Unreine Haut ist das erste Symptom dieser Überdosierung – sozusagen das Warnsignal. In diesem Fall muß die betroffene Frau sofort zum Facharzt. Der wird die Dosis reduzieren oder empfehlen, eine Therapiepause von einigen Tagen einzulegen. In dieser Zeit beruhigt sich der Hormonspiegel – die durch Überdosierung ausgelösten Symptome verschwinden wieder.

Matratzen-Phänomen

Falsche Dosierungen werden freilich nicht immer von Frauen selbst mutwillig eingesetzt (um etwa irgendwelche Wirkungen zu beschleunigen). Manchmal passieren sie unbeabsichtigt – was in der Anwendungsform begründet ist. Die Androgen-Zufuhr über die Haut ist nämlich, weil Salben ja eine diffuse Dosierungsform darstellen, wirklich nicht ganz einfach überschaubar. Tabletten haben eine standardisierte Dosierung in einer festen Form – ihre Dosis ist also eindeutig vorgegeben. Salben dagegen können dick oder dünn aufgetragen, weggeschwitzt (Sport) oder wegbefördert (Kleidung, Bad) werden. Zu Beginn einer Androgen-Therapie ist es daher sinnvoll, die Dosis des resorbierten Androgens zu überprüfen. Der Arzt wird nach einigen Tagen eine Blutuntersuchung vornehmen und dabei sicherstellen, daß die männlichen Hormone nicht in zu hoher Konzentration resorbiert werden – daß die zugeführte Dosis also optimal ist.

Ob das Testosteron auch noch bei anderen Erkrankungen erfolgreich eingesetzt werden kann, ist derzeit noch Anlaß wissenschaftlicher Studien. Männer erkranken nämlich wesentlich seltener an Autoimmunerkrankungen wie Lupus erythematodes (Hauterkrankung) oder rheumatoider Arthritis. Dies ist möglicherweise auf die Existenz der männlichen Hormone zurückzuführen. Derzeit wird geprüft, ob bei diesen Krankheiten Frauen dadurch besser geholfen werden könnte, wenn ihnen diese männlichen Hormone verstärkt zugeführt werden.

Schilddrüsenhormon-Replacement

Mit den diversen Hormonersatztherapien konnte die Frauenheilkunde in den vergangenen Jahren stolze Erfolge erzielen. Die Methode der Substitution lehnt sich mit natürlichen Wirkstoffen an die Natur an – wissenschaftlich ist sie dadurch absolut unbestritten. Im Gegensatz etwa zur Gentechnologie ist das Hormonreplacement ideologisch wegen der Natürlichkeit der richtig ange-

Falsche Dosierungen

Immunerkrankungen

Schilddrüsenhormone T3 und T4

wandten Methode weitgehend außer Diskussion. Frauen, die unter hormonellen Defiziten leiden, sind gerne bereit, ihren Hormonspiegel auszugleichen, wenn sie dafür gefahrlos von ihren Beschwerden befreit werden.

Die Hormonersatztherapie ist zweifellos ein richtiger Weg, den die Gynäkologie in der Vergangenheit beschritten hat. Verständlicherweise hat sich die Frauenheilkunde hauptsächlich auf die Sexualsteroide des Eierstocks konzentriert, weil ihnen die Wissenschaft viele spektakuläre Erfolge verdankt. Die Erforschung des altersbedingten Defizits und dessen Ausgleich sind sicher ein nicht unwesentlicher Teil der medizinischen Fortschrittsgeschichte.

Im Taumel dieser Erfolge geriet allerdings die Erkenntnis etwas ins Hintertreffen, daß im Laufe des Alterungsprozesses auch andere Drüsen des Körpers in Mitleidenschaft gezogen werden und daraus entsprechende Beschwerden entstehen können.

Die Schilddrüse erzeugt das Thyroxin (Tetraiodthyronin, T_4). Dieses wird in zahlreichen Organen des Körpers in Triiodthyronin, T_3 umgewandelt. Dieses T_3 ist jene biologisch aktive Verbindung, die letztlich den Energiehaushalt fast aller Organe reguliert.

Männer

Vor allem Männer sind davon betroffen, daß im Alter die Aktivität der Schilddrüse abnimmt und das Schilddrüsenhormon T_3 defizitär wird. Ab dem 60. Lebensjahr kann bei männlichen Patienten dieses T_3 empfindlich weniger werden – immerhin findet man bei fast 25% älterer Menschen reduzierte T_3-Werte.

Vor allem Männer sind ab dem 60. Lebensjahr davon betroffen, daß das in der Schilddrüse gebildete Thyroxin nicht mehr in dem Ausmaß in die aktive Form, das Triiodthyronin, umgewandelt werden kann, wie dies bis dahin möglich war. Der Energiehaushalt ist damit empfindlich gestört. Es kommt zu Müdigkeit, Abgeschlagenheit, verlangsamten Reaktionen und ungewöhnlicher Gewichtszunahme. Aber auch extrem trockene Haut und Haarausfall können Symptome eines Defizits an Schilddrüsenhormon sein.

Die Symptome sind sehr ähnlich denen bei Mangel an spezifisch weiblichen und männlichen Hormonen. Daher ist es ratsam, vor Beginn einer Hormonersatztherapie mit Östrogenen und Progesteron und/oder Testosteron, die Funktion der Schilddrüse zu überprüfen. Sollte sich dabei herausstellen, daß die Beschwerden vorwiegend durch eine Störung der Schilddrüsenfunktion hervorgerufen werden, wird man natürlich den Internisten aufsuchen, der die Substitution des fehlenden Hormons entsprechend der Symptomatik und der Blutbefunde gestaltet.

Schilddrüsenhormon-Ersatztherapie

Treten also bei älteren Männern solche Symptome auf, sollte der Gang zum Internisten nicht gescheut werden. Meist mit einer Tablettentherapie können viele dieser Schilddrüsenprobleme relativ einfach behoben werden. Diagnostiziert wird der Mangel durch eine Blutuntersuchung.

Die DHEA-Replacement-Therapie

Von allen menschlichen Hormonen erreicht das Dehydroepiandrosteron (DHEA) – das Antistress-Hormon des Körpers – im Blut die höchste Konzentration. Es wird in der Nebenniere produziert und nimmt – ähnlich wie das Wachstumshormon und das Melatonin – im Alter ab. Die höchsten Konzentrationen erreicht es um das 20. Lebensjahr; nach dem 50. Lebensjahr sinkt es auf ein Drittel der Jugendwerte ab. Lange Zeit war es wissenschaftlich unklar, ob dieses Altersdefizit die Folge oder die Ursache des feststellbaren Alterungsprozesses ist. Inzwischen herrscht die Meinung vor, daß der DHEA-Mangel die Altersbeschwerden hervorruft.

Antistress-Hormon DHEA

Mittlerweile ist auch wissenschaftlich nachgewiesen, daß das DHEA in mehrere Funktionen involviert ist, die Gesundheit und Jugendlichkeit bewirken. Das DHEA ist vor allem die Ausgangssub-

Das DHEA verhindert Altersschäden

stanz der Geschlechtshormone Östrogen und Testosteron. Es erhöht damit die Muskelmasse auf Kosten des Fettanteiles, stimuliert außerdem den Knochenanbau und beugt der Knochenerweichung vor.

„Anti-Aging"-Effekt konnte nachgewiesen werden

Ein „Anti-Aging"-Effekt der DHEA-Substitutionstherapie konnte schon 1986 eindrucksvoll nachgewiesen werden. Damals lief über zwölf Jahre lang eine Untersuchung mit mehr als 200 älteren Männern, die eindeutige Ergebnisse erbrachte. Es konnte nachgewiesen werden, daß eine tägliche DHEA-Zufuhr die Herz-Kreislauf-bedingten Todesfälle um fast 50% reduzierte. In 36% der Fälle konnte ein Ausbruch weiterer Krankheiten verhindert werden.

Das DHEA hindert nämlich ein bestimmtes Enzym, Fettgewebe anzureichern und Krebszellen entstehen zu lassen. Möglicherweise hängt dieser kardiovaskuläre Effekt einer verhinderten Herzerkrankung auch mit der Fettreduktion zusammen.

Die beeindruckenden Ergebnisse der Untersuchungen am Menschen wurden zuvor im Labor an Tieren festgestellt: Durch regelmäßige DHEA-Gaben wurde die Lebensspanne der Versuchstiere um mehr als 50% erhöht.

DHEA als Initialzündung

Künstlich wird das DHEA über das Diosgenin aus der Yams-Wurzel (Dioscorea villosa) hergestellt. Wird das Diosgenin dem Körper zugeführt, bildet es eine Vorstufe der DHEA-Produktion, die dann der Körper selbst bewältigt. Das Diosgenin gibt somit die Initialzündung für die DHEA-Produktion.

Freilich kann die DHEA-Therapie nicht präventiv angewendet werden. Sie ist – im Gegensatz zu anderen Hormonen – nur dann sinnvoll, wenn tatsächlich ein Defizit besteht, das auch körperliche Beschwerden verursacht. Werden nämlich zu hohe DHEA-Dosen verabreicht, dann unterdrückt man die Fähigkeit des Organismus, dieses Hormon selbst zu bilden. Damit tritt das Gegenteil des eigentlich beabsichtigten Effektes ein. Nach langer Einnahme zu hoher DHEA-Dosen treten zudem Leberschäden auf. Diesen beugt man – wie bei der oralen Einnahme jedes anderen Steroids auch – am besten dadurch vor, daß man die Antioxidantien Vitamin C, Vitamin E und Selen gleichzeitig appliziert.

Vitamin C, Vitamin E und Selen zur Verhinderung von Leberschäden

> Bei DHEA-Zufuhr muß man eine Leberbelastung vermeiden

Das DHEA unterliegt altersabhängigen Schwankungen. Man kann aber dann von einem Mangel ausgehen, wenn die Serumkonzentration den Wert von 0,4 Mikrogramm pro Milliliter unterschreitet und gleichzeitig die typischen Symptome eines Steroidmangels auftreten. Das sind Leistungsreduktion, Libidoverlust und ein unphysiologischer Fettansatz, der keiner übermäßigen Nahrungsaufnahme zuzuschreiben ist. Bei adipösen Patientinnen ist bei der Interpretation des DHEA-Spiegels Vorsicht angeraten. Das Übergewicht selbst ist nämlich ein DHEA-erhöhender Faktor. Wird nun zusätzlich hormonell zugeschossen, können dickere Frauen Haarausfall und „hirsute" Gesichtsbehaarung bekommen. Wichtig ist daher, zusätzlich zur Laboruntersuchung auch noch die subjektive Patientenbefindlichkeit genau zu hinterfragen.

Richtige Diagnostik

Eine erstmalige DHEA-Zufuhr muß immer unter ärztlicher Kontrolle erfolgen. Zwei Stunden nach der Verabreichung des Hormons durch den Mund oder über die Haut soll der Serumspiegel nicht über 3,8 Mikrogramm pro Milliliter liegen. Dieser Sollwert ist die oberste Durchschnittsgrenze eines 30 bis 40jährigen Menschen. Ein zu hoch zugeführtes DHEA beeinflußt wahrscheinlich das hypophysäre Steuerungshormon der Nebenniere. Dessen Wert muß bei einer DHEA-Behandlung gut überwacht werden.

Einstellung des Serumspiegels

Immer wieder wurde das Dehydrepiandrosteron als Antistress-Stoff bezeichnet, da es die Wirkung des Cortisols, des anderen Nebennierenhormons, teilweise reduziert. Cortisol fördert in manchen Körperregionen den Einbau von Triglyzeriden in die Fettzellen, es erhöht also die Größe des Fettgewebes. Das DHEA arbeitet dem entgegen.

Immunabwehr

Cortisol und DHEA nehmen aber auch Einfluß auf die weißen Blutkörperchen, die Polizisten unseres Körpers. Unter dem Einfluß der beiden Wirkstoffe werden die Blutabwehrzellen in zwei verschiedenen Richtungen (Fachleute sprechen von „Familie 1" und „Familie 2") beeinflußt. Wichtig ist das für die Immunabwehr, weil es dabei ja auf ein Gleichgewicht der inneren Systeme ankommt. Cortisol und DHEA üben also einen gegenseitigen Balancierungseffekt aus. Die Zufuhr von DHEA ist dann sinnvoll, wenn das hormonelle Gegenüber, also das Cortisol, in seiner Konzentration zu hoch ist. Bei vielen Menschen ist das immer am Morgen der Fall.

Energiequelle des Körpers

Das DHEA reduziert also die Energiequelle unseres Körpers, das sogenannte NADPH. Dieses fördert den Umsatz unserer Zellen, damit aber auch deren Verschleiß. Damit wirkt es auch dem Alkohol entgegen, der den NADPH-Spiegel erhöht und gleichzeitig auch zu einer Vergrößerung der Fettzellen führt. Dies erklärt den Umstand, daß beim Versuch einer Gewichtsreduktion Alkohol kontraproduktiv ist: Abnehmen und Alkohol sind absolute Widersprüche. Denn wer den Fett-mobilisierenden Effekt des DHEA nützen will, darf nicht gleichzeitig Alkohol als Fettzellen-vergrößerndes Mittel konsumieren. Jeder Abnehmeversuch ist daher nur mit gleichzeitigem Verzicht auf Alkohol sinnvoll.

Alkohol wirkt dem DHEA entgegen

Das NADPH ist auch Hilfsmittel beim Abbau von Stoffwechselprodukten. Diese werden normalerweise über die Leber entsorgt. Um eine schädliche Akkumulierung von abgebauten Stoffwechselprodukten in den Leberzellen zu vermeiden, ist die gleichzeitige Einnahme von Radikal-Fängern - wie die Vitamine C und E oder das Selen - recht sinnvoll. Diese Stoffe kompensieren in der Leber den langsameren Abbau unterschiedlicher Substanzen, was eine Folge des DHEA-bedingten NADPH-Mangels ist.

Wachstumshormon-Replacement

Das Wachstumshormon wird von der Hirnanhangdrüse im Gehirn gebildet. Seine Bildungszellen nehmen in diesem kleinen Organ den größten Platz ein, was die Bedeutung dieses Hormons unterstreicht. Wachstumshormon wurde es deshalb genannt, weil es während der Adoleszenz – der Lebensphase des Wachstums – von der Hirnanhangdrüse am stärksten produziert wird. Aus diesem Grund wurde und wird das Wachstumshormon in der Medizin fast ausschließlich zur Behandlung von Kindern verwendet, die in ihrer Körpergröße zurückgeblieben sind.

Wachstumshormon

Mittlerweile weiß man aber, daß dieses Hormon auch für mehrere andere biologische Prozesse verantwortlich ist. Fehlt dieses Wachstumshormon, dann sind diese anderen Prozesse reduziert. Dazu gehört die permanente Reparatur verschiedener Organe („Zell-Replacement"), die Produktion von Enzymen und das Nachwachsen der Haare, der Nägel und der Haut. Das Wachstumshormon verstärkt außerdem unser Immunsystem und es erhöht die Resistenz unseres Körpers gegen permanent lauernde oxidative Belastungen.

Der Wirkungsbereich geht über das Wachstum hinaus

Unmittelbar nach der Adoleszenz beginnt das Wachstumshormon zu sinken – pro Dekade um etwa 15%. Aus dieser Erkenntnis zieht die moderne Medizin neue Schlüsse.

Die längste Zeit also wurde das Wachstumshormon nur Kindern verabreicht, die Wachstumsprobleme hatten. Neueste wissenschaftliche Erkenntnisse stellen aber diese Ausschließlichkeit doch

Herzstärkender Effekt

sehr in Frage. Die wohl erstaunlichste – und auch aufregendste – Entdeckung erbrachte eine wissenschaftliche Untersuchung, in der ein herzstärkender Effekt des Wachstumshormons nachgewiesen werden konnte. Dabei wurden Patienten mit organisch bedingter Herz-Kreislaufschwäche untersucht und es stellte sich sehr eindrucksvoll heraus, daß auch der Herzmuskel – wie die anderen Muskeln – durch das Wachstumshormon an Stärke zunimmt. Dieses Hormon balanciert auch die abnehmende Lungenfunktion, das zunehmende Körperfett und die reduzierte sportliche Leistungsfähigkeit aus – ein erstaunliches Wirkungsspektrum also, das man dem Wachstumshormon die längste Zeit gar nicht zugetraut hat.

Behandlungsgrundsätze

Grundsätzlich darf eine Therapie mit dem Wachstumshormon nur unter ärztlicher Kontrolle erfolgen. Und wenn, dann nur in niedriger Dosierung und überhaupt nur dann, wenn tatsächlich ein Hormonmangel mit subjektiven Beschwerden vorliegt. Das Wachstumshormon ist also kein präventiver Wirkstoff, sondern ein reparierender.

Die Diagnose eines Mangels an Wachstumshormon erfolgt am besten mit sogenannten Stimulationstesten, die die Abschätzung eines Mangelzustandes am idealsten erlauben. Typische Symptome sind das „Chronic Fatigue-Syndrom" (ständige Müdigkeit), eine reduzierte Immunabwehr sowie die Abnahme des Muskelgewebes und damit verbundene Fettzunahme. Eine (der Knochenmessung vergleichbare) Dexa-geleitete (röntgenologische) Untersuchung muß dabei den Anteil von Fett und Muskelgewebe in verschiedenen Körperregionen objektivieren.

Mangelsymptome

Behandelt wird mit Somatotropin – der Stoff, der das fehlende Hormon ersetzt. Die derzeit übliche – und wohl auch gebräuchlichste – Substitutionsdosis liegt zwischen 4 und 8 IE Somatotropin pro Woche; das ist eine Zufuhrmenge an Wachstumshormon, bei der mit keinen Nebenwirkungen zu rechnen ist. Würde das Hormon überdosiert, zeigten sich eine Reihe wenig angenehmer Nebenwirkungen: Veränderungen des Fett- und Zuckerstoffwechsels, Bildung einer öligen Haut sowie Wachstum von Füßen und Händen. Bei Patienten mit Hypophysentumor, der extrem hohe Mengen an Wachstumshormon produziert, steigert die Überdosierung die Anfälligkeit für manche andere Krebsarten. Bei dieser Hormonersatztherapie ist daher besonders sorgfältig zu beachten, daß es zu keiner Überdosierung kommt.

Wichtig ist auch, daß bei dieser Therapie der Zuckerkonsum eingeschränkt wird. Erhöhter Blutzuckerspiegel senkt nämlich – vor allem am Abend – die innere Wachstumshormonproduktion. Während der Nacht wird übrigens die größte Menge dieses Hormons freigesetzt. Daher empfiehlt es sich, während dieser Therapie das Abendessen zu reduzieren. Das „Dinner-Cancelling-Konzept", also überhaupt kein Abendessen, hätte den unschätzbaren Vorteil, daß es über den dadurch gebildeten niedrigen Zuckerspiegel die Sekretion des Wachstumshormons anregt.

Blutzucker

Ähnliche Wirkungen übt auch der Sport aus. Körperliche Aktivitäten stimulieren das Wachstumshormon, wenn der Blutzuckerspeigel niedrig ist. Deshalb sollte vor und während körperlicher Betätigung die Zufuhr von Kohlenhydraten gedrosselt werden. Ideal ist auch hier die Kombination aus „Dinner Cancelling" und einer mäßigen abendlichen Aktivität. Dadurch wird der Wachstumshormonspiegel durch Nahrungskarenz und durch moderaten Abendsport geradezu ideal gesteigert.

Im übrigen besitzt auch die Aminosäure Arginin die Fähigkeit, die Eigenproduktion des Wachstumshormons anzuregen. Arginin kommt im Fisch vor. In einer Tagesdosis von 500mg als Tablette konsumiert, provoziert es eine verstärkte Freisetzung des Somatotropins aus der Hypophyse. Daß

Arginin

Arginin-reiche Nahrung – vor allem Fisch – auf die Figur und auf das Körpergewicht positiv einwirken, ist ohnehin bekannt. Liebhaber von Fischspeisen zeichnen sich meist durch ihr ideales Gewicht aus.

Die Melatonin-Replacement-Therapie

Melatonin – Hibernation

Das Melatonin ist einer der erstaunlichsten Wirkstoffe unseres Körpers. Es bewirkt eine Ruhigstellung der Maschine Mensch während der Nacht und ermöglicht in dieser Zeit eine permanente Reparatur der besonders strapazierten Zellen. Neueste Untersuchungen bestätigen die lange nur vermutete Meinung, daß dem Melatonin ein lebensverlängernder Effekt zukommt.

Das Melatonin ist der „Wirkstoff der Nacht", denn erst wenn der Körper nach dem Stress des Tages die erforderliche Erholungspause macht, entfaltet es seine Tätigkeit.

Ähnlich dem Wachstumshormon und dem DHEA nimmt auch dieser Wirkstoff im Alter stark ab. Diese Effizienzabsenkung wird mit einer ganzen Reihe von degenerativen Problemen in Verbindung gebracht. Es ist also nicht verwunderlich, daß die Melatoninkonzentration in der Kindheit am höchsten ist und ab der Pubertät kontinuierlich absinkt. Schließlich brauchen die Kinder den Schlaf am meisten.

Morgendliche Hypertonie

Melatonin gehört zu den wirksamsten Antioxidativa, die je entdeckt wurden. Es hat einen höheren Wirkungsgrad als Vitamin C, Vitamin E oder Beta-Carotin. Durch seine Fähigkeit, die Geschwindigkeit mancher körperlicher Reaktionen zu reduzieren, wirkt das Melatonin der nächtlichen Blutdruckerhöhung entgegen. Es garantiert daher, daß das System unserer Blutgefäße nicht ständig wie ein Druckkochtopf unter voller Druckbelastung steht und sich auch immer wieder entspannen kann. Patienten, die an Schlaflosigkeit leiden und vor allem in der Früh einen hohen Blutdruck entwickeln, leiden wahrscheinlich unter einem Melatoninmangel.

Jeder, der viel fliegt und dabei verschiedene Zeitzonen überwindet, kennt das unangenehme Phänomen des Jetlag. Da das Melatonin den stärksten Effekt auf den Schlafrhythmus hat, wird es erfolgreich gegen den Jetlag eingesetzt. Es sollte aber nur dem natürlichen Lebensablauf entsprechend eingenommen werden. Und das ist abends. Wird es in unnatürlicher Weise morgens konsumiert, stellt es den Körper zum falschen Zeitpunkt ruhig. Im Tierversuch wurde demonstriert, daß zum unrichtigen Zeitpunkt konsumiertes Melatonin bösartige Geschwülste auslösen kann. Theoretisch ist das auch nachvollziehbar: Ein System, das – widernatürlich – ruhiggestellt wird, mobilisiert schon bald seine Zellressourcen; darunter auch die bösartigen, die nur allzugerne ihr Zerstörungswerk aufnehmen. Melatonin dagegen richtig eingesetzt, wendet sich frontal gegen die bösartig wuchernden Zellen.

Jetlag

Warum das so ist, ist aus der Eigenart dieses so besonderen Wirkstoffes ableitbar. Er hat nämlich eine besonders kurze Halbwertszeit, er wird also rasch aus dem Körper eliminiert. Melatonin arbeitet daher dann, wenn sein Einsatz benötigt wird – bei Nacht. Und es ist aus dem Körper längst draußen, wenn er keiner Ruhigstellung bedarf – bei Tag.

Tag-Nacht-Rhythmus

Angewendet wird das von außen zugeführte Melatonin daher „sublingual". Das heißt, die Tablette sollte so lange wie möglich unter der Zunge deponiert werden.

> Das Melatonin wirkt besser,
> wenn der Magen leer ist

Besonders wichtig ist bei dieser Substitutionstherapie die Menge. Viele Menschen, vor allem jene, die häufig in den USA zu tun haben (denn dort gibt es die Melatonintabletten in jedem Drug-Store ohne Rezept), verordnen sich selbst eine

Mengenabstimmung

Standarddosis von 3mg. In den meisten Fällen ist diese Dosis zu hoch, viele Menschen kommen mit einer weitaus geringeren Menge aus. Kalibriert (angepaßt) wird die Wirkung der Dosis an der eigenen Befindlichkeit: Man kann ohne weiteres mit einer Dosierung von 3mg beginnen und dann diese solange reduzieren, bis man noch die Wirkung – also die Vorteile einer Melatoninsubstitution – am eigenen Körper spürt. Entsteht der Eindruck, daß die Wirkung abfällt, erhöht man die Dosis wieder auf das Maß des subjektiven Wohlbefindens.

Wie für jedes Hormon, ist auch bei einer Melatoninzufuhr der Hormonspiegel wichtig und das köperliche Wohlbefinden. Schlaflosigkeit, Blutdrucksteigerung und permanente Niedergeschlagenheit können die Symptome eines Melatoninmangels sein. Ob es tatsächlich einer ist, muß vor einer derartigen Therapie erst objektiviert werden.

Melatoninspiegel-Messung

Im Gegensatz zu den meisten anderen Hormonuntersuchungen bringt eine Blutanalyse bei diesem Wirkstoff recht wenig. Da nämlich die Melatoninproduktion im Körper sehr stark schwankt, kann durch eine einmalige Blutuntersuchung kein brauchbarer Wert erzielt werden. Die wenigsten Patienten haben die Möglichkeit, eine Blutanalyseserie mehrmals pro Stunde während einer Nacht über sich ergehen zu lassen – ganz abgesehen von der Tatsache, daß bei derartigen Tests wohl kein Labor mitmachen würde. Man ist daher dazu übergegangen, das Melatonin (bzw. seinen Hauptmetaboliten) aus dem Urin zu bestimmen. So also wird mit dem Morgenharn die Menge des nächtens produzierten Melatonins bestimmt. Wichtig ist die hohe Individualitätsrate bei der Melatoninsekretion. Es gibt Menschen, die grundsätzlich hohe Konzentrationen an Melatonin produzieren, und es gibt andere, deren Output eher schwach ist. Wenn keine Beschwerden vorhanden sind, braucht man keine Therapie. Kommen aber zu einer niedrigen Konzentration auch noch die signifikanten Symptome (Schlaflosigkeit, nächtliche Blutdruckerhöhung) eines Melatoninmangelzustandes, dann ist eine Zufuhr zu überlegen. Wird eine Therapie eingeleitet, können schon relativ bald die subjektiven Beschwerden reduziert – oft auch ganz beseitigt – werden.

Das „Leben nach der Sonne" hat einen beträchtlichen Einfluß auf die Melatoninsekretion. Wie überhaupt in Zukunft das Beachten von Biorhythmen noch stärker an Bedeutung gewinnen wird – zumal der Verhinderung von Altersprozessen immer mehr Aufmerksamkeit zukommt. Der Körper „merkt sich", wann ihm die Nahrung zugeführt wird – und er richtet seine Drüsentätigkeit danach aus. Dieser Rhythmus soll daher beibehalten werden.

<small>Biorhythmus</small>

Wie ja generell die Regelmäßigkeit des täglichen Lebens – Aufstehen, Nahrungsaufnahme, Stuhlgang, Schlaf – ein bedeutender Gesundheitsfaktor ist.

Steigt mit einfallender Nacht der Melatoninspiegel an, werden gleichzeitig zahlreiche Körpersysteme gedrosselt. Ein voller Magen belastet also schwer – in bezug auf die Melatoninproduktion ist das viele Essen am Abend kontraproduktiv. In Hinblick auf das Melatonin ist das „Dinner-Cancelling-Konzept" ein weiterer Aspekt, der in die Kategorie „lebensverlängernd" eingestuft werden muß.

<small>Natürliche Melatonin-Steigerung</small>

Das Dinner-Cancelling-Konzept

WIE DER KÖRPER AUF EINE WAHRHAFT GENIALE STRATEGIE REAGIERT

Ein mehr als 3000 Jahre altes Sprichwort aus China ist heute aktueller denn je zuvor: „Das Abendessen überlasse Deinen Feinden".

Tatsächlich ist es so, daß immer mehr Menschen viel zu viel essen und sich dann über Krankheiten wundern, die ihnen das Leben vermiesen. Sehr oft sind es die sogenannten „Wohlstandsleiden", die einen frühen Tod bewirken oder das Leben schwer beeinträchtigen. Evolutionsgeschichtlich entspricht das Fasten ja der Menschheitsentwicklung bei weitem mehr als ein Leben im Überfluß. Nie zuvor hatte der menschliche Organismus in den vergangenen 100.000 Jahren soviel Nahrung zu seiner Verfügung wie jetzt. Unser Körper ist evolutionell auf gelegentlichen Hunger konditioniert – die Völlerei ist entwicklungsgeschichtlich eigentlich systemfremd. Das erklärt auch den Umstand, warum der Körper gegen viele Zivilisationskrankheiten so wenig gerüstet ist: In den vergangenen Jahrtausenden hat es noch nie einen so hohen Cholesterinspiegel gegeben, wie jetzt. Die Menschen hatten nie soviel zu essen, daß sich ihre Blutgefäße unter der Last gewaltiger Lipidmengen verengten. Die Natur hat gegen Gefäßleiden auch keine Vorsorgen getroffen – das Hormon, das verstopfte Herzkranzgefäße wieder durchlässig macht, war in der Vergangenheit auch nie erforderlich. Heute wäre dieser Wunderwirkstoff dringender nötig denn je, aber gegenwärtig muß die Pharmazie künstlich das produzieren, was die Menschheit zuvor auf natürlichem Weg nie zustandebringen mußte.

Evolutionsgeschichtlich hat sich der Körper auf Fasten eingestellt

Erst in den letzten Jahrzehnten unseres Jahrhunderts sind die Menschen mit sagenhaft gefährlichen Wohlstandsproblemen konfrontiert, die nur noch – mehr oder weniger überrascht – zur Kenntnis genommen werden können. Gegen Überflußdeva-

Hochgefährliche Wohlstandsprobleme

stierungen ist die Natur machtlos. Schon in der Bibel wird der Wert des Fastens gepriesen, weil die Nahrungskarenz einer von der Natur begünstigten, jahrtausendealten Tradition entspricht. Der menschliche Körper ist auf gelegentliches Fasten programmiert – Jesus verbrachte immerhin 40 Tage ohne Nahrung in der Wüste, um in dieser Zeit allen Anfechtungen zu widerstehen. Viel zu wenige Menschen lesen heute noch die Bibel. Es braucht auch niemand 40 Tage fastend durch die Wüste zu ziehen, um gesund zu bleiben – die grundsätzliche Akzeptanz des „Dinner-Cancelling-Konzeptes" wäre ein ausreichender Schritt zur Gesundheit.

Das Beispiel Kardinal Franz König

Kardinal Franz König, der frühere Wiener Erzbischof, erfreut sich weit über das 90. Lebensjahr hinaus einer robusten physischen und auffallend frischen geistigen Kondition. Er wird ganz besonders oft nach dem Geheimnis seiner Gesundheit befragt. Wie viele andere Menschen hat auch der Kardinal viele Enttäuschungen erlebt und Belastungen durchgestanden. Daß er einer gesunden Bauernfamilie entstammt und daß er sich noch mehrmals täglich körperlichen Aktivitäten unterzieht, mag den einen Teil seiner Konstitution ausmachen – sicher ist es aber nicht der wesentlichste. Franz König hat vor allem eine Lebensgewohnheit, die nur seinen engsten Vertrauten bekannt ist: Sooft als möglich verzichtet er auf das Abendessen. Er praktiziert dieses „Dinner-Cancelling-Konzept" seit seinem 50. Lebensjahr – kurz nachdem er zum Bischof geweiht wurde. Der Kardinal reduziert sein Dinner auf einen gerösteten Apfel mit etwas Honig – eingenommen zwischen 18 und 19 Uhr. Dieses „Dinner" enthält gerade soviel Zuckermoleküle, daß der Schlaf nicht unter der Nahrungskarenz leidet. Das eigentliche Abendessen wird „gecancelt" – ersatzlos gestrichen.

Sichtbare Folgen

Die Abendmahlzeit wegzulassen, hat Folgen, deren prompte Auswirkungen verblüffend sind. Es ist einen Versuch wert, einmal probehalber nur zu Mittag zu essen und für den Rest des Tages auf jede weitere Nahrungsaufnahme zu verzichten. Die Auswirkung kann schon am nächsten Morgen im Spiegel bewundert werden: Das Gesicht ist frisch, die Haut glatt und der Teint makellos. Wer hingegen am Abend zuviel gegessen, geraucht und getrunken hat, würde am Morgen danach ein altes, verbrauchtes und grantiges Gesicht im Spiegel sehen. Kein Wunder – wer gegen den Organismus gesündigt hat, der schläft schlecht; und wer schlecht und unruhig schläft, den darf danach die Gesichtsruine nicht stören.

Den Versuch ist es wert, einmal auf's Abendessen zu verzichten und danach im Spiegel ein neues Gesicht zu sehen. Das Experiment ist absolut gefahrlos und hat keinerlei unangenehme Nebenwirkungen.

> Biologische Vorteile der Kalorienrestriktion:
> - weniger Radikale
> - Apoptose der Krebszellen
> - Stärkung der Immunabwehr
> - verbesserte Proteinbildung

Zweifellos ist das „Dinner Cancelling" ein außerordentlicher Gesundheitsbrunnen, der freilich auch Probleme aufwirft. So ist der menschliche Körper in einem nahezu unvorstellbaren Ausmaß von Gewohnheiten abhängig. Führt man ihm mit täglicher Regelmäßigkeit ein Abendessen zu, dann wird diese Usance programmatisch gespeichert. Wenn ihm diese gewohnte Nahrungszufuhr einmal verwehrt wird, dann gibt der Körper mit drängender Vehemenz Signale ab. Dann meldet sich das abgespeicherte „Programm", um – meist sehr nachhaltig – die gewohnte Nahrung einzufordern. In den meisten Fällen fordert also das „Dinner Cancelling" dem Körper ein recht beträchtliches Opfer ab. Für viele Menschen ist das immer wiederkehrende, beharrliche und bis zur Explosion wachsende Hungergefühl ein horribles Erlebnis. Diesem

Probleme des „Dinner Cancelling"

Strategien gegen das Hungergefühl

Umstand kann man freilich dadurch zuvorkommen, daß man Strategien gegen den drängenden Hunger entwickelt. So etwa hat es sich bewährt, den Magen mit warmem Kräutertee zu füllen, solange er die Hungerbotschaft dem Gehirn noch gar nicht gemeldet hat. Wer beispielsweise gewohnt war, um 20 Uhr ein Abendessen zu sich zu nehmen, sollte um 18 Uhr – und danach jede volle Stunde wieder – einige Tassen warmen Kräutertee trinken. Stellt sich zwischendurch Hungergefühl ein, sollte es sofort mit warmem Tee unterdrückt werden. Diese Strategie ist erprobt und hat erstaunliche Erfolge zu verzeichnen. Denn durch Flüssigkeitszufuhr wird der Magen überlistet. Die Wärme der Flüssigkeit wirkt beruhigend. Die Menge dehnt den Magen und unterbindet einen Teil jener Signale, die für die Entstehung des Hungergefühls verantwortlich sind.

Nächtlicher Heißhunger

Mit Flüssigkeitszufuhr kann aber nur ein Problem beseitigt werden. Ein weiteres stellt sich meistens in der Nacht ein, wenn stürmischer Heißhunger den Schlaf unterbricht und der schlafwandlerische Weg zum Kühlschrank nicht mehr zu vermeiden ist. Das Hungergefühl, an dessen Vehemenz oftmals jeder Widerstand zum Scheitern verurteilt ist, wird durch komplizierte Mechanismen ausgelöst. Daß der Magen nach Nahrung verlangt, ist die direkte Folge eines Zuckermangels im Gehirn. Durch einen Trick kann es nun gelingen, den Magen zu überlisten. Wer nämlich unmittelbar vor dem Schlafengehen ein kleines Stück Schokolade oder einen Teelöffel Honig mit warmer Milch zu sich nimmt, gleicht den Zuckermangel temporär aus. Der Schlaf wird nicht nur nicht unterbrochen, sondern auch noch gefördert. Und als Kohlenhydrate sind Schokolade oder Honig geringere Energieträger als Fette. Diese Fette, egal in welcher Form, sollten auf jeden Fall als Abendnahrung gemieden werden. Kohlenhydrate dagegen stellen einen brauchbaren Kompromiß im Rahmen des „Dinner-Cancelling-Konzeptes" dar. Daher also nein zum – hierzulande leider üblichen – dick bestrichenen Schmalzbrot, dafür ja zum kleinen Stück Schokolade. Ideal wäre nur warmer Tee anstatt des Abendessens; akzeptabel sind aber auch noch kleine Mengen an Kohlenhydraten unmittelbar vor dem Schlafengehen.

Es gibt aber auch noch ein zusätzliches Problem, denn dem Verzicht auf das Abendessen muß auch unser Gehirn zustimmen. Denn die mentale Akzeptanz der veränderten Lebensgewohnheiten ist für den beabsichtigten Erfolg von größter Bedeutung. Wer nicht weiß, was bei abendlichem Fasten im Körper passiert, kann nicht wirklich vom Erfolg überzeugt sein.

Mentale Akzeptanz

Tatsächlich passieren nur durch den Verzicht auf die Abendmahlzeit im Körper gewaltige Umstürze. Die Wissenschaft weiß noch nicht ganz genau, warum das so ist, wohl aber weiß sie, daß es so ist: Die einzig hundertprozentige Möglichkeit, das Leben zu verlängern, besteht im Kalorienverzicht – im Dinner Cancelling. Jeder Mensch schleppt nämlich auch bösartige Zellen mit sich herum, die allerdings in den meisten Fällen vom körpereigenen Immunsystem – der Zellenüberwachungspolizei – erkannt und zerstört werden. Mitunter verkriechen sich diese bösen Zellen in irgendeine Nische des Körpers, wo sie oft über Jahrzehnte untätig und unerkannt dahinschlummern. Manchmal – aus nichtigen oder weniger nichtigen Gründen, etwa durch übermäßiges Rauchen oder extreme Sonnenbestrahlung – werden diese Zellen mobilisiert und beginnen aus bis heute wissenschaftlich noch nicht ganz geklärten Ursachen mit einem ungebremsten Wachstum. Krebs ist ausgeufertes, ungebremstes Zellwachstum. Kalorienzufuhr über das Maß der benötigten Energie hinaus mobilisiert freie Radikale und die wiederum können bösartige Zellen mobilisieren.

Gewaltige Umstürze durch Verzicht auf das Abendessen

Fasten bremst Krebs

Erstaunliches aber geschieht beim Sparen von Kalorien – der Verzicht auf eine ganze Abendmahlzeit ist ein idealer Kalorienverzicht. Bei einer derartigen Reduktionsmaßnahme werden wegen des Energiesparens Zellen abgestoßen und aufgelöst, die der Körper nicht mehr benötigt. Es ist bis heute unklar, warum der menschliche Organismus in Hungerzuständen zu allererst die bösartigen Zellen zum Tode verurteilt. Mit einer zielsicheren Beharrlichkeit entzieht der Körper immer dann, wenn er hungert, vorweg den Krebszellen jede Nahrung. Die Wissenschaft hat diesem Vorgang des „programmierten" Zelltodes den Namen *Apoptose* gegeben. Und wie die Erfahrung lehrt, läßt sich dieses Phänomen durch Kalorienreduktion auslösen. Der programmierte Zelltod ist ein Phänomen, für das die Altersforschung bis heute keine vollständige Begründung hat und das die Wissenschaft in Erstaunen versetzt. Apoptose ist jedenfalls eine bedeutsame Erkenntnis in der Altersforschung.

Apoptose

Wenn nun – wissenschaftlich abgesichert – die einzig wirklich effiziente Möglichkeit zur Lebensverlängerung darin besteht, auf Kalorien zu verzichten, dann ist das „Dinner-Cancelling-Konzept" ein erfolgreiches Rezept hiefür.

Dinner Cancelling ist die einzige effiziente Möglichkeit der Lebensverlängerung

Das abendliche Fasten löst aber noch weitere lebensverlängernde Effekte aus. Unter anderem auch solche, die auf einem biologischen Mechanismus basieren. Unser Körper produziert permanent Proteine, die Muskel aufbauen und Organe bilden. Proteine sind aber auch unverzichtbar für die Synthese von Hormonen und Immunglobulinen. Proteine sind Eiweißkörper mit einem komplizierten Aufbau, die erst dann in ihre endgültige Struktur gebracht werden, wenn sie die Zellfabrik verlassen haben. Der Körper ist aus Proteinen aufgebaut. Jene Strukturen, die das endgültige Design der Proteine bestimmen, nennt man Heat-shock-Moleküle. Und die werden durch das abendliche Fasten positiv beeinflußt. Die Heat-shock-Moleküle nehmen dadurch zu und garantieren, daß die Eiweißstrukturen tatsächlich die richtige Form und den letzten Schliff erhalten, womit ihre Funktionsfähigkeit ge-

Fasten beeinflußt die Proteinarchitektur positiv

sichert ist. Wie bei der Apoptose ist sich auch die Wissenschaft bei den Heat-Shock-Molekülen nicht ganz im klaren, warum das Fasten ausgerechnet die Proteinstrukturierung in besonderem Maße fördert.

Es gibt aber noch einen weiteren Grund, der für das abendliche Fasten spricht. Sinken nämlich die verfügbaren Kalorien, bildet der Körper Melatonin und Wachstumshormon. Diese beiden Wirkstoffe sind nachgewiesene Faktoren für das Jungbleiben und gegen das Altwerden.

Fasten fördert Melatoninbildung und Wachstumshormone

Das Wachstumshormon der Hirnanhangdrüse unterliegt einem sogenannten „zirkadianen Rhythmus" – es wird also während des Tages und während der Nacht in unterschiedlichen Konzentrationen synthetisiert. Kurz nach Mitternacht setzt der Körper die größten Mengen an Wachstumshormon frei. Mit diesem Potential werden Reparaturen vorgenommen und der Körper für den folgenden Tag gerüstet. Eine kalorienreiche Abendmahlzeit verringert die Freisetzung dieses Hormons. Ist der Magen leer, können die nächtlichen Hormonspitzen noch vermehrt werden. Durch Dinner Cancelling wird der Körper dazu animiert, das kostbare (synthetisch sündteuer herzustellende) Wachstumshormon selbst freizusetzen. Die Verabreichung des gentechnisch erzeugten Hormonpräparates kann dadurch entfallen.

Ein ähnlicher Effekt ergibt sich beim Melatonin, das von der Epiphyse – der Zirbeldrüse im Gehirn – während der Nacht in großen Mengen produziert wird (oder werden sollte). Ein leerer Magen regt das Gehirn nachhaltig an, vermehrt Melatonin zu bilden. Dieses wiederum legt die Körpersysteme ruhig, sodaß sie während der Nach regeneriert werden können. Es entspricht durchaus der allgemeinen Erfahrung, daß es sich mit leerem Magen besser schläft als mit vollem.

Ein leerer Magen beruhigt die Systeme

„Anti-Aging"-Strategien sind auch, aber nicht immer, Substitutionstherapien. Mitunter gelingt es aber, durch bestimmte Maßnahmen die körpereigene Syntheseleistung für bestimmte Hormone und Steueuerungsproteine zu verbessern. Zumindest für das Wachstumshormon und für das Melatonin - zwei besonders wichtige Substanzen unseres Körpers - ist es naturwissenschaftlich erwiesen, daß sie durch Dinner Cancelling von selbst ansteigen. Dadurch bewirken sie, ohne daß man künstlich hergestellte Wirkstoffe zuführen müßte, einen jugenderhaltenden, lebensverlängernden Effekt.

Soziale Gegenkomponente

Der größte Gegner des Dinner Cancelling ist die Berufstätigkeit. Viele Menschen – auch sehr viele Mitglieder ein und derselben Familie – arbeiten tagsüber und kommen erst beim gemeinsamen Abendessen zusammen. Eine rigorose Exekution des Dinner-Cancelling-Konzeptes könnte also zu einer unsozialen Lebenskomponente werden. Was nützt dann eine blendende Gesundheit, wenn die Familie an eben dieser scheitert?

Kompromisse

Dieses Problem ist tatsächlich sehr ernst und nur nach eingehender Abwägung aller Vor- und Nachteile lösbar. Wie immer im Leben bietet ein Kompromiß einen Ausweg. Denn geht man davon aus, daß gelegentliches Abendfasten um Welten besser ist als gar keines, liegt die Kompromißformel fast auf der Hand. Zwei Abendmahlzeiten in der Woche lassen sich einsparen; z.B. Dienstag und Freitag. Für die meisten Menschen ist das Wochenende arbeitsfrei. Es eignet sich also hervorragend dazu, im Rahmen der ganzen Familie eine gemeinsame Mittagsmahlzeit zu zelebrieren. Die soziale Komponente des Abendessens (unter der Woche) kann (am Wochenende) auf das Mittagsmahl transferiert werden. Damit ließen sich zwei kalorienfreie Abende gewinnen – das entspricht einer 29%igen Erfüllung des Cancelling-Konzeptes. 100% wären besser – ein Drittel erhöht aber die Lebenserwartung schon gewaltig.

Ein weiterer, freilich nicht ganz so zufriedenstellender Kompromiß wären zwei kalorienarme

Abende pro Woche. Es müssen nicht unbedingt immer nur Fasttage sein (die freilich vorzuziehen wären), wohl aber Kalorienreduktionstage. Auch diese Strategie ist noch allemal besser als keine. Weniger Kalorien bedeuten natürlich auch ein Opfer. Aber jeder Mensch muß für sich selbst die Entscheidung fällen, ob er üppig leben oder ob er seine Gesundheit stabilisieren will. Die Lebensverlängerung hat ihren Preis – jeder muß für sich selbst entscheiden, ob er ihn zu zahlen bereit ist.

Apropos Kompromiß: Wer zweimal die Woche am Abend fastet, wird sich schon sehr bald sehr gerne am Morgen auf die Waage stellen. Und wer das Fasten-Konzept auf jeden Tag der Woche ausdehnt, erreicht überhaupt schon sehr bald sein Idealgewicht. Im übrigen zählt auch noch eine Erfahrung: Wer am Morgen und zu Mittag ausreichend speist und immer am Abend fastet, gewöhnt sich schon sehr bald an diesen Zustand. Der Körper sendet dann keine Hungersignale aus – die neuen Eßgewohnheiten haben sich erfolgreich den Gegebenheiten angepaßt. Und schon bald wird mit freudigem Staunen vermerkt, wie sehr das Immunsystem gestärkt und der gesamte Allgemeinzustand verbessert wird. Der Körper startet also mit diesem Konzept komplett neu durch.

Gewichtsreduktion

Aus der Tierwelt ist der Winterschlaf bekannt. Manche biologische Reaktionen, die bei Tieren nur während dieses Winterschlafs ablaufen, praktiziert der Homo sapiens normalerweise Nacht für Nacht: Durch den erhöhten Melatonin-Spiegel wird die Geschlechtshormonsekretion gedrosselt; die Nebennierenrinde und die Keimdrüsen arbeiten langsamer, der Blutdruck sinkt und damit auch die Körpertemperatur. Generell und vereinfachend kann man sagen, daß die Wirkung des Melatonins im wesentlichen darin besteht, die Körpertemperatur zu senken und Nacht für Nacht einen Winterschlaf-ähnlichen Zustand in unserem Organismus zu bewirken. Bei vielen Tieren ist das Melatonin

Das positive „Winterschlaf"-Syndrom

für den gleichen Effekt verantwortlich, allerdings spielen er sich eben nur während des Winterschlafes ab. Beim Menschen sinkt die Körpertemperatur bei ausreichender Melatoninproduktion in der Nacht um drei bis vier Zehntel Grad Celsius ab. Fürs erste schaut diese Absenkung nach sehr wenig aus (zumal ein fiebernder Körper seine Temperatur gleich um bis zu vier Grad Celsius erhöhen kann). Tatsächlich bewirkt sie aber, daß dadurch die Billionen Zellen unseres Körpers weniger arbeiten müssen und auch weniger belastet werden. Wenn das System nicht mehr auf voller Stärke läuft, können auch noch im Nebeneffekt die Reparaturen an schadhaften Körperzellen vorgenommen und irreparable Zellen ausgestoßen werden.

Melatoninforschung

Derzeit wird an der Erforschung aller Melatonin-Zusammenhänge besonders emsig gearbeitet. Noch ist es zu früh, die erhöhte Melatonin-Sekretion uneingeschränkt als Zaubermittel in eine „Anti-Aging"-Strategie zu übernehmen. Vollkommen unbestritten ist aber, daß die nächtliche Absenkung der Körpertemperatur für die Altersforschung immer mehr an Bedeutung gewinnt. Die Verlängerung des Lebens und die Verbesserung zahlreicher Organfunktionen sind plausibel mit einem Auto zu vergleichen. Wird dieses permanent hochtourig gefahren, steigen Defektanfälligkeit und Verschleiß. Langsamer gefahrene Autos leben länger. Ähnlich ist es mit dem menschlichen Organismus. Werden die unzähligen biologischen Reaktionen der Zellen eingeschränkt, sinkt damit auch gleichzeitig die Irrtumsanfälligkeit des Systems. Darüber hinaus hat der Körper Zeit und Energie, innerhalb der einzelnen Organe erforderliche Reparaturen vorzunehmen.

Temperatureffekte

Freilich kann das Melatonin die Geschwindigkeit der biologischen Reaktionen nur dann drosseln, wenn dem Körper nicht gleichzeitig über einen vollen Magen enorme Energieressourcen angeboten werden. Das „Dinner-Cancelling-Konzept" steigert von sich aus den Melatoninspiegel; es kommt also dabei vielen Zellfunktionen entgegen. Bei vollem Magen dagegen müssen die Energiemengen verwertet werden – ein gleichzeitiges Energiesparen ist dabei nicht möglich.

Essen und freie Radikale

Leben – biologisches Leben – ist Elektronik. Und die zahllosen Reaktionen dieses biologischen Lebens – vom Muskelspiel bis hin zum mehrdimensionalen Denken – sind Folgen dieser Elektronik. Pendelbewegungen der Elektronen sind es, die alle jene chemischen Reaktionen permanent in Gang halten, die Voraussetzung für das irdische Leben sind. Die Pendelbewegungen – das Hin und Her der Elektronik – erfordern Energie. In unserem derzeitigen System wird diese Energie aus der gewaltigen Anziehungskraft gewonnen, die der Sauerstoff für Elektronen hat. Wie ein Magnet entzieht Sauerstoff den unzähligen Verbindungen dieser Welt die Elektronen. Sie springen den Sauerstoff förmlich an und setzen damit jene Energie frei, ohne die Leben nicht existieren könnte.

Ein Leben mit Elektronik

Der Kreislauf des Seins ist bestechend: Der Sauerstoff reißt Elektronen an sich. Diese erzeugen beim Sprung Energie, die verwendet wird, um zahllose Verbindungen zu schaffen, denen der Sauerstoff wieder Elektronen entziehen kann, um daraus Energie zu gewinnen.

Der Kreislauf des Seins

Da es bekanntlich das perfekte Perpetuum mobile nicht gibt, und jeder Bewegungsvorgang mit Energieverlusten verbunden ist, muß die durch die Reibung verlorengegangene Energie von außen zugeführt werden. Die Quelle der Elektronen, die der Sauerstoff anzieht, wird dem Körper – vereinfacht dargestellt – durch die Nahrung zugeführt.

Diese wird solange in ihre Bestandteile zerlegt, bis in verschiedenen Aufbereitungsschritten jene Kraft entsteht, die den Elektronensprung bewirkt. Dabei wird aus der Nahrung zunächst Wasserstoff hergestellt, der unter Bildung von Wasser auf den

Sinn der Nahrung: Energiezufuhr

Nahrung ist Brennstoff für den Sauerstoff

Sauerstoff „springt" und dabei die notwendige Energie freisetzt.

Im großen Plan des Lebens ist das der Sinn jeder Nahrungsaufnahme – die Energiezufuhr. Sie wird mit dem Sauerstoff gekoppelt und in spezifizierter Form einer Verbrennung zugeführt. Dadurch wird Wärme und daraus wieder Energie erzeugt.

Nahrungsressourcen sind demnach eine Grundvoraussetzung für jedes irdische Leben. Sie sind quasi das Brennmaterial für den Sauerstoff, wobei die Lebensenergie das Nebenprodukt ist.

Womit das Problem angesprochen ist, das mit dem „Prinzip Nahrung" aufs engste verknüpft werden muß. Denn einerseits ist es unerläßlich, die Kalorien zwecks Lebensverlängerung zu reduzieren; andererseits aber sind sie – als Nahrung – überhaupt erst die Voraussetzung fürs Leben. Die einfache Formel – viel Nahrungsaufnahme bedeutet viel Energie, und viel Energie ist gleich dem besten aller Wohlbefinden – wäre, würde sie ständig angewendet, freilich ein verhängnisvoller Irrtum. Denn bei jeder Mahlzeit entstehen unzählige Elektronen, die zum Sprung auf den Sauerstoff ansetzen und damit den Zellmotor antreiben.

Der Treibstoff eines Verbrennungsmotors fließt über die Bezinleitung zum Zylinder und wird dort in Energie und Bewegung umgewandelt. Das biologische Prinzip ist ähnlich: Die Elektronen unserer Zellen fließen in den Mitochondrien auf den Sauerstoff zu und erzeugen dabei ebenfalls Energie und Bewegung. Allerdings sind Elektronen viel beweglicher als flüssiger Treibstoff. Einzelnen, besonders wendigen Elektronen gelingt es daher immer wieder, aus dem durch die Mitochondrien vorgegebenen Weg zu entweichen und – statt mit Sauerstoff – mit anderen Atomen zu reagieren.

Radikale – Fremdgänger und Routenabweichler

Diese „Fremdgänger" – die Routenabweichler – sind im Körper deshalb sehr gefährlich, weil sie die besonders schlimmen Schäden durch Radikale verursachen (können), die schon erwähnt wurden. Diese Schäden sind verantwortlich für eine Veränderung der DNA (Erbmasse), der Proteine, der Zellmembranen und der Blutgefäße. Die Folgen fehlgeleiteter Elektronen sind horribel, denn sie sind eine eminente Ursache des Alterns.

Ein wichtiges Konzept der Altersforschung – möglicherweise überhaupt das wichtigste – besteht somit darin, ein Gleichgewicht von Wirkungen und Gegenwirkungen zu finden. Im wesentlichen bezieht sich diese Verbesserung des Gleichgewichtes auf die Nahrungszufuhr. Diese muß so optimiert werden, daß sie dem Körper einerseits die notwendige Energie zur Verfügung stellt, andererseits aber dafür sorgt, daß sich möglichst wenige Elektronen als freie Radikale in den Zellen verirren, um sich dort als Räuber zu gebärden.

Gleichgewicht zwischen Energieverbrauch und Energieerzeugung

Fettreiche Nahrung ist ein anschauliches Beispiel eines Umwandlungsvorganges, der unbedingt einer Optimierung unterzogen werden muß. Fette bilden extrem viele Elektronen. Sie enthalten aber gleichzeitig auch ein sehr hohes Energiereservoir. In der Abwägung aller Folgen wird jeder gesundheitsbewußte Mensch heute auf jene Energie verzichten, die aus diesen Ressourcen gewonnen wird. Denn bei der Energieumwandlung von Fettsäuren werden derart gewaltige Mengen an freien Radikalen mobilisiert, daß deren Nachteile die Vorteile erhöhter Energieausbeute bei weitem übersteigen. Ernährungsexperten empfehlen daher, die fettreiche durch kohlenhydratreichere Nahrung zu ersetzen. Deren Elektronen sind jedenfalls disziplinierter.

Fett mobilisiert gewaltige Mengen an freien Radikalen

Aber genau darin besteht die Kunst der idealen Ernährung. Der Körper soll soviel an Energie zur Verfügung gestellt erhalten, daß das Elektronenpendel in Bewegung bleiben kann. Nicht mehr und nicht viel weniger. Durch die Nahrung soll aber gleichzeitig jener Filter gebildet werden, der die gefährlichen freien Radikale dezimiert. Ideal ist die erfolgreiche Kombination von Pro und Kontra – nämlich der Verzehr von ausreichend energiereichen Nahrungsmitteln und gleichzeitigem Einsatz von Radikal-Fängern zur Arretierung verirrter („aberranter") Elektronen.

> „Das Abendessen überlaß' Deinen Feinden"

Vorbild: chinesische Medizin

Die Menschheit sollte vieles tun, nur eines nicht: über die chinesische Medizin lachen. Aus China kommen gewaltige Schätze menschlicher Weisheit, die unsere europäische Hybris in der Naturwissenschaft bislang geflissentlich zu übersehen bemüht war. China ist ein tiefer Brunnen, aus dessen Ressourcen mit Ehrfurcht geschöpft werden sollte.

In unseren Breiten ist es der Kaffee, der nach jeder Mahlzeit angeboten wird. In vielen Gegenden Asiens ist es der grüne Tee, der jedes Essen beendet. In mehreren Regionen der Welt ist das Teetrinken zum Kult, in einigen sogar zur Religion geworden. Naturwissenschaftlich wurde das Phänomen längst überprüft - der Kultstatus des Tees besteht zurecht; er kommt keineswegs zufällig.

Geheimnis des grünen Tees

Grüner Tee regt die Magensäure und andere Verdauungssäfte an. Das ist seit Jahrtausenden bekannt. Die moderne Forschung hat darüber hinaus festgestellt, daß dieser Tee über biochemische Strukturen verfügt, die dem Alterungsprozeß entgegenwirken. Bei der Verdauung der Nahrung entweichen freie Radikale, aber der grüne Tee fängt sie sofort wie mit einem Netz ein und deaktiviert sie. Koffein dagegen besitzt diesen Radikal-Fangmechanismus nicht. Wer auf seine Gesundheit achten will, sollte also die Mahlzeit nicht mit Kaffee, sondern mit grünem Tee beschließen.

Frisches Obst

Man sollte aber auch probate Bräuche in Europa nicht zu gering schätzen. Oft wird hierzulande nach dem Essen frisches Obst gereicht. Wie Käse auch, soll Obst „den Magen verschließen", heißt es. Tatsächlich werden, wie wissenschaftlich nachgewiesen werden konnte, aberrante Elektronen von Bestandteilen frischen Obstes neutralisiert. Weintrauben und Äpfel vor allem, aber auch andere frische Obstsorten, enthalten Radikal-fangende Strukturen, die sich auf die geordneten Elektronenflüsse konzentrieren und die Schadenspotentiale im Verdauungstrakt entschärfen. „An apple a day keeps the doctor away", heißt es in den USA – und auch in unseren Breiten wurde die Sinnhaftigkeit dieser Volksweisheit längst erkannt. Erfreulicherweise bieten immer mehr Restaurants frisches Obst als Nachtisch an – eine Sitte, die sich beispielsweise in Italien schon längst etabliert hat.

Äpfel

Obst fängt aber nicht nur Radikale ein. Äpfel beispielsweise sind sehr reich an Zellulose. Diese, dem Holz verwandte chemische Verbindung kann nicht resorbiert werden. Sie durchwandert vielmehr den Darm so, wie sie zerkaut wird. Äpfel sind somit der ideale Ballaststoff, die schlackenarme Nahrungsstoffe im Darm vor sich hertreiben und damit den Stuhlgang normalisieren, diesen vielleicht sogar beschleunigen. Dieser „Treibeffekt" mag banal erscheinen – in Wirklichkeit ist er für unsere Gesundheit von größter Bedeutung. Manche Nahrungsmittel werden nämlich durch den Verdauungstrakt in Zwischenstufen zerlegt, die für die Darmzellen äußerst belastend sind. Diese Abbauprodukte können im Darm krebsartige Veränderungen hervorrufen und sollten daher schnellstens eliminiert werden. Äpfel und andere ballastreiche Nahrungsstoffe (etwa gewisse Naturkornprodukte) sorgen nun dafür, daß problematische Abbauprodukte nicht zu lange im Verdauungsbereich verweilen können und schnellstens abtransportiert werden.

Bewußt essen hilft, das Alter zu einem schönen Lebensabschnitt zu machen

Drei weitere Jungbrunnen: Soja, Weintrauben, Broccoli

Drei weitere Produkte sollten als wahre Naturschätze geachtet – und möglichst oft verwendet - werden: Soja, Weintrauben und Broccoli. Alle drei arbeiten dem Alterungsprozeß entgegen und beugen der Entstehung von Krankheiten vor.

Soja – eine Pflanze aus asiatischen Ländern – ist in unseren Breiten noch nicht sehr bekannt, auch wenn sie in Spezialitätenrestaurants immer öfter auf der Speisekarte angeführt wird. Da Soja ein sehr breites Wirkungsspektrum besitzt, sollte auf dieses Wunderwerk der Natur auch hierzulande verstärkt hingewiesen werden.

Brustkrebs

Zu den größten Herausforderungen der Medizin gehört derzeit der Brustkrebs. In dessen Bekämpfung werden Milliarden investiert – der Forschung ist aber bisher der große Durchbruch noch nicht gelungen. Etwa 8–10% aller Frauen erkranken in Europa und in den USA an Brustkrebs. In manchen Gegenden Asiens ist es nur 1%. Dieser Unterschied ist zu signifikant, als daß er mit statistischen Schwankungen erklärt werden könnte. Der Grund für die niedrige Krebsrate in diesen Teilen der Welt

Genistein

ist wahrscheinlich der Soja-Bestandteil Genistein, dessen Ähnlichkeit zu jenen Antiöstrogenen frappant ist, die zur Nachbehandlung des Brustkrebses eingesetzt werden. Auf Knochen und Blutfette reagiert dieses Genistein genauso wie das Östrogen; im Brustgewebe dagegen scheint es einen entgegengesetzten Effekt zu bewirken. Es steht fest, daß Soja den Cholesterinspiegel senkt und den Knochenaufbau verbessert.

Wahrscheinlich schützt es auch hormonabhängige Organe – etwa Brustdrüse und Prostata – über das enthaltene Genistein. Soja gilt daher zurecht als hochgeschätzter Radikal-Fänger, dessen gesundheitsfördernde Wirkung nicht genug oft gepriesen werden kann.

Soja enthält auch das Gamma-Tocopherol, eine besondere Form des Vitamin E. Diese Vitaminversion ist im normalen Alpha-Tocopherol, dem im

Handel erwerbbaren Vitamin E, nicht enthalten. Gamma-Tocopherol fängt das Peroxinitrit ab – ein besonders gefährliches freies Radikal, das ebenfalls beim Verdauungsvorgang entsteht. Peroxinitrit bildet sich überall dort, wo Stickstoffmonoxid im Spiel ist. Dieses Stickstoffmonoxid ist ein uraltes Molekül, das in unserem Körper zahlreiche Funktionen übernimmt. Es entsteht bei Stoffwechselreaktionen und bei der Verdauung bestimmter Speisen. Peroxinitrit kann die freien Radikale so negativ beeinflussen, daß die lebensnotwendige Kalorienzufuhr zu einer lebensbedrohenden Angelegenheit werden kann. Gefährliche Krebszellen können provoziert und mobilisiert werden – Soja wirkt diesem Mechanismus höchst effizient entgegen.

<small>Gamma-Tocopherol</small>

Mit gutem Grund kommt die Weintraube, eine der ältesten Kulturpflanzen der Menschheit, in der Molekularbiologie zu ganz neuen Ehren. Mit größter Überzeugung sollte daher gefordert werden, daß die – saisonal verfügbare – Weintraube bei keiner Mahlzeit fehlen sollte.

<small>Weintrauben sollten bei keiner Mahlzeit fehlen</small>

Die Schale dieser Frucht enthält das Reservatol, eine krebshemmende Substanz. Schalen, bekannt als Maische, waren die längste Zeit Wegwerfprodukte. Die naturwissenschaftliche Forschung förderte allerdings den unschätzbar hohen Wert dieses Bestandteils der Trauben zutage. Reservatol mobilisiert die körpereigenen Systeme, die den freien Radikalen entgegenwirken; und es arretiert darüber hinaus die verirrten Elektronen. Dieser Umstand macht Weintrauben zum idealen hocheffizienten Nahrungsmittelzusatz: Durch dieses Obst werden die beim Essen entstehenden freien Radikale fast sprichwörtlich im Keim erstickt. Die in den Schalen enthaltenen Enzyme stülpen sich wie eine Saugglocke über die herumirrenden Radikale und sorgen für deren Eliminierung. Und zusätzlich unterdrücken diese Schalen auch noch jene Stoffwechselvorgänge, die das Wuchern der Krebszellen bewirken.

<small>Reservatol</small>

Taxol

Die Wissenschaft entdeckt neuerdings immer mehr die Schätze, die von der Natur zur Krebsbekämpfung bereitgestellt sind. Neben der Weintraube wurde auch das Taxol als Antikrebsmittel erkannt. Taxol ist ein so wichtiges Produkt der Eibe, das – seiner Kostbarkeit wegen – mittlerweile sogar schon gentechnologisch produziert wird. Beim Reservatol der Weintraube steht möglicherweise eine ähnliche Entwicklung bevor.

Broccoli, das „Gemüse des Jahres 1993" (John Hopkins University, USA) ist ebenfalls ein außerordentliches Produkt der Natur. Daß Kohlgewächse gesundheitsfördernd sind, ist seit dem Mittelalter bekannt. Warum das aber so ist, konnte erst die moderne pharmakologische Forschung eruieren. Ihr ist es in den vergangenen Jahrzehnten gelungen, den gesundheitsstabilisierenden, das Altern

Kohlgewächse

bremsenden Effekt zu erkunden. Kohlgemüse baut Hormonrückstände ab, was seine durchschlagende Wirkung erklärt.

Schwere Folgen durch Hormonverdauung

Es ist nicht allgemein bekannt, daß auch die Hormone unseres Körpers verdaut und nach einiger Zeit mit dem Urin oder über den Stuhl eliminiert werden. Beim Abbau der Hormone entstehen – ähnlich wie bei den Speisen – Zwischenprodukte, die sich höchst eigenwillig entfalten und unterschiedlich lang in unserem Körper aufhalten können. Diese Auswirkungen sind vom Eierstock, wo ja die Muttersubstanz Östrogen hergestellt wird, nicht beabsichtigt. Es kommt zu einer Irritation, durch die bei der Umwandlung dieses Östrogens – neben einem harmlosen Stoffwechselprodukt – ein zusätzlicher Östrogenabkömmling entsteht. Dieser belastet die Zellen und regt die Blutgefäße an, sich zu teilen und beginnende bösartige Gewebe mit dem Blutkreislauf zu verbinden.

Dieser Vorgang kann ganz harmlos beginnen, aber tragisch enden: Hormone werden verdaut, sie bilden als Abbaustoffe zunächst unbedeutende Nebenprodukte, die aber nach einer gewissen Verweildauer im Darm ein Eigenleben entwickeln können, das bis zur Bösartigkeit ausufern kann. Gewebeteile werden übers Blut verschleppt und beginnen als Krebs zu wuchern. Das erklärt, warum Hormonstörungen an der Entstehung gewisser Krebsarten beteiligt sein können. Broccoli und die anderen Kohlgewächse unterdrücken nun ganz besonders ausgeprägt diesen hochgefährlichen Verdauungsweg bestimmter Hormone. Dieses Gemüse erlaubt nur den harmlosen Hormonabbau; die Hormonreste können also – ohne im Körper Schaden anzurichten – auf völlig gefahrlosem Weg den Körper verlassen. Broccoli-Kohl-Diät wird daher besonders dann empfohlen, wenn – etwa im Rahmen einer Menopausentherapie – Hormone zugeführt werden sollen.

Soja, Weintraube, Broccoli – Produkte der Natur, mit denen Gesundheit und Fitneß auch im Alter erhalten werden können. Ganz kurz soll aber auch das Zwiebelgemüse – vor allem der Knoblauch – erwähnt werden. Knoblauch ist ein unentwegter Bekämpfer gefährlicher Bakterien. Er ist ein natürliches Antibiotikum, das unangenehme Pilzerkrankungen in der weiblichen Scheide ebenso heilt, wie auch die Bakterien in vielen anderen Körperteilen zerstört.

Knoblauch

Der Knoblauch entspannt auch die Blutgefäße und steuert damit präventiv der Verkalkung entgegen – ein ideales Mittel gegen Gefäßkrankheiten. Auch die Haut beeinflußt dieses Naturprodukt in bester Weise. Denn durch den Knoblauch kann die Lebensdauer der Keratinozyten – der obersten Hautzellen – prolongiert werden. Knoblauch ist somit ein geradezu ideales „Anti-Aging"-Wirkstoff.

Am Rande soll auch noch die Folsäure erwähnt werden – eine Substanz, die besonders in der Hefe enthalten ist. Folsäure – auch in Tablettenform erhältlich – ist ein guter Nahrungsmittelzusatz, denn sie senkt den sogenannten Homocystein-Spiegel im Blut und verhindert dadurch die Gefäßverkalkung.

Folsäure

**Höchstes Gebot:
Flüssigkeitszufuhr**

So sehr zu empfehlen ist, bei der Kalorienzufuhr eher sparsam zu sein, sollten bei der Flüssigkeitsaufnahme keine Grenzen gesetzt werden. Nicht jedes Hungergefühl sollte mit Essen gestillt werden. Dagegen kann – mehr noch: soll – man dem Körper Flüssigkeit auch dann anbieten, wenn sich gerade kein Durstgefühl eingestellt hat.

Ideal sind Kräutertee und Mineralwasser. Auch deren Wirkungsweise wurde wissenschaftlich längst hinreichend beleuchtet. Die im Körper vorhandenen Zuckermoleküle neigen nämlich dazu, sich mit Proteinen zu verbinden. Mitunter ist das sogar sinnvoll, denn es stärkt die Eiweißmoleküle und verstärkt deren Eigenschaften. Wird aber die Verzuckerung der Aminosäure in zu großem Stil durchgeführt, leiden die Funktionen der hauptsächlich aus Peptiden zusammengesetzten Organe. Es kommt zu braunen Flecken auf der Haut – den sogenannten Altersflecken. Aber auch im Gehirn und anderen inneren Organen kann es zu Veränderungen kommen, die biochemisch dem Karamelisierungsprozeß des Zuckers entsprechen. Mit den Flecken allein ist es aber noch nicht getan. Durch das Erhitzen von Kohlenhydraten unter gleichzeitiger Anwesenheit von Aminoverbindungen bilden sich braune Zucker, die – als Süßspeise höchst schmackhaft – im Körper aber den Alterungsprozeß beschleunigen können. Diese Verbindungen von Kohlenhydraten mit Proteinen können zu einer Inaktivierung der Proteine führen. Solche gefährliche Verbindungen sind aber durch Wasser lösbar. Wird daher ausreichend Flüssigkeit getrunken, fördert das nicht nur die Nierenaktivität, sondern scheidet auch noch zusätzlich die schädlichen Eiweißverbindungen aus dem Körper aus.

**Flüssigkeiten spülen
Zuckerreste aus**

Idealer Sport gegen Radikale

EIN PLÄDOYER FÜR DAS GESUNDE MITTELMASS UND GEGEN DAS EXTREME

Jedem von uns ist das schon passiert: Aus der Zeitung oder vom Bildschirm schaut uns ein Sportler/eine Sportlerin entgegen und wir denken uns: „Ist der/die aber alt geworden". Alt im Gesicht – nicht an Lebensjahren!

Macht Sport alt?

Mit Recht stellt man sich danach die Frage, wie gesund denn Sport ist, ob er nicht eigentlich den Alterungsprozeß beschleunigt und warum das Gesicht eines Spitzensportlers oft bis zu einem Lebensjahrzehnt älter aussieht als es dem tatsächlichen biologischen Alter entspricht.

Hatte Winston Churchill recht, dessen Credo apodiktisch war: „Kein Sport!"? Oder stimmt gar das Sprichwort, das behauptet: „Sport ist Mord"?

Die Antwort auf diese oder ähnliche Fragen ist einfach: Kein Sport ist falsch; zuviel Sport ist fälscher; Extremsport – das Falscheste überhaupt. Richtig ist nur, was schon die alten Griechen als Postulat verkündeten: „Halte Maß!" Wie bei den Hormonen, den Medikamenten oder im Leben überhaupt, kommt es beim Sport auf die Dosis an. Extreme in die eine oder andere Richtung sind jedenfalls grundsätzlich von Übel. Eine Mutter, die dem Volksschulkind den Klavierunterricht einbleut, da sie ein Pianistenwunderkind als Karriereziel anpeilt, handelt ebenso falsch wie jemand, der einen Sportkrüppel heranzüchtet, dessen innere Befindlichkeit in vielen Fällen übrigens auch noch durch lädierte Gelenke, Bänder oder Knochen beeinträchtigt werden kann. Das Thema Sport ist zu sensibel, um einem falschen Ehrgeiz geopfert zu werden.

Halte Maß!

Was passiert beim Sport? Jede körperliche Betätigung ist mit einem Energiebedarf verbunden. Und jede Betätigung, die in Anstrengung

Sport bedeutet Energiebedarf

305

ausartet, etwa Sport, erfordert einen höheren Energieaufwand. Die bereits aufgezeigte „elektronische Pendelbewegung", also das Hin und Her der Elektronen durch den „Magneten" Sauerstoff, läuft zwangsläufig mit höherer Geschwindigkeit ab. Ohne dieses erhöhte Pendeltempo könnte sonst nicht die erforderliche Energie für sportliche Aktivität zur Verfügung gestellt werden. Durch höhere Geschwindigkeit und mehr Energie bilden sich – wie schon mehrmals erwähnt – auch mehr freie Radikale. Je mehr Energie freigesetzt wird umso mehr „verirren" sich solche Radikale in Regionen, wo sie – statt zu nutzen – nur Schaden anrichten. Sie belasten das Gewebe, sie zerstören das Kollagen der Haut – und hinterlassen bei ihrem Zerstörungswerk mitunter auch unübersehbare Spuren. Genau das erweckt auch den Eindruck, daß Spitzensportler schneller altern müssen als gleichaltrige Durchschnittssportler.

Extremsport produziert extrem viele Radikale

Andererseits aber heißt es doch, Sport sei gesund. Wie soll man diesen Widerspruch erklären?

Vom Gleichgewicht der sportlichen Auswirkungen

Im Laufe der Evolution haben biologische Systeme dazugelernt. Denn die ganze Menschheit wäre längst Opfer von Radikalen geworden, jede körperliche Betätigung würde ausschließlich nur negative Folgen haben. Mit der zusätzlichen Entstehung von Radikalen setzt nämlich der Körper während sportlicher Aktivitäten Mechanismen in Gang, die Elektronen zeitgerecht abfangen, bevor sie überhaupt Schäden anrichten können.

Vergleichbar ist dieser doch sehr erstaunliche Vorgang mit einem Vorwarnsystem. Es kommt das Codewort „Sport" ins Spiel – und schon weiß der Organismus, daß jetzt durch vermehrte Anstrengung bald freie Radikale in hohem Maße freigesetzt werden. Moderat ist Sport aber nur dann, wenn er in Maßen genossen wird. Extremsport kann im Extremfall zwar auch genossen werden, er ist aber dann nicht mehr moderat. Und bei Extremsport funktioniert dieser präventive Schutz – diese Abwehr von Radikalen – nicht mehr richtig. Das ist auch der Grund, warum Extremsport nur selten keine Spuren hinterläßt.

Die Evolution hat Vorsorge getroffen, um bei physischem Stress – Sport ist ein derartiger Stress – die dabei entstehenden freien Radikale zu eliminieren. Bei mäßiger – und nicht bei extremer! – sportlicher Aktivität entstehen nämlich ganze Systeme von Enzymen, deren vornehmliche Aufgabe es ist, die durch den Sport produzierten Radikale zu neutralisieren. Diese Enzyme wirken wie Grüner Tee: Sie saugen jene herumirrenden „feindlichen" Elektronen auf, noch ehe diese ihr Zerstörungswerk begonnen haben. Und das ist auch die Erklärung, warum in Maßen betriebener Sport so gesund ist: Er fördert die Durchblutung der Organe und eliminiert Radikale. Beides prolongiert die Gesundheit und beugt einem progressiven Alterungsprozeß vor. Die positive Schutzwirkung der Antistress-Enzyme hält übrigens auch dann noch an, wenn die sportliche Aktivität beendet ist. Läßt die Wirkung nach, kann sie durch körperliche Betätigung wieder aufgefrischt werden.

Enzyme schützen vor schweren Schäden

Mäßiges Training verbessert den Gesamtzustand des Muskelapparates und die Abwehr von Radikalen. Und das wiederum wirkt sich in fast allen, auch in den nicht-sportlichen Situationen des täglichen Lebens aus: Es gibt weniger Krankheiten, eine bessere Befindlichkeit und – vor allem – eine viel stärkere Immunabwehr.

Alles ist freilich eine Frage des Maßes. Zwingt man den Körper zu Höchstleistungen, verlangt man ihm also zuviel ab, dann reagiert er zwangsläufig mit der Entstehung von „feindlichen" Radikalen. Gleichzeitig ist er nicht in der Lage, die neutralisierenden Enzyme in ausreichender Menge zu produzieren – der Körper ist in diesen Extremzuständen viel zu sehr damit beschäftigt, die zum Spitzensport erforderliche Energie bereitzustellen.

Das Maß aller sportlichen Dinge

Sport kann vor Alterungsprozessen schützen

Beim Sport gelten daher die gleichen Grundsätze wie bei der Nahrung: Das goldene Mittelmaß ist wichtig und richtig. Wird dieses Maß – das übrigens durch wohlüberlegtes Aufbautraining gesteigert werden kann – eingehalten, dann überwiegt die Abwehr von Radikalen deren Produktion. Damit erweist man dem Körper einen guten, lebensverlängernden Dienst.

Die Frage kann daher ganz klar beantwortet werden: Sport ist gesund; viel Sport kann gesund, aber bei Übertreibung auch schädlich sein; und Extremsport ist auf jeden Fall zu vermeiden. Er kann sich nachhaltig System-zerstörend auswirken.

Trainingseffekte

Stichwort: Training. In den Archiven des österreichischen Sozialversicherungswesens wird ein geradezu unglaublicher Fall dokumentiert, der über das Wesen und die Kraft des Sports mehr aussagt, als noch so lange theoretische Abhandlungen.

Ein männlicher Patient wurde vor einiger Zeit mit einem schweren Herzversagen – Herzleistung: weit unter 20% – sterbenskrank in ein Spital eingeliefert. 52 Jahre alt, mit 50 Kilogramm Übergewicht und mit 40 Liter gestauten Wassers im Körper, schwer atmend, kaum noch mobil. Der ausgepowerte Körper war nur mit Mühe in der Lage, ebene Strecken zu bewältigen. Die paar Stufen ins Schlafzimmer seines Hauses waren bereits unüberwindbare Hindernisse. Der Herzmuskel war komplett erschlafft – die linke Herzkammer extrem vergrößert. Darüber hinaus wurde eine inoperable Verengung gleich mehrerer Herzkranzgefäße festgestellt.

Ein Beispiel, wie durch Sport der Herztod überwunden wurde

Ein klassischer Fall für eine Herztransplantation. Da jedoch der Gesamtzustand des Patienten desaströs, und darüber hinaus ein Spenderherz gerade nicht vorhanden war, konnte die Therapie nur mit konservativen Methoden in Angriff genommen werden. Medikamentöse Behandlung – ganz leichte Bewegungsübungen – strenge Diät – konsequente Entwässerung (durch entsprechende Medikamente). Nach zweimonatigem Spitals- und Rehabilitationsaufenthalt war der Patient um 48 Kilogramm leichter und im großen und ganzen so weit stabilisiert, daß er wieder normale Tätigkeiten des täglichen Lebens verrichten konnte. Seine Herzleistung konnte auf knapp über 20% gesteigert werden – zum Überleben genug, zum unbeschwerten Weiterleben bei weitem zu wenig.

Mit fachärztlicher Unterstützung und mit unbeugsamem Eigenwillen begann dieser Patient nun außerhalb der ärztlichen Permanenzüberwachung ein geradezu unglaubliches Survival-Programm. Zunächst schaffte er sich zuhause und im Büro je ein elektronisch gesteuertes Zimmerfahrrad an; dazu unendlich viel Fachliteratur über das Herz, die Blutfette, über die Wirkung sportlicher Aktivitäten und über das Zusammenwirken der biologischen Systeme; selbstverständlich auch über die Ernährung und deren Energieressourcen.

Und danach begann er mit einem Aufbautraining, das er sich – von Kardiologen extern überwacht – auf seine ganz spezifische Krankheitssituation zurechtschneiderte. Zuerst unternahm er – in der Früh und am Abend – den zaghaften Versuch, am Zimmerfahrrad einige Runden zu strampeln. Schon nach fünf Minuten explodierte die Herzfrequenz auf 170 Schläge pro Minute und der Schweiß quoll in Strömen aus den Poren. Selbstverständlich mußte diese Art körperlicher Betätigung nach wenigen Minuten abgebrochen werden – Sport wäre in diesem Fall tatsächlich Selbstmord gewesen.

Auf die Konsequenz kommt es an

Indessen ließ der Patient nicht locker. Beharrlich – konsequent und ohne Ausnahme zweimal täglich – steigerte er sein Trainingspensum in zaghaften Schritten um fünf Minuten. Erst als sein Puls die richtige Trainingsfrequenz von 135 Schlägen erreicht hatte, erhöhte er die Trainingszeit jeweils um weitere fünf Minuten. Und dies solange, bis aus dem einst zum Sterben vorbereiteten Patienten tatsächlich ein Spitzensportler wurde. Pro Tag ra-

Trainingspensum langsam steigern

Trainingsgrundsätze

delt er mittlerweile vier (!) Stunden (jeweils von 4 bis 6 Uhr früh – bei jeder Jahreszeit, sowie zwei weitere Stunden am Abend) am Zimmerfahrrad – und das mit einem Maximalpuls von 100 und nahezu ohne Anstrengung. Der Mann verliert täglich 800 Kilokalorien beim Sport und hält auch mit eiserner Disziplin sein Idealgewicht.

Sein Herzmuskel hat sich komplett erholt – die Herzleistung ist mittlerweile „grenzwertig normal". Die Stenosen – Verengungen der Herzkrankgefäße – konnten zwar durch diese Art der Betätigung nicht durchlässiger gemacht werden, der durchs Radeln entstehende große Sauerstoffbedarf hat aber rund um die verstopften Herzkranzgefäße ein ganzes System von umgehenden Ersatzgefäßen – quasi natürliche Bypässe – entstehen lassen.

Sport schuf neue Blutgefäße

Der Patient hat durch unglaubliche Eigendisziplin und Überlebenswillen sein eigenes Herz – und damit sein Leben – gerettet.

Sport – dieses Beispiel zeigt es – kann, richtig betrieben, auch Leben retten.

Dieses Beispiel zeigt aber auch, wie wichtig jede Art körperlicher Betätigung ist und wie lebensverlängernd sie sein kann. Es müssen nur einige Grundsätze beachtet werden:

- Ausdauer ist gesünder als Leistung. Es ist also besser, längere Zeit auf leicht steigender Strecke (am Zimmerfahrrad: mit niedrigerer Watt-Zahl) zu radeln, als kürzere Zeit auf extremer Steigung.

- Anstrengung ist absolut verboten. Noch ehe der Körper an die Grenze der Überforderung kommt, sollte die Leistung reduziert – oder überhaupt beendet – werden.

135 Pulsschläge pro Minute

- Die Herzfrequenz (meßbar mit einem Pulsar) sollte im Trainings-Mittelwert 135 Schläge pro Minute nicht übersteigen. Wird sie übersteigen, sollte sofort die Leistung reduziert werden. Wird sie unterschritten, kann – ohne die Grenze zur

Überanstrengung zu erreichen – die Leistung zaghaft wieder gesteigert werden.
- Das Training sollte langsam begonnen und langsam gesteigert werden. Für unzureichend Trainierte ist es keine Schande, rechtzeitig aufzuhören. Fatal wäre es, nicht aufzuhören und – obwohl der Körper nahe am Breakdown ist – aus falsch verstandenem Ehrgeiz weiterzumachen.
- Für Sportanfänger sind 20 Minuten Anfangstrainingszeit am Tag bereits sehr viel. Steigerungsstufen sollten nicht mehr als 5 Minuten betragen. Endziel sollte sein, daß dreimal wöchentlich je 20 Minuten lang Sport betrieben wird.

20 Minuten Sport pro Tag

- Vor Beginn sportlicher Aktivität sollte ein Kardiologe befragt und eine Untersuchung vorgenommen werden. Erfahrungsgemäß ist eine „normale" EKG-Untersuchung (das sogenannte „Ruhe-EKG") zu wenig aussagekräftig. Ein Belastungs-EKG (Messung der Herzströme unter steigender Belastung auf einem ergonometrischem Fahrrad), durchgeführt unter fachärztlicher Leitung (Kardiologe), fördert mit hoher Wahrscheinlichkeit vorhandene und sportausschließende Risiken zutage.
- Sport ist gut, Spitzensport muß nicht sein, kann aber nach gezieltem Training erreicht werden. Extremsport ist für durchschnittlich trainierte Menschen schlecht.
- Sport hat auch eine gewisse Lust-Komponente. Wer sich danach nicht wohl fühlt und davor schon gestresst und mit wenig Begeisterung ans Werk geht, sollte besser auf Sport verzichten.

Sport verlängert das Leben

- Wenn der Körper durch Training behutsam auf höhere Touren getrimmt wird, darf er nicht den von außen auf ihn einwirkenden – daher zusätzlichen, kontraproduktiven – Radikalen ausgesetzt werden.

Kontraproduktive Radikale

Konkret: Die durch das Training entstehenden freien Elektronen dürfen nicht durch Radikale überlagert werden, die vom Abwehrsystem nicht mehr egalisiert werden können.

Intensive Sonnenbestrahlung ist extrem gefährlich. Durch die UV-Strahlung wird die Produktion von Radikalen beschleunigt. Körperliche Belastung sollte daher niemals unter praller Sonne erfolgen – die Doppelexposition (Belastung durch Sport und die von außen beschleunigte Bildung von Radikalen) – kann mitunter zum körperlichen Zusammenbruch führen.

Verständlicherweise vertragen sich auch Alkohol und Nikotin nicht mit Sport – beide Suchtgifte sind extrem Radikal-fördernd. Es ist also hochgefährlich, unmittelbar nach einer Anstrengung die Lungenbläschen mit den Radikalen einer Zigarette zu überfluten und möglicherweise dazu auch noch ein Glas Schnaps zu trinken. Bei solchen Extrembelastungen können mitunter auch lebensgefährdende Situationen entstehen.

Lang lebende Arten – darunter auch der Mensch – zeichnen sich durch eine höhere Konzentration an Radikale-neutralisierenden Enzymen aus, die bei gleichzeitiger sportlicher Betätigung positiv stimuliert werden können. Richtig praktizierter Sport kann daher ohne Überschätzung in die Liste jener Maßnahmen und Interventionen eingereiht werden, die der Gesundheit im allgemeinen und der Gesundheit im Alter im besonderen dienen und die daher als lebensverlängernd bezeichnet werden können.

Durch gezielte Maßnahmen läßt sich die Enzym-Induktion übrigens auch noch verbessern. Jene Elektronen-Fangmechanismen, die durch den Sport vermehrt gebildet werden, benötigen gewisse Spurenelemente zu ihrer völligen Entfaltung – etwa das Selen. Das aber ist in der natürlichen Umgebung in unseren Breiten nicht immer in ausreichender Menge vorhanden. Selen potenziert die Bildung von Radikal-Fangenzymen. Fehlt es dem Körper, dann kann überhaupt kein Sport diese lebensver-

Beim Sport sollen UV-Strahlen gemieden werden

Sport und Drogen – extrem gefährlich für den Körper

längernden Enzyme vermehren. Es ist daher sinnvoll, dem Körper Selen in Form eines Spurenelementepräparates – als Trinkampulle – zuzuführen. Gleiches gilt für das Element Zink, das ebenfalls Bestandteil vieler Radikale-neutralisierender Enzymsysteme ist.

Selen, Zink und Carnitin als Trinkampullen

Ganz wichtig ist auch das Carnitin. Dieser Wirkstoff – dem Körper wird er ebenfalls als Trinkampulle zugeführt – beschleunigt die Fettverwertung. Denn bekanntlich benötigt körperliche Aktivität sehr viel Energie. Und diese Energie beziehen die zellulären Kraftwerke des Körpers hauptsächlich aus den Fettsäuren. Allerdings müssen diese Energieträger von den Fettzellen in die Mitochondrien transportiert werden. Mitochondrien sind die Kraftwerke des Körpers, der Tummelplatz energiespendender Elektronen und der Ort des Körpers, aus dem zeitweise viele dieser Elektronen entweichen können. Wenn nun die Energie aus den Fettzellen in diese Kraftwerke umgeleitet werden muß, müssen nicht ganz unproblematische Wege beschritten werden. Schließlich gilt es, möglichst viel an positiver Energie und möglichst wenig an schädlichen Radikalen zu produzieren. Die Fette benötigen daher einen „Boten" – das Carnitin. Dieses Carnitin garantiert den Fettzellen, daß sie dort ankommen, wo sie gebraucht werden – nämlich in den Mitochondrien. Und wenn Sport betrieben wird, dann muß der Fettsäuretransport in ganz besonderem Maße sichergestellt werden. Und dies geschieht durch Carnitin.

Carnitin geleitet Fettsäuren in die Mitochondrien

Sportliche Betätigung sollte daher durch Carnitin-Ampullen ergänzt werden. Es ergeben sich dadurch keine schädlichen Nebeneffekte, sondern nur positive Wirkungen. Dieser Stoff potenziert somit in optimaler Weise die positiven Wirkungen der Radikale-vernichtenden Enzyme.

> Carnitin verbessert die Energieverwertung

Von der Kraft der Sonne

Sehr lange schon lag das Blatt Papier am Fensterbrett. Wochenlang – vielleicht sogar Monate. Zuerst wurde das weiße Blatt grau, dann hellgelb, zuletzt braun. Es verwarf sich, wölbte sich auf und wurde spröde. Dann zerbröselte es.

Unter dem Einfluß des Lichts vergilbte dieses Blatt Papier. Es alterte, bis es zerstört wurde. Soviel zum Stichwort Sonne.

Und soviel auch zum Paradoxon des Lichtes. Denn Sonne und Licht stehen gleichermaßen am Beginn wie auch am Ende des Lebens – sie sind Teil der Schöpfung und der Zerstörung. Sie sind Energie, die das Leben braucht, und auch jene Energie, die das Leben nimmt. Anfang und Ende – Geburt und Tod. Aber auch alles das, was dazwischen ist: Wachstum, Gesundheit, Krankheit, Regelmäßigkeit, Unregelmäßigkeit, Schlaf und Nichtschlaf. Licht und Sonne dominieren die Schöpfung – und erst recht die biologischen Vorgänge.

Sonne: Schöpfung und Zerstörung

Die Sonne bringt den Fluß der Elektronen zum Strömen. Die Zellen erzeugen aus Kohlenstoffverbindungen – den Grundsubstanzen der Nahrung ? Wasser und Energie. Eine gewaltige, eine geniale Leistung.

Sie hat freilich ihren Preis. Denn bei diesem Umwandlungsprozeß entstehen „freie Elektronen" – jene „Radikale" also, die den geordneten Bahnen entfliehen.

Radikale wirken zerstörend und gleichzeitig sind sie Teil jenes scheinbaren Widerspruchs, der das Leben bestimmt: daß aus der Sonne Schöpfung und Zerstörung kommt.

Sonne, Wasser, Energie

Am Beginn der biologischen Welt war alles ganz anders. Aus dem Energiereservoir Sonne und aus dem vorhandenen Wasser entstanden jene Kohlenstoffverbindungen, aus denen Zellen Energie gewinnen konnten. Tiere machten sich das umgekehrte Prinzip zunutze: Sie stellten aus Kohlenstoffverbindungen Wasser und Energie her.

Alles in allem ist das auch der Kreislauf der Schöpfung: Aus Sonnenenergie und Wasser wurden Kohlenstoffe synthetisiert, aus denen sich wieder Energie und Wasser gewinnen ließ. Dieser Circulus könnte nun in einer endlosen Schleife ideal die Ewigkeit durchmessen, gäbe es diese bösen und heimtückischen verirrten Elektronen nicht. Seit jeher wurde also die heile Welt der Schöpfung durch die unheilstiftenden Radikale gestört. Sie waren – und sind – eine Belastung für das Leben; echte Störenfriede und Revoluzzer, die auf Zerstörung programmiert sind.

Pflanzen haben daher schon frühzeitig begonnen, sich mit Abwehrmechanismen gegen diese Radikale zu schützen. Indirekt profitiert auch der Mensch von diesem System: In Obst und Gemüse sind die Radikal-Fänger der Pflanzen eingebaut, die auch uns so wirksam vor körpereigenen Radikalen schützen. Am Beginn der irdischen Welt haben sich Pflanzen jene Schutzmechanismen angeeignet, die uns Menschen bis ans Ende der irdischen Welt vor den Gefahren durch die Radikale schützen sollen. Diese entstanden (und entstehen) aus der UV-Bestrahlung der Sonne, wodurch sich eine geradezu kuriose Situation ergibt: Der Mensch, der mit größtmöglicher Beharrlichkeit die Welt zu zerstören sucht, bedient sich der pflanzlichen Abwehrmechanismen, um sich vor den Schäden aus der Sonne zu schützen.

Auch Pflanzen schützen sich mit Vitaminen

Und wie ausgeprägt diese Beschädigungen sein können, beweist das vergilbende Blatt Papier – es wird von der Sonne zerstört.

Noch einmal das Paradoxon: Sonne und Nahrung sind – jede auf ihre Weise – Lebensspender, wenn sie mit Maß und Ziel genossen werden. Im Übermaß konsumiert, tragen sie den Keim des Todes in sich, denn sie produzieren die hochgefährlichen Radikale.

Unser Körper macht sich nun die widersprüchlichen Eigenschaften des Lichtes zunutze und

Sonne und Vitamin D

schöpft – ähnlich den Schutzmechanismen der Pflanze – aus ihm die Kraft zur Eigenbildung von Abwehrstoffen. Die UV-Strahlung der Sonne erzeugt in unserer Haut einen Stoff, der Gefahren abwendet – das Vitamin D.

Dieses Vitamin wird durch die Sonneneinstrahlung so aktiviert, daß es den Mineralgehalt des Knochens verbessert und daher gegen Knochenschwund wirksam ist. Außerdem stärkt es indirekt die Immunabwehr, indem es eine Schwächung des Abwehrsystems verhindert. Und vor Hautalterung schützt es obendrein, weil es die Regeneration der Haut bewirkt. Das also zur positiven Kraft aus der Sonne.

Durch den Stress des UV-Lichtes bräunt die Haut

Negativ dagegen ist, daß die UV-Bestrahlung den Körper unter gewaltigen Stress setzt. Der Körper wehrt sich ganz energisch dagegen. Vom UV-Licht provoziert, werden in der Haut Pigmentstoffe synthetisiert, die zunächst die Haut wie einen Schutzschild umgeben. Die Melanozyten bilden nämlich jenes braune Pigment, das die „gesunde Bräune" auf der Körperoberfläche bewirkt. In Wirklichkeit ist dieses Pigment nichts anderes als ein Schutzschild, der den Körper vor weiterer UV-Belastung bewahren soll. Die elegante, braune Körperfarbe ist in Wirklichkeit ein Stress-Signal des Körpers. An der Pigmentbildung ist das Stresshormon Proopiomelanocortin mitbeteiligt. Dieses regt die Hirnanhangdrüse zur Pigmentbildung an und die Haut reagiert mit der Brauneinfärbung.

Setzt man die Haut zu lange der UV-Strahlung aus, bricht der Schutzschild zusammen. Die Hautschichten werden regelrecht verbrannt. Und selbstverständlich werden jede Menge freier Radikale erzeugt, die zerstörend wirken können.

Sonnengebräunte Körper sind möglicherweise schön – aber die Folge einer gewaltigen und nicht ganz ungefährlichen Stressabwicklung.

Sport ist Stress, Sonne ist Stress – wie stressig muß dann eigentlich der Sport unter praller Sonne sein?

Nikotin, UV-Strahlen und Sport sind Gegner

Antwort: Enorm. Sport – wie auch jede andere körperliche Anstrengung – und Sonne vertragen sich nicht. Beides sind Radikal-Spender und durch beides wird die Produktion freier Elektronen beschleunigt. Es kommt dabei zu einem Kumulierungseffekt, der mitunter auch noch durch das Rauchen einer Zigarette, dies möglicherweise auch noch unter intensiver Sonneneinstrahlung, potenziert wird.

Die Kombination Sport, Sonne, Nikotin ist eine Frontalattacke auf den Körper. Es kommt zu gefährlichen Hautschäden – was mitunter noch das geringste aller Übel sein kann. Gar nicht so selten passiert es aber auch, daß der bestens trainierte Tennisspieler, der den muskelstrotzenden Körper der prallen Sonne zur Bräunung darbietet, ganz plötzlich zusammenbricht, noch einen Seufzer macht und tot ist.

Beim Begräbnis wird dann das Schicksal gescholten: Er war ja doch noch ein so junger Mensch – Er hat doch erst kürzlich einen Gesundheitscheck so toll bestanden – Er hat doch soviel Sport betrieben – Er hat ja immer so gesund gelebt und gegessen – etc., etc.

Exzessives Leben – früher Tod

„Wieso mußte ausgerechnet dieser Mensch so ganz unerwartet sterben?"

Ganz einfach: Er hat die Wirkung der vermehrt gebildeten Radikale unterschätzt und wurde Opfer vorhersehbarer Umstände. Er ist gewissermaßen als Extremnarziß dahingegangen: ideales Gewicht, sportlich topfit, tief gebräunt – aber tot.

Radikale können töten

Apropos: Die Hautalterung ist das häufigste Symptom einer verstärkten Sonnenexposition. Bei übermäßiger UV-Einstrahlung entstehen nämlich nicht nur die stressbedingten Pigmentkörner. Es können sich auch die Blutgefäße extrem erweitern, wodurch die Oberhaut unregelmäßig verändert wird. Diese Veränderungen – vor allem im Gesicht – vermitteln den Eindruck des Alterns. Die gefährliche UV-Strahlung der Sonne dringt dabei in die Haut ein und beschädigt das darunter liegende Kollagen (Bindegewebe). Die Folgen sind eine kaum noch reparierbare Bindegewebsschwäche und Falten. Faltige Haut findet sich überall dort, wo zuvor starke Sonnenbestrahlung das Organ jahrelang strapaziert hat und damit das Zerstörungswerk begonnen wurde.

UV-Strahlen zerstören das Kollagen

Die Sonne, in Maßen genossen, sollte als Therapeutikum nicht unterschätzt werden. Sie regt die Radikal-fangenden Enzyme in der Haut an, ihre Schutzfunktionen wahrzunehmen. Unterstützt werden kann dieser Schutzmechanismus durch Vitamine und Spurenelemente. Am wichtigsten dabei ist das Vitamin E, das den freien Radikalen des Körpers – auch denen der Haut – optimalen Widerstand entgegensetzt. Vitamin E schützt die Haut vor jenen Elektronen, die durch übermäßige UV-Einstrahlung freigesetzt werden. Vitamin E schützt aber auch sonst den Körper – vor allem das Herz – vor vielen Schäden. 400mg Vitamin E, als tägliche Tablette eingenommen, ist ein idealer Wirkstoff gegen das Altern.

Vitamine und Spurenelemente

Aber auch die Linolsäure – Hauptbestandteil des Fischöls – schützt vor intensiver Sonnenbelastung. Schon eine leichte Rötung der Haut kann ganze Kaskaden entzündungsähnlicher Symptome auslösen.

Fischöl

Das Fischöl kann solche strahlungsbedingten Entzündungszustände verhindern, oder – wenn die Schäden bereits eingetreten sind – deren Auswirkungen vermindern. In vielen Fällen hat der Sonnenbrand aber schon schlimme Ausmaße angenommen. Ist die oberste Hautschicht einmal zerstört, dann kann sie medizinisch nur noch teilweise regeneriert werden. Dies geschieht durch die Fruchtsäure und durch Vitamin-A-Derivate.

Die Regeneration der Haut

Die Fruchtsäure wird aus Zuckerrohr, Weintrauben, vor allem aber aus Zitrusfrüchten gewonnen. Der schon in der Antike bekannte Wirkstoff wird in einer Konzentration von 5–10% gefahrlos auf die beschädigte Haut aufgetragen. Das führt zwar zu einer leichten Rötung, aber zu einer besseren Durchblutung. Dabei löst sich die Kittsubstanz der obersten Hautschicht und mit ihr auch der Hauptteil der starken Pigmenteinlagerungen. Kombiniert man die Fruchtsäurebehandlung mit einer Östrogentherapie, kann gleichzeitig die Regenerationsfähigkeit der von der obersten Hornschicht befreiten Haut verstärkt werden. Höhere Fruchtsäurekonzentrationen dürfen nur unter ärztlicher Aufsicht therapeutisch eingesetzt werden.

Die Hautcreme der Antike

Dermatologen wenden bei der alternden Haut auch mit großem Erfolg eine Vitamin-A-Behandlung an. Wie bei einer Fruchtsäuretherapie wird auch damit die oberste Hautschicht eliminiert und die Hautregeneration begünstigt. Zusätzlich aber verhindert dieses Vitamin ein ungeordnetes Zellwachstum der Hautschichten. Dieses „Ordnen" der Zellregionen erschwert ebenfalls das Altern der Haut.

Vitamin A

Die Bewegungstherapie

Das Altern und seine Begleiterscheinungen sind längst Gegenstand zahlreicher Wissenschaften. Die Forschung hat vier grundsätzliche Methoden ermittelt, mit denen der Alterungsprozeß verlangsamt und dessen unangenehme Begleiterscheinungen hinausgezögert werden können:

- Ausgleichen von Hormondefiziten,
- Schutz vor freien Radikalen;
- hochwertige, aber restriktive Ernährung; und
- sportliche Aktivität.

Sport ist ein außergewöhnliches Breitbandtherapeutikum gegen das Altern. Es verbessert die Zu-

Das Positive des Sports

fuhr von Sauerstoff in die Zellen, ermöglicht und beschleunigt den Abtransport von Schadstoffen und er hält auch die Blutgefäße sauber. Regelmäßig betriebener Sport fördert die Verdauung und normalisiert den Stuhlgang. Er reduziert das Cholesterin und mobilisiert in physiologischer Weise Triglyzeride aus den Fettzellen. Nicht nur. Nicht zu unterschätzen ist die Wirkung einer Sporttherapie auch auf die nervliche und seelische Ausgeglichenheit. Depressive Verstimmungen, Ängstlichkeit und sogar Panikattacken können durch regelmäßigen Sport günstig beeinflußt werden.

Sport verlangsamt das Altern

Warum? Was passiert eigentlich bei sportlicher Betätigung im Körper? Welche Effekte werden mit welcher Wirkung ausgelöst?

Forcierte Bewegung – Sport, handwerkliche Tätigkeiten oder Ähnliches – löst im Herz-Kreislaufsystem zunächst ein faszinierendes Phänomen aus: Das durch die Anstrengung verstärkt an der Gefäßinnenwand vorbeistreichende Blut regt durch seine Scherkräfte die Gefäßauskleidung an, das Stickstoffmonoxid zu bilden. Dieses Gas ist bekannt dafür, daß es die Durchblutung des Herzens verbessert. Je konsequenter der Sport, desto höher der Druck, mit dem das Blut an der Innenseite der Gefäße vorangepreßt wird. Je größer die Reibung, desto größer die Scherkräfte. Und je stärker diese Kräfte, desto mehr Stickstoffmonoxid wird freigesetzt. Herzkranzgefäßpatienten nehmen deshalb Nitropräparate zu sich, weil aus ihnen das gleiche Stickstoffmonoxid abgespalten wird, das der Körper selbst beim Sport bildet. Sport hat demnach den gleichen Effekt wie eine Therapie mit durchblutungssteigernden Herzkranzgefäßmedikamenten.

Sport setzt in den Gefäßen ein segensreiches Gas frei

Gefährdete Koronarpatienten mit Risikobewußtsein tragen stets einen Nitroglycerin-Pumpspray bei sich. Kündigt sich ein koronares Problem an, wird dieser Spray unterhalb der Zunge auf die Mundschleimhaut gepumpt, was zu einer schockartigen Weiterung verstopfter (stenosierter) Gefäße führt.

Der Vorgang ist der gleiche wie beim Sport – nur viel abrupter: Stickstoffmonoxid wird freigesetzt und die Gefäße werden gedehnt. Durch den Nitrospray kann somit ein Herzinfarkt verhindert oder das traumatische Erlebnis eines Angina pectoris-Anfalls gemildert werden.

Sport tut also den Gefäßen, vor allem dem Herzen und der Lunge gut.

Gleichzeitig setzt er – gleichmäßig, aber nicht extrem betrieben – das Beta-Endorphin frei. Dieser Stoff, ein körpereigenes Morphium, wirkt im Gehirn und sorgt für seelisches und psychisches Wohlbefinden.

Sport hebt die Stimmung

Die durch Sport freigesetzten Endorphine sind vor allem den Sportlern in ihrer Wirkungsweise bestens bekannt. Denn sie sind jene Wirkstoffe, mit deren Hilfe „der innere Schweinehund" – ein dem Sportler wohlbekannter Effekt – überwunden wird. Sport ist zunächst Überwindungssache. In den ersten Minuten einer ernstzunehmenden körperlichen Betätigung – Treten am Zimmerfahrrad, Laufen, Krafttraining, was sonst auch immer – fallen jedem Sportler tausend Gründe ein, warum der Körper momentan an Überlastung zu kollabieren droht. Das Gefühl, schon nach wenigen Minuten „aufzuhören" dominiert diese Phase der Aktivität. Fast jeder Sportler überwindet aber mit Anstand diese destruktive Empfindung. Der „innere Schweinehund" – das „Aufgeben" – wird überwunden. Und schon danach – meist nach 10 bis 20 Minuten – werden die Endorphine freigesetzt. Sie bewirken ein erstaunliches Glücksgefühl, minimieren die Auswirkungen der Anstrengung und machen den Sport zum schönen Erlebnis.

Sport setzt körpereigenes Morphium frei

Daß der Sport auch das Immunsystem verstärkt, dürfte übrigens auch über zentral freigesetzte Botenstoffe des Gehirns ablaufen und mit Beta-Endorphin in Zusammenhang stehen.

Sport ist mit Schweiß verbunden. Und eben dieser Ausscheidungsstoff wird in jüngster Zeit von

Schwitzen stärkt das Immunsystem

der Wissenschaft ganz besonders ernst genommen. Schweiß steigert – das ist mittlerweile erwiesen – die Immunkraft. Warum, ist zwar noch nicht restlos geklärt, wohl aber steht fest, daß durch ihn jede Menge körpereigener Abwehrstoffe (immunologischer Faktoren) mobilisiert werden, die ihrerseits das Immunsystem stärken. Körperliche Anstrengung erhöht die Temperatur. Die Haut reagiert durch vermehrte Schweißbildung und die wiederum sorgt für die Balance der Körpertemperatur.

Noch einmal aber der warnende Hinweis: Sport erfordert Energie und Energie provoziert die Bildung freier Radikale. Gleichzeitig aber steigt auch die Zahl jener Enzyme, mit denen die Radikale neutralisiert werden können. Fachleute bezeichnen diese Anti-Radikale übrigens als „Skavanger-Enzyme". Um diese zu Höchstleistungen herauszufordern, sollten Selen, Magnesium und Carnitin zugeführt werden. Sie alle (Selen und Carnitin als Trinkampulle, Magnesium als Granulat) stärken das Abwehrsystem, in dem sie die Scavenger-Enzyme optimal unterstützen.

Biologische Membranen gegen Radikale

Die Membrantherapie

Das geklonte Schaf Dolly war ein Segen für die Wissenschaft. An diesem Tier konnten vorhandene Forschungen geprüft, Theorien untermauert und ganz neue Erkenntnisse am lebenden Beispiel demonstriert werden.

Dolly hat – unter anderem – die wissenschaftliche Hypothese gefestigt, daß nicht so sehr das Genom – das gesamte Erbgut – für das Altern des Menschen verantwortlich ist, sondern daß es die Mitochondrien – die Kraftwerke unserer Zellen – sind. Beim Experiment Dolly wurde einer embryonalen Zelle, deren eigener Kern zuvor entfernt worden war, ein alter Zellkern injiziert. Geblieben sind die Mitochondrien als embryonales Energiezentrum der Eizelle. Dies erklärt wahrscheinlich das Phänomen, wie aus altem DNA-Material ein neues Individuum entstehen konnte. Hätte man auch den hochsensiblen und leicht alternden Energietransformator eines erwachsenen Tieres in diese Zelle übertragen, wäre das Experiment wahrscheinlich mißlungen.

Die Mitochondrien bergen das eigentliche Geheimnis des Lebens. In ihnen werden unentwegt Elektronen in Energie umgewandelt und letztlich wird nur dadurch das gesamte biologische System am Leben erhalten.

Mitochondrien entscheiden über das Altern

Elektronen und Energie lassen sich aber nicht hundertprozentig in diese Mitochondrien einschleusen. Diese quirligen Partikel sind ständig in Bewegung, verlassen immer wieder ihre vorgesehenen Routen (indem sie sich ganz einfach davonstehlen) und verändern so ihre unmittelbare Umgebung. Mit hoher Wahrscheinlichkeit entscheidet die Funktionsfähigkeit dieser winzigen Kraftwerke in den Zellen über Gesundheit oder Krankheit. Tagtäglich wird auch wissenschaftlich untermauert, daß die entweichenden herumirrenden Elektronen – die „freien Radikale" – von entscheidender Bedeutung für das Alterungsgeschehen sind.

Die Mitochondrien muß man sich wie eine kleine Batterie vorstellen, bei der zwischen einem Membransystem Spannung erzeugt wird. Die Elektronen springen pendelartig zwischen diesen Membranen hin und her. Dabei wird Energie frei und durch diese Energie entsteht Leben.

Mitochondrien sind die Kraftwerke unserer Zellen

Genau genommen entscheiden ganz feine Häutchen – die Membranen – über das Energiereservoir. Und schon die winzigste Veränderung an diesem Membransystem kann Krankheiten auslösen. Jüngste Forschungen beweisen, daß dieses mitochondriale Membransystem weit mehr in den Alterungs- und Krankheitsprozeß involviert ist als man dies in der Vergangenheit glaubte.

Die Membranen der Mitochondrien

Ändert sich im Laufe des Lebens die Zusammensetzung dieser mitochondrialen Membran, so ist die Pendelbewegung der Elektronen nicht mehr gewährleistet. Die „Lebensenergie" – im wörtlichen

Sinn – wird defizitär. Die „biologische Membran" ist nicht mehr voll funktionsfähig.

In der Altersforschung wendet man sich daher immer mehr einer neuen Behandlungsform zu – der Membrantherapie.

Die Energie der Zellen hängt von den Membranen der Mitochondrien ab

Dieser vorgelagert ist die Membranforschung. Mittlerweile ist bekannt, daß diese unscheinbare Lebensmembran aus einer inneren und einer äußeren Schicht besteht. Das Innere ist mit Fettpartikeln gefüllt, während die äußeren Begrenzungen aus wasserfreundlichen Molekülen geformt sind. Die Zusammensetzung der mitochondrialen Membran entscheidet nun, ob Elektronen oder Protonen in die entsprechende Richtung durchwandern, oder ob freie Elektronen an irgendeiner Stelle entweichen können. Ist das Membrangefüge an irgendeiner Stelle des „Kraftwerkes" leck, dann werden die entweichenden Elektronen zu freien Radikalen, die – nachdem sie die vorgegebenen Routen verlassen haben – das umliegende Gewebe zerstören. Ist dagegen die Membran nicht porös und/oder schwer durchgängig, dann kann der normale Elektronenaustausch nicht, oder nur sehr stark reduziert, stattfinden. Die für das Leben notwendige Energie kann daher nicht mehr im ausreichendem Maß erzeugt werden. Zur Aufrechterhaltung der Zellenergie sind daher Membranen von ausgereiftem Mittelmaß erforderlich. Nicht zu durchlässig und auch nicht zu porös muß und darf daher die ideale Konsistenz einer mitochondrialen Membran sein. Gesteuert wird die Membrankonsistenz (die Zusammensetzung der Membranen) durch einen ausgewogenen Einbau von Cholesterin und Phospholipiden. Das Cholesterin stabilisiert die äußere Umgrenzung der Membran, die Phospholipide erleichtern den Elekronendurchfluß.

Cholesterin, Phospholipid

Die Zusammensetzung dieser Membran ändert sich im Laufe des Lebens. Der Cholesteringehalt nimmt zu, die Elektronen-Pendelbewegung nimmt ab. Dafür entstehen kleine Porositäten, durch die dann die in ihrer Bewegung eingeschränkten Elektronen entweichen.

Durch diätetische Maßnahmen können nun die Bestandteile dieser lebenswichtigen mitochondrialen Membran beeinflußt und modifiziert werden. Ein jugendlicher Balancezustand läßt sich natürlich im Alter nicht mehr erzielen – Verbesserungen sind aber möglich.

Vor allem ist es die Alpha-Linolsäure, die als Nahrungsmittelzusatz mit dem Essen dem Körper zugeführt werden kann. Kombiniert mit weiteren Medikamenten – dem Phosphatidyl-Cholin – üben sie auf die Mitochondrien einen verjüngenden Effekt aus. Sie optimieren die Übertragungsmoleküle der Elektronen und verbessern den geregelten Verkehr der energiegeladenen Moleküle.

Bestandteile der Mitochondrien

Über Umwege ist in diese Vorgänge übrigens auch das Gelbkörperhormon Progesteron involviert. Die Alpha-Linolsäure, die für die erforderliche Elastizität der Membranen sorgt, kann nämlich leicht in eine andere Verbindung – die sogenannten Arachidonsäure – umgewandelt werden. Die wiederum ist Ausgangssubstanz der Prostaglandine, die umfangreiche Entzündungsreaktionen auslösen können. Muß der Körper aus irgendwelchen Gründen mit Entzündungen reagieren, dann tut er das, sehr oft sogar überschießend, auf Kosten der Alpha-Linolsäure. Das Progesteron wiederum hemmt die Umwandlung in Prostaglandine und verhindert damit das Absinken der für die Elastizität der Mitochondrien so wichtigen Alpha-Linolsäure. Indirekt steuert also auch das Gelbkörperhormon dem Alterungsprozeß der mitochondrialen Membran entgegen.

Das Gelbkörperhormon beeinflußt die Mitochondrien

Aber auch der Weg ist das Ziel. Die Membran der Mitochondrien besitzt noch einen zweiten Bestandteil. Es sind dies jene kleinen Vehikel, über die die Elektronen auf den Straßen der Phospholipide ihre energiespendenden Pendelbewegungen ausführen. Das Co-Enzym Q ist das bekannteste

Co-Enzym Q

"biochemische Auto", das Elektronen von einer Verbindung übernimmt, auf eine andere überträgt und dadurch Energie erzeugt. Nimmt das Co-Enzym Q ab, wird die Mitochondrienfunktion eingeschränkt. Co-Enzym Q sollte daher – wie die Alpha-Linolsäure – diätetisch zugeführt werden. Und steigt man noch tiefer hinein in die Geheimnisse der körpereigenen Kraftwerke, stößt man auf die Cytochrom-C-Oxidase (C-C-O). Auch das ist ein wichtiges Vehikel, mit dem Elektronen in den Mitochondrien herumpendeln. Über die Cytochrom-C-Oxidase werden die freien Elektronen an ihrem Bestimmungsbahnhof – dem freien Sauerstoff – abgeladen.

Elektronen in den Mitochondrien

Auch diese C-C-O nimmt im Alter ab und auch sie kann angeregt, teilweise sogar substituiert werden. Denn das vom Fetttransport schon bestens bekannte Carnitin stimuliert die C-C-O und garantiert damit, daß die Elektronen den Sauerstoff auch erreichen. Das Carnitin ist ein Nahrungsmittelzusatz, der ohne Nebenwirkungen konsumiert werden kann.

Die Chelat-Therapie

Diese Behandlungsmethode wird der Kategorie „alternativ-additiv" zugerechnet und ergänzt jede der genannten anderen Therapien.

Schwermetalle schaden dem Körper

Zweck der Chelat-Behandlung ist es, den Körper von toxischen (giftigen) Stoffen – vor allem von Metallen – zu befreien. Konkret geht es dabei um Kadmium, Blei und Quecksilber – Stoffe, die über Wasser und Nahrung in den Körper gelangen und bei einer Blutanalyse nachgewiesen werden können. Im Körper stoßen sie auf Kalzium, Eisen und Kalium – wichtige Wirkstoffe, die von den eben genannten Schwermetallen überlagert werden.

Metalle sind immer Radikal-Spender – sie müssen daher möglichst schnell und umfassend aus dem Körper eliminiert werden. Da beim Sport zusätzliche Radikale gebildet werden, kann es mit jenen der Metalle zu einer gefährlichen Radikal-Konzentration kommen, die unter allen Umständen vermieden werden sollte.

Aber auch bei Arteriosklerose und Gangrän (Gewebszerstörung) kommt die Chelat-Therapie zur Anwendung. Denn in den arteriosklerotischen Placques ist Kalzium abgelagert, das die gefäßverengenden Stoffe wie ein Klebstoff zusammenhält. Durch die Chelat-Behandlung werden die Ablagerungen abgebaut.

Die Chelat-Behandlung wird hauptsächlich oral durchgeführt, sie kann aber auch intravenös vorgenommen werden.

Die orale Chelat-Therapie

Oral behandeln bedeutet die tägliche Einnahme von 90mg Co-Enzym Q, 200µg Selen, Kalzium- und Magnesium-Chelat oder Kalium- und Zink-Chelat.

Diätetisch hat Mangan eine reinigende Wirkung. Es verhindert die konzentrierte Ablagerung von Kalzium an den Wänden der Blutgefäße. Manganreiche Nahrung – etwa Buchweizen oder Gerste – haben bei dieser Therapie unterstützende Wirkung. Aber auch die Zwiebel ist ein oraler Chelat-Bildner.

Nicht ganz unumstritten ist die intravenöse Chelat-Therapie. In ihrer Effizienz wird sie kontroversiell beurteilt. In den USA findet sie unter den dort niedergelassenen Ärzten eine große Anhängerschaft; in Europa wird sie eher zurückhaltend eingesetzt. Grundsätzlich ist sie aber dann gefahrlos, wenn sie unter ärztlicher Aufsicht erfolgt.

Die intravenöse Chelat-Therapie

Das zum Einsatz kommende Medikament heißt EDTA (Ethyldiamintetraessigsäure, Edetinsäure). Dieses wird intravenös verabreicht. Dabei bindet es die im Körper abgelagerten Schwermetalle und eliminiert diese über den Harn. Vor Beginn einer intravenösen Chelat-Therapie müssen über eine Blutanalyse der Cholesterinspiegel, die Nieren- und Leberfunktion, sowie Elektrolyte und Blutzucker erfaßt werden. Die EDTA-Infusion sollte zweimal wöchentlich je drei Stunden lang verabreicht werden.

Während einer solchen Therapie werden auch Vitamine eliminiert. Während der intravenösen Behandlung ist es daher unbedingt erforderlich, Multivitaminkomplexe, aber auch Zink und Chrom zuzuführen.

ENEMA-Therapie

Prinzessin Diana war eine Anhängerin der ENEMA-Therapie

Enema ist eine Klistiertherapie, die den Körper entgiften soll. Die Behandlung wird auf zwei Arten durchgeführt: als Retentions- und als Reinigungsform.

Beim Retentionsklistier muß die Flüssigkeit 15 Minuten lang im Enddarmbereich gehalten werden, um die Leber von Toxinen (Giften) zu reinigen. Beim Reinigungsklistier dagegen bleibt die Flüssigkeit nur wenige Minuten lang im Darm, um vor allem das Kolon zu entgiften.

Über den Darm wird der Körper gereiningt

Am häufigsten verwendet wird das Coffein-Retentionselixier. Wird nämlich Coffein als Klistier verwendet, penetriert es erstaunlicherweise – im Gegensatz zu einem Coffein-reichen Getränk – nicht durch den Darm in den Kreislauf, sondern sucht sich eine Route durch die Leber. Dieses Klistier stimuliert Leber und Gallenblase, Toxine freizusetzen, die rasch aus dem Körper eliminiert werden. Diese Elixierform kann auch während einer Fastentherapie eingesetzt werden, wenn durch das Hungern entstandene Kopfschmerzen – eine Folge der durch Kalorienabsenz erfolgten Freisetzung von Toxinen – schnell beseitigt werden sollen, indem die freiwerdenden Toxine schnell entfernt werden.

Bei der ENEMA-Therapie ist die ärztliche Aufsicht wichtig

Die Rezeptur des Coffein-Retentionselixiers: In 2 Liter destilliertes Wasser werden 6 Löffel gemahlener Kaffee gemischt. Das alles wird 15 Minuten lang gekocht und gefiltert. 0,5 Liter dieser Lösung werden in eine Elixiervorrichtung geleert. Der Körper ist in „Head down and rear up"-Position (Kopf unten, Gesäß hochgelagert) und das Klistier ist einzubringen. Danach soll sich der Körper auf die rechte Seite drehen und die Flüssigkeit 15 Minuten halten. Dann wird sie ausgepreßt („exprimiert"). Während der Verweildauer des Extraktes – dem auch noch Vitamin B und Meerwasserextrakt beigegeben werden kann – sollte die Körperposition unverändert ruhig gehalten werden.

Das Zitronensaft-Reinigungsklistier ist ein Therapeutikum mit kurzer Verweildauer im Körper. Die Rezeptur ist einfach: Der Saft von 3 Zitronen wird in 2 Liter warmer Flüssigkeit gelöst. Dann wird das Klistier „installiert" (in dem Darm eingepreßt). Der Körper soll danach zunächst am Rücken und dann auf der linken Seite liegen. Die Flüssigkeit bleibt 3 bis 4 Minuten lang im Darm. Während der Verweildauer des Klistiers kann mit den Händen der Kolon-Bereich massiert werden.

Die Fastenkur

Zu den ältesten und besten Methoden, das Leben zu verlängern, gehört das Fasten. Die heilende Wirkung dieser Therapie war schon in der Antike bekannt. Die großen Kulturreligionen der zivilisierten Welt fassen das Fasten als integralen Bestandteil ihrer Lehre auf. Auch die katholische Kirche hält noch immer an der großen Fastenzeit vor Ostern fest.

Fasten verlängert das Leben

Die Wirkung dieser Therapie ist gleichermaßen einfach wie effizient: Während des Fastens werden dem Körper die Mühen der Verdauung erspart – die Produktion freier Radikale wird unterbunden. Es verlangsamen sich dabei die Stoffwechselreaktionen und damit auch die Alterungsprozesse.

Ein Drei-Tage-Fasten befreit den Körper von gefährlichen Schadstoffen und es reinigt dabei das Blut. Ein Fünf-Tage-Fasten stimuliert zusätzlich das Immunsystem und induziert in verschiedensten Organen und Regionen des Körpers Heilungsprozesse. Das Zehn-Tage-Fasten hat sogar präventive Wirkung, denn es heilt keimende Probleme des Körpers, noch ehe sie manifeste Erkrankungen

Fasten und Immunsystem

werden. Ein darüber hinausgehendes, länger andauerndes Fasten kann nicht empfohlen werden.

Beim Fasten ist reichlich Flüssigkeit notwendig

Vor Beginn dieser Therapie müssen aber unbedingt einige Sicherheitsgrundsätze berücksichtigt werden. Fasten bedeutet nämlich nur den Verzicht auf Kalorien, keineswegs aber die Nichtaufnahme von Flüssigkeit. Während des Fastenvorganges setzt der Körper große Mengen toxischer (giftiger) Stoffe frei, die nur durch verstärkte Flüssigkeitszufuhr rasch aus dem Körper eliminiert werden können. Das Gift muß richtiggehend „weggespült" werden. Hervorragend eignet sich dazu Zitronensaft, der – in Wasser aufgelöst und mehrmals täglich getrunken – zusätzlich einen desinfizierenden Effekt hat. Weiters sehr bewährt haben sich während einer Fastenkur die Säfte vor allem von grünen Früchten, die reich an Chlorophyll sind: frischer Apfelsaft, Karotten-, Sellerie-, Kohl- und Weintraubensaft.

Dazu sollten während des Fastens in richtiger Reihenfolge verschiedene Kräutertees getrunken werden: Distelmilch, Löwenzahn und Kletten klären das Blut und entgiften die Leber, der Echinacea-Tee, viermal täglich, stimuliert das Immunsystem.

Und dazu sollten ergänzend täglich zwei Knoblauch-Kapseln eingenommen werden.

Wassermelonen gegen Hungergefühl

Wird das Hungergefühl zu groß, können Wassermelonen in unbegrenzter Menge eingenommen werden. Auch mit der Schale geriebener Apfel hat sich in einer Fastenkur sehr bewährt.

Vor Beginn dieser Therapie wird die Konsultation eines Arztes dringlichst angeraten.

Eine Fastenkur sollte
unter ärztlicher Anleitung erfolgen

Juicing

Früchte und Gemüse sind ideale Quellen für viele Vitamine, Spurenelemente und Mineralstoffe. Zwei Gläser frisch zubereiteter Säfte täglich verbessern die Gesundheit; vier Gläser täglich werden in einer Rekonvaleszenzphase empfohlen.

Juicing bedeutet einfach, Fruchtsaft trinken

Dazu zwei Rezepte:

Der Age-less-Cocktail:
- 4 – 5 Karotten
- 2 Zweige frischer Petersilie
- 1 große Handvoll Spinat
- 1 große Handvoll Kohl
- 1 Runkelrübe
- 1 Zehe Knoblauch

Kartoffeljuice:
- 1/2 Kilo Kartoffel
- 1 Karotte
- Sellerie

Die Kartoffeln werden geschält, so – daß etwa ½cm der Frucht an der Schale bleibt. Die Schale wird dann zerkleinert und in den Homogenisator gegeben. Zusätzlich können 1 Karotte und/oder 1 Sellerie dazugegeben werden. Der Saft wird mit Wasser aufgefüllt und getrunken.

Ein gesunder Geist ...

Eine Meditation – als Buchabschluss und Neubeginn fürs Leben

Körper und Geist stehen in ständiger Verbindung. Über winzig kleine Moleküle – die Neurotransmitter – werden seelische Veränderungen den Organen mitgeteilt, die prompt darauf reagieren. Es findet also eine permanente Kommunikation zwischen Organen und Gehirn statt.

Das Gespräch zwischen Seele und Körper

Dieser Dialog ist keine Einbahnstraße, denn die seelische Situation hängt auch von den peripheren Körperteilen ab. Da die Gewebshormone in das Gehirn zurückwirken, wird die Stimmungslage des Menschen sehr oft von Darm, Muskeln und anderen Geweben beeinflußt.

Für unsere Gesundheit und den Alterungsprozeß ist daher der „innere Dialog", das „psychosomatische Gespräch" – nennen wir es auch das „Hineinhören" – so unendlich wichtig. Die innere Ausgeglichenheit, die Ruhe, der Friede mit sich selbst und der Umwelt und – vor allem – eine glückliche Partnerschaft sind überhaupt der allerwichtigste Schlüssel für ein längeres und glückliches Leben.

Dieser optimale Gleichgewichtszustand von Körper und Seele läßt sich nach klassischen naturwissenschaftlichen Methoden (noch nicht) messen oder gar in ein Zahlenkorsett zwängen. Aber Versuche, den Körper durch mentale und emotionale Kräfte zu modifizieren, ihn zu stärken oder zu heilen, gibt es von Anbeginn der Menschheitsgeschichte.

Immer wieder wurde (und wird) versucht, eine Brücke zwischen Körper und Psyche zu bauen und eine Verbindung zwischen Gesundheit und langem, glücklichem und zufriedenem Leben herzustellen.

Meditation für die Gesundheit

Liebe Leserin, lieber Leser! Nehmen Sie bitte ein Tonbandgerät und sprechen Sie ganz langsam, konzentriert und mit zufriedenem Bewußtsein den folgenden Text auf Band:

Ich bin ganz entspannt und locker.

Mein ganzer Körper ist ruhig. Er ist vollkommen ruhig und entspannt.

Ich versenke alle meine negativen Gedanken, alle Sorgen und Ängste in die Erde. Alles, was mich belastet, verschwindet in der Erde.

Die Erde reinigt mein Bewußtsein wie sie das Wasser klärt. Die Erde reinigt meine Seele. Sie macht mich frei. Ich habe keine Angst mehr.

Ich weiß, daß alle meine trüben Gedanken, alle meine Ängste und Schmerzen in die Erde abtropfen.

Und jetzt spüre ich wie ich vollkommen frei werde. Ich löse mich von meinen Sorgen. Ich mache mich frei.

Ich schließe meine Augen. Ich habe die Augen geschlossen und konzentriere mich ganz auf mein Inneres.

Ich möchte die Brücke zwischen meinem Bewußtsein und meinem Körper bauen. Ich spreche mit dem Geist, meiner Seele und dem Körper. Bewußtsein und Körper sprechen miteinander.

Seele und Körper sind eins. Seele und Körper sind vollkommen eins. Sie reden in völliger Harmonie miteinander.

Ich wandere jetzt in meinen Körper hinein. Ich beginne ganz unten. Ich bin jetzt mittendrin in der großen Zehe. In der großen Zehe des rechten Beines von innen.

Ich verweile im Innern der großen Zehe des rechten Beines. Ich bin ganz ruhig und bleibe ganz lange im Innern der großen Zehe. Ich bleibe ganz lange in der Zehe.

Und jetzt wandere ich weiter. Ganz langsam, von einer Zehe des rechten Beines zur nächsten.

Ich bin nun im Innern der kleinen Zehe. Ich betrachte ganz lange die kleine Zehe des rechten Beines von innen.

Ich wandere weiter, von der kleinen Zehe des rechten Beines. Hinunter in die Ferse des rechten Beines.

Ich bin im Innern der Ferse des rechten Beines. Noch immer habe ich die Augen fest geschlossen und ich betrachte das Innere der Ferse des rechten Beines.

Ich spüre, wie die Ferse des rechten Beines ganz ruhig und schwer daliegt. Die Ferse ist ganz ruhig. Schwer und zufrieden. Ich fühle mich ruhig und glücklich.

Ganz langsam wandere ich zur großen Zehe des linken Beines. Ganz langsam schaue ich ins Innere der großen Zehe des linken Beines.

Ich habe noch immer die Augen fest geschlossen.

Jetzt bin ich in der kleinen Zehe des linken Beines. Ich betrachte die kleine Zehe, ich bin dabei sehr glücklich.

Alles ist ganz leicht. Ich bin in der kleinen Zehe des linken Beines.

Ich wandere jetzt weiter hinunter in die Ferse des linken Beines. Ich verweile lange in der Ferse des linken Beines. Ich bin dabei unendlich ruhig. Ich habe keine Sorgen. Ich bin sehr glücklich.

Ganz langsam steige ich jetzt nach oben. Ich bin jetzt im Knöchel des linken Beines. Ich bin im Innern des Knöchels des linken Beines.

Ich sehe im Knöchel des linken Beines einen wunderschönen, einen strahlenden Kristall.

Ich betrachte diesen wunderschönen Kristall. Ich habe längst alle Sorgen abgestreift und betrachte den traumhaft schönen Kristall im Innern der Ferse des linken Beines.

Ich begebe mich nun zum Knie des linken Beines. Ich betrachte aus dem Innern die Kniescheibe. Ich bin ganz ruhig . Und glücklich.

Dieses linke Bein ist mein Bein. Es gehört mir. Ich bin glücklich, daß dieses Beim mir gehört. Ich freue mich über das Bein. Ich habe keine Sorgen. Ich bin glücklich.

Ich wandere jetzt das Bein ganz hinauf und bin glücklich. Das ist mein Bein.

Und jetzt wandere ich ganz langsam, ganz langsam, von oben das rechte Bein hinunter.

Ich bin sehr glücklich, denn auch das rechte Bein gehört mir. Ich bin sehr glücklich, daß auch das rechte Bein nur mir gehört.

Ich befinde mich in der Kniescheibe des rechten Beines. Ich bin ruhig und habe die Augen ganz fest geschlossen. Ich betrachte das Knie meines rechten Beines von innen. Ich bin ruhig.

Ganz langsam wandere ich hinunter in den Knöchel des rechten Beines. Wieder sehe ich den wunderschönen Kristall, dessen Ruhe ich spüre. Der mich glücklich macht.

Die Freude ist groß, denn auch das rechte Bein gehört nur mir.

Ich gleite hinunter und komme wieder in die große Zehe. Ganz ohne Hast und ganz ruhig wandere ich weiter in die kleine Zehe des rechten Beines. Noch einmal blicke ich mich um und sehe die kleine Zehe des rechten Beines von unten.

Ohne Hast gleite ich noch einmal hinauf und freue mich über das rechte Bein.

Noch einmal sehe ich den leuchtenden Kristall, die Kniescheibe und mein Knie von innen.

Ich spüre, wie glücklich ich bin.

Ich komme nun in den Bauchraum. Noch nie zuvor war ich im Innern des Bauches. Ich spüre ganz deutlich die Auskleidung des inneren Raumes.

Ich betrete erstmals den Bauchraum – den zentralen Raum meines Körpers. Ich bin glücklich, denn ich bin jetzt ganz im Innern meines Körpers.

Ich lasse mich tief hinabsinken in diesen Raum. Ich sinke hinein in den Bauchraum. Ich sehe mich um und sehe erstmals das Innere des zentralen Raumes.

Ich habe die Augen ganz fest geschlossen und dennoch sehe ich alles.

Ich taste den Bauch von innen ab. Ganz vorsichtig taste ich die Wände des Bauches ab.

Ja – hier spüre ich ganz deutlich eine Verspannung. An dieser Stelle ist die Wand dieses Raumes hart. Ich spüre den harten Bauch an dieser Stelle, aber ich weiß, daß ich die Kraft habe, diese Verspannung zu lösen.

Mit der Kraft meiner Gedanken löse ich jetzt die harte Stelle im Bauchraum auf.

Ich bin glücklich über die Kraft meiner Gedanken – ich habe die harte Stelle mit der Kraft meiner Seele gelöst.

Ich taste jetzt alle Stellen des wunderbar zentralen Raumes ab und löse alle Verspannungen mit der Kraft meiner Gedanken.

Ich bin glücklich über diese schönen Kräfte.

Ich wandere weiter – tiefer hinein. Ganz tief hinein. Ich wandere entlang des Darmes.

Ich spüre die verspannten Teile des Darmes, aber ich löse sie mit der Kraft meiner Gedanken.

Ich sehe rote Entzündungen. Ich bleibe ganz ruhig. Ich habe keine Angst vor diesen Entzündungen. Denn ich habe ganz wunderbare Kräfte.

Die roten Entzündungsherde verschwinden jetzt. Ich denke an sie und sie verschwinden. Das macht mich glücklich.

Ich bin ganz tief im Innern des Körpers. Der gesamte Bauchraum ist ganz locker und entspannt. Er wird jetzt angenehm durchströmt und fühlt sich ganz wunderbar positiv an.

Alles ist wunderschön und positiv. Alles im Innern des Körpers wird jetzt wunderbar geordnet. Der gesamte Bauchbereich, in dessen Innerem ich bin, wird von positiven, schönen Kräften durchströmt.

Ich nütze diesen kraftvollen Strom der Ruhe und lasse mich bis in den Magen treiben.

Im Magen, in dessen Zentrum ich jetzt bin, lasse ich die Kraft der Gedanken wirken. Ich werde positiv durchströmt. Die Kraft beseitigt alle Unordnung in mir.

Ich habe die Augen noch immer fest geschlossen und ordne nun mit der Kraft meiner Gedanken mein Inneres.

Ich habe die Kraft, mein Inneres zu ordnen. Ich besitze diese wunderschönen Kräfte. Die Gedanken meines Geistes haben unendliche Kraft. Sie haben unendliche Kraft. Meine Gedanken sind sehr stark und sie haben sehr viel Kraft.

Ich bin sehr glücklich über die Kraft meiner Gedanken und die Kräfte, die diese Gedanken positiv steuern.

Ich sinke jetzt ganz tief hinein ins Becken. Ich sinke schwer und tief hinein ins Becken und ich fühle mich sehr wohl dabei.

Ich spüre, wie die inneren Organe meines Beckens ganz ruhig, ganz locker und entspannt sind. Sie sind vollkommen entspannt.

Diese Organe werden eins mit mir und meinen Gedanken. Sie spüren glücksbringende Zufriedenheit. Die Organe sind wunderbar zufrieden. Sie sind wie meine Gedanken – glücklich. Eine glückliche Einheit.

Ich bin als Ganzes glücklich und zufrieden. Sehr glücklich und sehr zufrieden.

Ich habe noch immer die Augen fest geschlossen und bin noch immer im Zentrum meines Beckens.

Irgendwo da drinnen hatte ich doch kürzlich Schmerzen. Da spürte ich noch einen Druck und ein merkwürdiges Ziehen.

Ich suche in Gedanken die Stelle, die mir erst jüngst noch Sorgen machte. Ich finde sie – da, ge-

nau da ist die Stelle. Und ich sehe vor mir diese Stelle, die mir damals Schmerzen zufügte. Da ist diese Stelle. Da ist sie.

Ich habe die Augen geschlossen und lasse meine positiven Gedanken über die Stelle streichen, die mir Schmerzen bereitete. Mit der positiven Kraft meiner Gedanken entferne ich jetzt die Schmerzen. Ich habe unendliche Kräfte, unendlich positive Kräfte. Ich konzentriere meine starken Kräfte auf den Beckenraum und wische mit festem Willen alle Schmerzen hinweg.

Alle roten Flecken sind verschwunden. Jetzt gibt es im Becken keine Unordnung mehr. Der gesamte Beckenraum ist wunderbar geordnet.

Ich bin sehr stark und ich bin glücklich, so unendlich stark zu sein. Ich habe die positive Kraft, stark zu sein.

Ich will diese Stärke noch einmal einsetzen. Ich wandere in meinem Körper weiter entlang. Ich bin im Rücken. Ich bin im Innern des Rückens.

Ich bin glücklich, im Innern des Rückens zu sein. Ich wandere die Wirbelsäule von unten nach oben hinauf.

Endlich bin ich in dieser Wirbelsäule drinnen, die mir in letzter Zeit so vielen Ärger bereitet hat. Da gab es doch diese schrecklichen Verspannungen. Und erst recht diese Schmerzen an den Bandscheiben. Stöhnte da nicht kürzlich die gesamte Wirbelsäule, als ich mich zu den Schuhbändern bückte?

Jetzt sehe ich sie, diese bösen Stellen entlang der Wirbelsäule. Alle diese negativen Punkte. Ich sehe die Unordnung, die so dringend nach Ordnung verlangt.

Ich habe die Augen geschlossen und konzentriere mich ganz fest auf die Wirbelsäule. Ich spüre mein posotives Ich und ich nütze diese unendlich schönen Kräfte. Ich lenke diese Kräfte überall dorthin, wo positive Stärke benötigt wird.

Ich lenke die Kräfte den ganzen Rücken entlang, in die Schulterblätter hinein, in alle Muskeln, an alle Stellen, die Schmerzen verursachen.

Ich habe die Kraft, jeden Schmerz zu vertreiben. Ich habe unendlich viel positive Kraft.

Meine Schulterblätter werden ganz locker. Sie entkrampfen sich und sinken entspannt hinunter. Der ganze Oberkörper ist völlig frei. Der Geist ist frei. Meine Seele ist frei. Ich bin glücklich. Unbeschwert glücklich.

Meine Gedanken wandern hinein in den Brustkorb. Ich bin mitten drin in der Brust. Ein Gefühl der positiven Unendlichkeit überkommt mich.

Ich spüre die Atmung. Ich bin mitten drin in ihr. Ein gewaltiges Naturereignis, dessen Teil auch ich bin. Ich spüre, wie der Atem in den Brustkorb dringt und aus diesem wieder herausströmt.

Ich bin jetzt im Zentrum dieser Ströme. Ich habe die Augen geschlossen, aber ich sehe, wie die Luft an mir vorbeifließt, mich umspült und gleich danach wieder zurückströmt.

Mit jedem Atemzug fließt Energie. Gewaltige Energie. Sie stößt vor bis in den Bauchraum, den ich ja schon kenne. Die Energie strahlt und auch der zentrale Raum strahlt.

Zurückgespült reißt der Luftstrom alles Verbrauchte und Überflüssige mit. Das Schadhafte und Schlechte wird nach draußen gespült. Im Körperinnern sehe ich Freude und Kraft. Ich sehe diese Freude und diese Kraft, denn ich bin ja mittendrin.

Bis in den Bauchraum wird diese positive Energie getragen.

Ich liege mit geschlossenen Augen am Rücken und verfolge diesen wunderbaren Atemfluß. Das Schöne fließt zu, das Schlechte fließt ab.

Ich berausche mich an der Rhythmik dieser Ströme. An der Gleichmäßigkeit. An der Ordnung, die dieser Energie innewohnt.

Ich bewundere diese Schöpfung und ich denke an nichts anderes.

Ruhe. Ich möchte mich jetzt eine Zeitlang ausruhen. Nur so daliegen. Die Energie, die Schönheit und die Kraft in mir genießen.

Ruhe.

Ruhe.

Ich verlasse jetzt den Körper. Ich habe im Innern viel Schönheit gesehen, aber jetzt konzentriere ich mich auf das Außen.

Ich halte die Augen weiterhin geschlossen. Ich konzentriere mich jetzt auf die rechte Schulter. Ich konzentriere meine Gedanken darauf, an der Schulter vorbeizugleiten, die Ellenbogen hinunter bis in meine Finger.

Ich bin jetzt wieder drinnen im Finger. Ich bin im kleinen Finger drinnen.

Dabei bin ich glücklich.

Ringfinger. Mittelfinger. Zeigefinger. Und Daumen: Ich durchwandere sie alle von innen.

Ich spüre, wie meine Hand locker und schlaff wird. Die Haut ist so zart, aber die Unterlage, auf der sie liegt, ist rauh.

Meine Hand liegt mit ihrer glatten Haut auf einem rauhen Bett. Die zweite Hand liegt auch am rauhen Bett.

Ich gleite mit meinen Gedanken zurück hinauf zur Schulter. Hinüber zur anderen Schulter. Den Arm hinunter, zur Hand. Spüre das rauhe Bett und schaue mir noch einmal alle meine Finger von innen an.

Ich gleite wieder hinauf. Bis zum Hals.

Ich betrete den Kopf. Ein wunderbares, ein glückliches Ereignis: Ich betrete den Kopf.

Ich bin in der Mundhöhle. Es ist feucht und warm hier. Der Strom des Atems umspült mich – vor und zurück. Regelmäßig: Ich lasse atmen. Ich lasse ein- und ausatmen.

Ich spüre die Zähne.

Die rauhe Zunge.

Die rauhe Zunge auf den glatten Zähnen.

Ich spüre die Lippen. Die Lippen – umkost vom Atemstrom – spüren die Temperatur. Es ist warm. Kalt. Warm und kalt. Der Atem macht die Lippen warm und kalt.

Wieder eine Höhle. Wangen von außen, ein glattes Gehäuse innen. Ich spüre die Glätte der Wangen.

Ich spüre meine Schläfen. Fühle deutlich das Pochen des Blutes in den Schläfen.

Ich fühle die Stirn.

Und die Augen. Diese wunderbar und ruhig gebetteten Augen.

Ich bemerke es jetzt erst: Ich habe meine Augen geschlossen und dennoch sehe ich meinen ganzen Körper von innen.

Jetzt bin ich im Hinterkopf. Er ist prall gefüllt mit Freude, Ruhe und Zufriedenheit. Ein großes Gefühl breitet sich vom Kopf aus durch den ganzen Körper bis zu den Zehenspitzen. Ich spüre ein unendliches Glücksgefühl.

Ja – ich bin glücklich. Ich habe Ruhe und Kraft und Zufriedenheit. Es ist schön, diesen Körper zu besitzen.

Das ganze Glücksgefühl dringt jetzt ganz tief in mich hinein. Es ist schön, zu leben und glücklich zu sein.

Ich lasse mich noch einmal ganz tief hineinfallen und spüre rundum und in mir das All, die Schöpfung und die Schönheit.

Noch gebe ich mich diesem Gefühl hin.

Noch.

Noch.

Und noch.

Langsam kehre ich aber jetzt wieder zurück. Ich spüre Arme und Beine von außen. Ich strecke und dehne sie. Ich strecke die Arme und Beine ganz lang und höchst konzentriert.

Und jetzt löse ich die Kraft in Armen und Beinen.

Jetzt sind Arme und Beine, Hände und Füße wieder ganz entspannt.

Jetzt öffne ich die Augen wieder.

Ganz langsam kehre ich zurück in die Welt, die mir so viel Schönes zu bieten hat.

Diese schöne, diese wunderbar schöne Musik ...

Liebe Leserin, lieber Leser! Legen Sie eine CD-Scheibe mit schöner, wunderbar schöner Musik in den Player und drücken Sie auf die Abspieltaste Ihres Tonbandgerätes. Legen Sie die zuvor besprochene Kassette ein, hören Sie Ihre eigene Stimme und dazu die schöne Musik.

Legen Sie sich dazu auf den Rücken und schließen Sie die Augen. Spielen Sie das Tonband immer wieder ab und wiederholen Sie dabei stets aufs Neue diese Reise in Ihren Körper. Sie entdecken dabei immer wieder Neues und dringen dabei immer tiefer hinein in die Geheimnisse des eigenen Ich.

Sie kommen glücklicher und stärker von diesen Reisen zurück.

Und dabei haben Sie auch noch das beste Rezept zum Längerleben entdeckt. Leben Sie – und genießen Sie das Glück.